we are nurse

 간호사 국가시험 **출 제 범 위**

정신간호학	1. 정신건강	1. 정신건강과 정신질환의 개념
	2. 정신건강 간호	1. 치료적 인간관계와 의사소통
		2. 정신건강 사정
		3. 정신간호 중재기법 (환경요법, 활동요법, 인지행동요법, 스트레스관리기법, 정신요법(개인,집단,가족), 약물요법 등 포함)
	3. 지역사회 정신건강	1. 지역사회 정신건강 간호
		2. 위기 간호(자살, 학대 및 폭력 대상자 포함)
	4. 정신질환 간호	1. 조현병 및 망상장애 간호
		2. 기분 관련 장애(상실, 우울, 양극성장애) 간호
		3. 불안 관련 장애(공포장애, 공황장애, 광장장애, 범불안장애, 외상후스트레스장애, 적응장애, 반응성애착장애전환장애, 허위성장애) 간호
		4. 인격장애 간호
		5. 물질 및 중독 관련 장애(알코올, 약물, 도박) 간호
		6. 신경인지 관련 장애(치매, 섬망) 간호
		7. 식사 관련 장애(신경성식욕부진증, 신경성폭식증) 간호
		8. 수면 관련 장애(불면증, 발작수면) 간호
		9. 성 관련 장애(성기능부전, 성도착증) 간호
		10. 발달 및 행동조절 장애 (자폐성스펙트럼 장애, 주의력결핍과다활동장애, 행동장애) 간호

목차

PART 01   정신건강

CHAPTER 01   정신건강과 정신질환의 개념 ········· 8
- UNIT 01   정신건강의 정의
- UNIT 02   정신질환의 정의
- UNIT 03   정신건강과 정신질환의 연속성
- UNIT 04   정신질환에 영향을 주는 요인
- UNIT 05   정신질환에 대한 잘못된 통념
- UNIT 06   정신건강 평가 기준(Marie Jahoda)
- UNIT 07   정신건강 간호의 12가지 실제적, 잠재적 관심 분야

PART 02   정신건강 간호

CHAPTER 01   치료적 인간관계와 의사소통 ········· 18
- UNIT 01   치료적 인간관계란?
- UNIT 02   치료적 인간관계 시 요구되는 간호사의 자질
- UNIT 03   치료적 인간관계 형성과정(peplau)
- UNIT 04   치료적 관계에서의 치료자의 태도
- UNIT 05   치료적 의사소통 기법
- UNIT 06   비치료적 의사소통

CHAPTER 02   정신건강사정 ········· 34
- UNIT 01   인간의 이해
- UNIT 02   이상행동의 이해
- UNIT 03   정신건강간호의 이해

CHAPTER 03   정신간호중재기법 ········· 73
- UNIT 01   스트레스 관리기법
- UNIT 02   환경치료
- UNIT 03   정신치료
- UNIT 04   활동치료
- UNIT 05   인지행동치료
- UNIT 06   약물치료
- UNIT 07   전기경련치료(electro convulsive therapy, ECT)
- UNIT 08   가족치료
- UNIT 09   기타

CONTENTS

간결 간호사 국가시험대비
정신간호학

PART 03 지역사회 정신건강

CHAPTER 01 지역사회 정신건강 간호 ········ 94
- UNIT 01 지역사회 정신 간호
- UNIT 02 정신사회재활
- UNIT 03 정신건강증진

CHAPTER 02 위기간호 ········ 98
- UNIT 01 위기의 정의 및 특성
- UNIT 02 단계
- UNIT 03 위기의 유형
- UNIT 04 위기 중재
- UNIT 05 자살간호
- UNIT 06 가정폭력
- UNIT 07 슬픔 및 상실
- UNIT 08 성폭행 및 강간

PART 04 정신질환 간호

CHAPTER 01 조현병스펙트럼장애 간호 ········ 116
- UNIT 01 정의
- UNIT 02 관련요인
- UNIT 03 진단과 종류
- UNIT 04 증상
- UNIT 05 약물치료
- UNIT 06 예후
- UNIT 07 간호중재

CHAPTER 02 양극성관련 및 우울장애 간호 ········ 131
- UNIT 01 양극성관련장애(bipolar & related disorder)
- UNIT 02 우울장애(depressive disorder)
- UNIT 03 위기의 유형

목차

CHAPTER 03 불안, 강박, 외상과 스트레스, 신체증상, 해리장애 간호 ·········· 148
    UNIT 01   불안장애(anxiety disorder)
    UNIT 02   강박 및 관련 장애
    UNIT 03   외상과 스트레스관련 장애
    UNIT 04   신체증상관련 장애
    UNIT 05   해리장애(dissociated disorder)

CHAPTER 04 성격장애 간호(personality disorder) ·········· 170
    UNIT 01   정의
    UNIT 02   특성(Millon & Davis)
    UNIT 03   원인
    UNIT 04   종류(DSM-5)
    UNIT 05   간호

CHAPTER 05 물질 및 중독 관련 장애 간호 ·········· 185
    UNIT 01   용어 정리
    UNIT 02   원인
    UNIT 03   물질 관련 장애의 종류(DSM-5)
    UNIT 04   약물남용 검사
    UNIT 05   간호

CHAPTER 06 신경인지장애 간호 ·········· 203
    UNIT 01   섬망(Delirium)
    UNIT 02   주요 및 경도 신경인지 장애

CHAPTER 07 급식과 섭식장애 간호 ·········· 218
    UNIT 01   급식과 섭식장애(feeding & eating disorders)

CHAPTER 08 수면각성장애 간호 ·········· 227
    UNIT 01   수면각성장애(sleep-wake disorder)

CHAPTER 09 성관련장애 간호(sexual related disorder) ·········· 236
    UNIT 01   성에 대한 개념
    UNIT 02   원인
    UNIT 03   종류(DSM-5)
    UNIT 04   간호

CONTENTS

CHAPTER 10 신경발달장애 간호 ·········· 245
    UNIT 01 원인
    UNIT 02 종류(DSM-5)
    UNIT 03 간호진단
    UNIT 04 간호중재

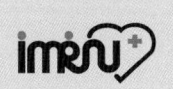

간결 간호사국가시험대비
정신간호학

정 신 간 호 학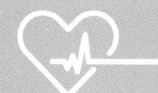

정신건강

CHAPTER 01 정신건강과 정신질환의 개념
- UNIT 01 정신건강의 정의
- UNIT 02 정신질환의 정의
- UNIT 03 정신건강과 정신질환의 연속성
- UNIT 04 정신질환에 영향을 주는 요인
- UNIT 05 정신질환에 대한 잘못된 통념
- UNIT 06 정신건강 평가 기준(Marie Jahoda)
- UNIT 07 위관영양

PART 1

CHAPTER 01
정신건강과 정신질환의 개념

UNIT 01 정신건강의 정의

인간행동의 세 가지 측면(사고, 감정, 행동)이 서로 밀접한 관계를 갖고, 자신의 기본적인 욕구를 해결하며 자기가 처한 환경에 잘 적응하여 자기 생활에 만족하는 상태

> ※ 정신적으로 건강한 사람 : 성격 중 어느 것에 결핍이 있더라도 자신의 기본적인 욕구를 해결할 수 있는 사람

1) WHO(세계보건기구)
건강이란 단순히 질병이 없거나 허약하지 않을 뿐만 아니라 신체적, 정신적, 사회적으로 안녕한 상태
→ 장애나 질병이 없다는 것에 초점을 두는 것이 아니라 신체, 정신, 사회적인 인간의 총체적인 안녕상태를 강조

2) A.Maslow(매슬로우)
자아실현을 이룬 사람

3) 로저스
역할을 충분히 기능하는 사람

4) K.A. Menninger(메닝저)
개인이 행복하고 효율적으로 다른 사람과 자신의 주변을 세계에 적응하는 것

UNIT 02 정신질환의 정의

① 개인의 생각, 감정, 행동에 일관적이지 않고 자신이 속한 환경에 부적응, 자기 자신과 타인에게 해로운 영향을 주는 임상적으로 유의한 행동 혹은 정신 심리적 증후군
② 정신건강복지법 제 3조 : 정신질환자라 망상, 환각, 사고나 기분의 장애 등으로 인해 독립적 일상생활을 영위하는데 중대한 제약이 있는 사람

UNIT 03 정신건강과 정신질환의 연속성

① 인간은 하나의 유기체로 근본적으로 정신건강과 정신질환을 구별하여 이야기 할 수 없다.
② 신체와 정신은 하나의 상호 연관성을 가지고 있으며, 정신현상도 항상 기저에는 신체적인 현상과 연관성을 가진다.

UNIT 04 정신질환에 영향을 주는 요인

① 유전적 요인 및 신경 생물학적 요인 : 유전적 소인, 선천적 요인, 중추 신경계의 이상, 신경전달물질의 이상, 대사 장애 등
② 심리적 요인 : 발달장애, 가족의 정신 역동적 문제 등
③ 환경 및 스트레스 요인 : 사회적 지지부족, 사회적 상실감, 가족 해체, 사회적 갈등 등
④ 사회문화적 요인 : 개인의 사회의 문화적인 배경, 사회적 풍습, 관행 등

UNIT 05 정신질환에 대한 잘못된 통념 ★★★

1) 정신질환은 가난하면 잘 걸린다(x)
> 답 정신질환과 빈곤 사이에는 상관관계가 없으며 가난을 정신질환의 직접적인 요인으로 보기는 어렵다.

2) 정신질환은 치료가 안 되는 불치병이다(x)
> 답 조현병 시 13%는 완전회복, 30%는 증상호전과 정상생활이 가능으로 보고된다.

3) 정신질환자는 정신분열 증상으로 보이며 늘 제정신이 아니다(x)
> 답 정신질환 시 증상이 24시간 계속되는 것은 아니며, 정신기능이 모두 와해되는 것은 아니다. 유병기간에도 평소 성격을 그대로 지니고 있으나 이해하기 어려운 생각이나 감정을 가지고 왜곡하여 해석하고 느끼는 등의 특성을 나타낸다.

4) 정신질환은 흔하지 않고 드물게 발생하는 병이다(x)
> 답 25개 정신질환의 평생 유병률은 25.4%이다.(보건복지부, 2018년)

5) 정신질환은 유전되는 유전병이다(×)
   - 답 유전보다는 유전적인 경향이 있고, 선천적인 요인과 촉진적인 요인이 더해지면서 발생하는 경우가 많다.

6) 정신질환은 마음의 충격이나 스트레스가 그 원인이 된다(×)
   - 답 정신질환의 소인은 유전적 경향과 신경생물학적 원인에 의하며 마음의 충격이나 스트레스는 촉진요소로서 간접적인 유발요인이 된다.

7) 정신질환자는 위험하고 난폭하며 공격적이고 사고를 일으킨다(×)
   - 답 증상으로 인하여 불안감을 느끼며 위축되어 있고 소심하고 수동적인 경향을 보이며 오히려 위험한 행동을 보이거나 공격적인 경우는 드물다.

8) 정신질환 치료제는 중독성이 있고 위험하다(×)
   - 답 정신질환 치료 약물의 부작용은 중추신경계의 작용과 연관되어 간혹 발생할 수 있으나 일시적이며, 인체에 위험하거나 중독되는 것은 아니며 금단증상이 없는 약이다.

9) 정신질환자는 회복되어도 사회적으로 충분한 기능이 곤란하다(×)
   - 답 약물 복용을 통해 증상이 조절되면 사회적 기능을 수행할 수 있다.

UNIT 06 정신건강 평가 기준(Marie Jahoda)

구분	정신이 건강한 사람의 특성
자신에 대한 긍정적 태도	• 자신을 수용, 자신의 욕구와 행동을 이해, 자신에 대한 객관적인 관점 유지 및 인식 가능 • 자신의 욕구와 행동에 대한 인식, 객관적 관점에서 사실 그대로 사랑할 수 있음
성장, 발달, 자아실현	• 본인의 잠재력 개발 및 실현, 새로운 성장, 발달, 도전이 가능 • 새로운 것에 호기심, 자아실현 추구 가능
통합력	• 개인의 내외적 갈등과 욕구, 기분과 정서조절 간에 균형을 이루는지 여부 • 갈등과 불안이 삶의 일부분임을 자각, 욕구 보류 및 행동조절 가능
자율성	• 자율적인 자기결정, 결정과 행동을 스스로 조절하는 개인의 능력 • 의존과 독립의 조화, 자기 행동 결과의 수용
현실지각	• 현실과 이상에 대한 구별 가능 • 주위를 어떻게 파악하고 그에 대해 어떻게 움직이는가 하는 것
환경에 대한 지배	• 정신적으로 건강한 사회에서 인정하는 역할에 성공적으로 기능 • 세상과 스트레스에 대한 효율적인 대처 및 인간관계의 원만함 유지 가능

UNIT 07 정신건강 간호의 12가지 실제적, 잠재적 관심 분야

① 최적의 정신건강 유지와 정신생물학적 질환의 예방
② 정신건강에 유해한 스트레스와 관련된 자아기능 제한 및 손상된 기능
③ 심리변화에 동반하는 신체 증상
④ 정서 관련 문제(분노, 불안, 슬픔, 고독, 비애)
⑤ 발달과 삶의 과정 및 자아개념의 변화
⑥ 정서적 스트레스나 위기요소, 병, 통증, 불능관련
⑦ 의미 있는 기능 결핍(생물학적, 정서적, 인지적 기능)
⑧ 다른 사람과 관련된 어려움
⑨ 부작용(정신약물, 증상관리 관련)
⑩ 의사소통, 의사결정, 사고, 상징화 등의 변화
⑪ 자신과 타인에게 위험하거나 심각한 불능을 암시하는 정신상태 및 행동
⑫ 개인, 가족, 지역사회의 정서적 안녕, 정신에 영향을 줄 수 있는 사건 및 상황

단원별 문제

01 신체와 정신의 관계에 대해서 바르게 설명한 것은?

① 신체와 정신은 관련이 없다.
② 신체적으로 건강해야 정신적으로 건강하다.
③ 신체와 정신을 구분할 수 있으며 서로 관련이 있다.
④ 신체와 정신은 구분할 수 없으며 밀접한 관계가 있다.
⑤ 신체적 문제와 정신적 문제가 동시에 있을 때 정신적 문제를 먼저 중재한다.

> **해설** 인간은 신체와 정신이 서로 분리되어 있지 않고 연관성을 보이는 유기체로서 정신적 증상은 신체적 현상과 연관되어 있다. 신체적 문제와 정신적 문제가 동시에 있는 경우 우선순위가 높은 것부터 중재한다. 즉, 신체적인 문제의 심각성과 위급성이 있는 경우 정신질환보다 신체적인 상태를 안정으로 유지시키는 것이 우선되어지며 그 후 정신적 문제에 접근하는 것이 올바른 간호방법이다.

02 일반적으로 볼 때 정신이 건강한 사람에 관한 의미로 가장 옳은 것은?

① 정신과적인 심각한 증상을 보이지 않는 사람
② 성격의 어느 부분에도 결손이 없는 사람
③ 자신의 기초적인 욕구를 잘 해결할 수 있는 사람
④ 신체적, 정신적으로 큰 문제가 없는 사람
⑤ 부정적인 측면과 긍정적 측면 중 부정적인 측면에 초점을 두는 사람

> **해설** 정신적으로 건강한 사람은 성격이나 어느 부분에 부족이나 결핍이 있을지라도 자신의 기본적이고 기초적인 욕구를 해결할 수 있다.

정답 01. ④ 02. ③

03 마리아 야호다(Marie Jahoda)의 정신건강 평가기준에 해당하는 것은?

① 윤리감이 강함
② 프라이버시에 대한 욕구
③ 개방적인 자신과 타인의 생활패턴
④ 문제해결을 위해 집중할 수 있는 능력
⑤ 자신에 대한 수용, 자신의 욕구와 행동을 이해하며 자신을 객관적으로 판단함

> **해설** 마리아 야호다의 정신건강 평가기준 : 자신에 대한 긍정적인 태도, 통합력, 자율성, 현실지각, 성장, 발달, 자기실현, 현실지각, 환경의 지배기준
> ①②④ 매슬로우의 자아실현에 해당하는 사람
> ③ 로저스의 충분히 기능하는 사람

04 정신이 건강한 사람의 정의 중 로저스(Rogers)가 강조한 것은?

① 자아를 실현하는 사람
② 충분히 기능을 하는 사람
③ 성격 중 어느 부분의 결손도 없는 사람
④ 자신의 기본 욕구를 해결 할 수 있는 사람
⑤ 정신 병리적으로 증상을 보이지 않는 사람

> **해설** 로저스의 정신이 건강한 사람 : 신체적, 정신적으로 결핍이 있다고 해도 본인 스스로 기본적인 욕구를 해결할 수 있는 사람. 즉, 충분히 기능하는 사람으로 정의내림
> cf. 매슬로우 : 자아실현하는 사람
>   매슬로우와 로저스 : 인간의 최대의 적응능력에 초점을 두고 성장, 발달, 도전하는 자아를 기술하고 있음

05 정신질환에 관한 설명으로 옳은 것은?

① 정신건강과 질환은 확실하게 구분된다.
② 정신질환은 신경전달물질의 불균형과 무관한 질환이다.
③ 정신질환은 신체적인 것과 관계없고 정신적인 것에 국한된다.
④ 정신질환은 생각과 행동, 감정이 모두 정상적이지 못한 상태이다.
⑤ 정신질환은 개인이 속한 사회의 문화적인 배경과 사회 관습에 의해 영향을 받는다.

> **해설** ① 정신건강과 질환은 명확하게 구분되지 않는다.
> ② 정신질환은 신경전달물질의 불균형과 관련된 중추신경계 뇌 질환이다.
> ③ 정신질환은 신체적인 것과 관계가 있다.
> ④ 정신질환은 생각과 행동, 감정이 모두 비정상적인 상태보다는 불균형적인 상태가 더 맞는 설명이다.

06 정신질환의 포괄적인 정의를 고려하여 볼 때, 정신질환과 연관하여 살펴보아야 할 대상자는?

① 수면과 식사 및 일상생활에 문제가 없으나 우울한 기분이 들어 밖에 나가지 않는 대상자
② 쉴 새 없이 계속 말하면서 자신감이 많고 적극적으로 문제를 해결하고자 하는 대상자
③ 세상에 대한 불신으로 주변 사람들의 말과 행동을 의심하는 대상자
④ 주변 사람들이 자신과 자신의 딸을 해칠 것이라고 말하면서 딸을 학교로 보내지 않고 집에만 있게 하는 대상자
⑤ 주위에 친한 친구가 없어 보이고 혼자 있을 때가 많으나 천문학에 재능과 관심이 많아 관련 업무를 하며 일상생활을 하는 대상자

> **해설** 정신질환의 정의 : 개인의 감정, 생각, 행동이 일관성이 없고 자신의 생활환경속에서 부적응하며 자기 자신과 타인에게 해로운 영향을 주는 임상적으로 유의한 행동이나 정신, 심리적 증후군
> cf. 정신보건법 제 3조 정신질환의 정의 : 정신질환자라 함은 기질적인 정신병을 포함한 정신병, 인격장애, 알코올 및 약물중독, 기타 비정신병적 정신장애를 가진 자

07 정신건강과 정신질환의 연속적인 관계에 대한 설명으로 옳은 것은?

① 정신건강과 정신질환의 명확한 경계가 없다.
② 대응하는 에너지와 정신건강은 서로 무관하다.
③ 정신건강은 적응-부적응의 비연속적인 개념으로 이해한다.
④ 인지하는 심각성과 불안의 강도가 낮을수록 연속선상에서 질환으로 가기 쉽다.
⑤ 정신건강과 정신질환은 스트레스 대처와 무관하게 건설적-파괴적 행동으로 설명할 수 있다.

> **해설** ② 대응하는 에너지와 정신건강은 관계가 있다.
> ③ 정신건강은 적응-부적응의 연속적인 개념으로 이해한다.
> ④ 인지하는 심각성과 불안의 강도가 높을수록 연속선상에서 질환으로 가기 쉽다.
> ⑤ 정신건강과 정신질환은 스트레스 대응자원과 관계있다.

08 정신건강 간호의 실제적, 잠재적 관심 분야로 옳은 것은?

① 최적의 정신 건강유지 및 정신생물학적 질환의 예방
② 심리변화에 동반하는 신체 증상
③ 스트레스 관리나 위기요소
④ 타인과 관련된 어려움
⑤ 이상 모두

정답 06. ④   07. ①   08. ⑤

해설 보기에 제시된 모든 내용은 실제적·잠재적 관심분야이다.
이외에도 정신건강에 유해한 스트레스와 관련된 자아기능 제한 및 손상된 기능, 정서 관련 문제(분노, 불안, 슬픔, 고독, 비애), 발달과 삶의 과정 및 자아개념의 변화, 의미 있는 기능 결핍, 부작용(정신약물, 증상관리 관련), 자신과 타인에 위험하거나 심각한 불능을 암시하는 정신상태 및 행동, 의사소통, 의사결정, 사고, 상징화 등의 변화 등이 있다.

09 다음의 보기 중 정신적으로 가장 불건강한 사람은?

① 항상 밥을 먹기 전에 손을 5분 이상 씻는 사람
② 자신의 눈이 작고 못생겼다고 성형 수술하는 사람
③ 최근 가족과의 사별로 인해 사회활동을 하지 않고 집에만 있는 사람
④ 시장으로부터 감사의 표창을 받은 뒤 들떠서 마구 자랑하고 다니는 사람
⑤ 뉴스앵커가 본인의 욕을 하는 것 같다고 하며 끊임없이 의심하는 사람

해설 정신질환의 정의 : 개인의 감정, 생각, 행동이 일관성이 없고 자신의 생활환경속에서 부적응하며 자기 자신과 타인에게 해로운 영향을 주는 임상적으로 유의한 행동이나 정신, 심리적 증후군
⑤ 관계망상의 특징 : 어떤 객관적 사실이 대상자와 무관한데 대상자는 주위에서 일어나는 일을 자신과 사적인 관계가 있다고 해석하는 것

10 정신질환에 대한 통념 중 잘못된 것은?

① 정신질환은 누구에게나 일어날 수 있는 일이다.
② 정신질환은 유전병이다.
③ 정신질환자는 증상으로 인하여 불안하고 위축되어 있으며 소심하고 수동적이다.
④ 정신질환 치료제는 중추신경제 약물 작용으로 부작용이 있을 수 있으나 위험하거나 중독이 되는 것은 아니다.
⑤ 정신질환자는 치료 후 회복되기도 하며 일상생활이 가능하다.

해설 정신질환은 가족력이 있는 질환으로 유전적 소인이 있다. 유전보다는 유전적 경향성이 있고 선천적 요인과 촉진적 요인이 더해지면서 발생하는 경우가 많다.

09. ⑤ 10. ②

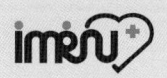
www.imrn.co.kr

간결 간호사국가시험대비
정신간호학

정신간호학

정신건강 간호

CHAPTER 01 치료적 인간관계와 의사소통
- UNIT 01 치료적 인간관계란?
- UNIT 02 치료적 인간관계 시 요구되는 간호사의 자질
- UNIT 03 치료적 인간관계 형성과정(peplau)
- UNIT 04 치료적 관계에서의 치료자의 태도
- UNIT 05 치료적 의사소통 기법
- UNIT 06 비치료적 의사소통

CHAPTER 02 정신건강사정
- UNIT 01 인간의 이해
- UNIT 02 이상행동의 이해
- UNIT 03 정신건강간호의 이해

CHAPTER 03 정신간호중재기법
- UNIT 01 스트레스 관리기법
- UNIT 02 환경치료
- UNIT 03 정신치료
- UNIT 04 활동치료
- UNIT 05 인지행동치료
- UNIT 06 약물치료
- UNIT 07 전기경련치료(electro convulsive therapy, ECT)
- UNIT 08 가족치료
- UNIT 09 기타

PART 2

CHAPTER 01

치료적 인간관계와 의사소통

정신간호학

UNIT 01 　치료적 인간관계란?

서로에게 학습경험이 되고 어려움이나 두려움이 해소되어 성장해주도록 지지해주는 관계
※ 치료적 인간관계의 목적
　　① 자기실현, 자기수용, 자존감 증진
　　② 인간의 정체감 및 통합성 증진
　　③ 대상자와 치료자의 의존적인 대인관계 형성
　　④ 현실적이고 합리적인 목표 성취, 기능의 향상

UNIT 02 　치료적 인간관계 시 요구되는 간호사의 자질 ★

자기인식, 가치관 확립, 온화함, 이타주의, 윤리감과 책임감, 치료적인 의사소통 기술, 전이와 역전이 이해

- 전이 ★ : 부모나 형제, 기타 사람이나 사물에 대해 느낀 애정, 증오 등의 감정이 치료자에게 향하는 것
  (대상자 → 치료자)
- 역전이 ★ : 치료자의 비이성적인 감정, 과거 갈등 경험, 인지가 무의식적으로 대상자에게 향하게 되는 것
  (치료자 → 대상자)

UNIT 03 　치료적 인간관계 형성과정(peplau) ★★★★★★★★

1) 상호작용 전 단계 ★★
　① 간호사 자신을 탐구하는 단계 → 치료적 인간관계 전에 선행될 것
　② 치료자의 자기분석 및 두려움에 대한 탐구, 대상자에게 의미 있는 유용한 자료 수집 등

2) 초기 단계(오리엔테이션 단계) ★★★★★
① 신뢰감 형성 단계, 자기소개 및 역할에 대한 설명
② 협력관계 형성 : 수용적, 개방적 의사소통 이용
③ 관계의 초점 : 대상자의 경험과 갈등의 영역에 있음
④ 간호사와 대상자 모두 불편함, 신경 예민 경험
⑤ 간호사의 일관성 있는 태도 확인, 간호사의 의도 탐색
⑥ 상호간의 한계, 계약 설정 및 간호계획(간호진단, 목표, 우선순위 등)수립

3) 활동단계 ★★
① 초기단계의 계획이 실행되도록 대상자와 활발한 활동이 이루어지는 단계 → 실제적 행동변화가 나타남
② 치료자 : 대상자의 의미 있는 스트레스 요인 탐색, 건설적이고 효과적인 문제 해결 방안 강화
③ 대상자 : 안정감을 가지고 솔직하게 표현할 수 있어야 함, 불안극복, 독립심과 책임감 증대, 건설적인 적응기전을 향상
④ 대상자의 통찰력이 발달하고, 통찰력이 행동변화로 가도록 돕고, 삶의 경험을 통합

4) 종결단계 ★★
① 치료적인 목적 달성 여부에 대하여 서로 평가를 하는 단계
② 대상자와 관계를 마칠 수 있는지 여부를 판단
　→ 현재의 문제 해결, 사회화 증진, 건설적인 방어기전 사용 등
③ 만남의 횟수를 줄이며 종결을 위한 준비
④ 관계종료에 대해 대상자가 가질 수 있는 느낌을 표현하도록 격려
⑤ 종결에 대한 반응을 인식, 수용, 공감적, 개방적 태도 유지 및 지지

UNIT 04　치료적 관계에서의 치료자의 태도 ★★

Rogers의 helping attitude
① 일관성(congruent) : 신뢰감 형성의 주요 요인
② 명확성(unambiguous) : 의사소통 시 명확하게 표현하기
③ 긍정적(positive) : 관심을 가지고 존중하는 태도
④ 강함(strong) : 어떤 상황에서든 생각과 주관을 유지하는 것
⑤ 안정감(secure) : 대상자를 독립적인 존재로 분리시킬 수 있는 확고함
⑥ 공감(empathic) : 대상자의 입장에서 그 사람의 생각과 느낌을 이해함
⑦ 수용감(acceptance) : 대상자를 판단하지 않고 있는 그대로의 존재자체를 인정함
⑧ 민감성(sensitive) : 사소한 변화도 알아차리는 것
⑨ 비판단적(non-judgement) : 대상자를 평가하지 않음
⑩ 창조성(creative) : 대상자를 성장가능성이 있는 창조적인 존재로 보는 것

※ 치료적 인간관계 장애요인 ★
① 치료자요인 : 사랑/관심 부족, 직업적 동기 이해부족, 공감/통찰력저하, 전이/역전이 이해부족 ★ 등
② 대상자요인 : 불신, 자존심손상, 미성숙, 선입견 등
③ 환경요인 : 낯선 병원환경, 가정환경, 경제적 환경 등

UNIT 05 치료적 의사소통 기법 ★★★★★★★★★★★★

1) 경청
대상자 이해 시 꼭 필요함, 눈을 맞추고 고개를 끄덕이며, '네. 그랬군요'라고 반응하며 경청

2) 반영 ★★★★★★★
대상자의 느낌, 생각, 경험한 것으로 간호사가 대상자의 의미를 포함하여 다른 말로 표현하는 기술로 사실을 명확하게 함
① 생각반영 : "말하자면 그것이 옳다고 생각하시는 군요"
② 내용반영
  • 대상자 : "노래테스트를 받으려고 무대에 섰는데 숨이 탁 막혔어요. 그동안 해야 할 일이 많았고, 저는 연습 할 시간이 부족했어요."
  • 간호사 : "노래를 부를 준비가 되었다고 생각을 하였는데, 막상 무대에 서니 서둘러 테스트를 받으려고 했다는 것을 깨닫게 되었군요."
③ 감정(느낌)반영 : 애매하게 표현된 감정을 분명하게 할 수 있도록 대상자의 말에서 숨겨진 의미 찾기 예 "정말 화가 많이 나셨군요."

3) 개방적 질문
자신의 생각, 느낌을 직접 표현하도록 격려

4) 수용
대상자를 비평하지 않고 그 상황 그대로를 그의 입장에서 받아들임
  • 대상자 : "부모님이 시설에서 돌아가신 후 사람들이 나를 흉보는 것 같아 죽고 싶어요"
  • 간호사 : "OOO님이 죽고 싶다는 그 심정은 이해할 수 있습니다"

5) 반복
대상자의 표현을 치료자가 반복하여 다시 말함으로써 확인
  • 대상자 : "우울해서 뛰어 내리고 싶었어요."
  • 간호사 : "우울해서 뛰어 내리고 싶었다는 말씀이신가요?"

6) 명료화(상호의미 확인) ★★★★
대상자가 말한 애매한 내용을 명확하게 하기 위해 표현함
  • 대상자 : "다음 달이나 되어야 올 수가 있을 거야."

- 간호사 : "다음 달에 가족들이 면회를 올 수 있다는 말씀이신가요?"

7) 정보제공
규칙, 식사시간, 투약, 질병에 대한 정보 등 제공, 해석 및 충고하지 않음
- 대상자 : "정신과 약은 먹으면 중독되고 금단증상이 심한가요?"
- 간호사 : "인체에 위험하거나 중독되는 것은 아니며 금단증상이 없는 안전한 약입니다."

8) 현실감제공
현실 왜곡 시 현실에 대해 사실대로 이야기 함
- 대상자 : "계속해서 나한테 소리 지르라고 말해요."
- 간호사 : "지금 이 공간에는 저와 단둘이 있으며 음악소리 외에는 아무 소리도 들리지 않습니다."

9) 초점 맞추기
대화의 초점을 한 가지에 집중되도록 하는 기술
예) "방금 전에 하시던 말씀을 조금 더 해주시겠어요? 그 다음에 어떤 상황이 되었지요?"

10) 접촉
신체적 접촉으로 위로, 관심, 염려를 표현
예) 괴로워하며 슬피 울 때 따뜻하게 손을 잡아주거나 어깨를 다독여준다.

11) 공감 ★
다른 사람의 감정이나 느낌을 이해, 그 사람의 입장에서 있는 그대로 인정, 감정에 초점
- 대상자 : "치료를 받을수록 내 자신이 바보 같고 한심해 보여요."
- 간호사 : "치료과정이 OOO님께 힘들게 느껴져서 속상하시군한 마음을 이해할 수 있어요."

12) 직면 ★
현실을 왜곡 시 적절한 현실지각을 하도록 돕는 기술, 신뢰감 형성 후에 사용하기
대상자가 인지하지 못하거나 인정하기를 거부하는 생각, 느낌에 대해 주의를 환기시킴
예) "밤에는 아무도 들어 올 수 없게 되어 있기 때문에 아내가 들어와서 주사를 놓고 갈 수는 없습니다."

13) 유머
대상자가 경·중등도의 불안 시 긴장을 감소시키는 효과가 있음
단, 의심과 망상이 많은 대상자에게는 개인적인 공격으로 오해할 수 있으니 주의

14) 침묵 ★★
대상자를 기다려주어 생각할 시간을 제공하고 통찰력을 갖도록 도움
할 말이 없거나 미숙하게 사용하는 경우 불편감 초래

UNIT 06　비치료적 의사소통 ★

1) 경청실패
상대방에 집중하지 못하고 다른 곳으로 시선을 돌리거나 비수용적인 태도
무가치하게 느낄 수 있는 의미를 전달할 수 있음 → 대상자의 말이 들어줄 가치가 없음을 전달

2) 판단
대상자를 간호사 하위에 두며 경시하는 반응

3) 일시적 안심
문제의 원인이나 결과가 확실히 보이는데도 무조건 괜찮다는 식으로 일시적으로만 안심시키는 경우 신뢰감이 상실됨 [예] "다 좋아질거에요. 걱정하지 마세요"

4) 상투적 반응
진정성이 결여되어 형식적인 느낌 전달 [예] "오늘 좋아보이시네요."

5) 문자적 반응
이면에 숨겨진 본 의미 파악보다는 대상자의 말 그대로 받아들여 반응함. 공감저하 초래
[예] • 대상자 : "저는 죽었습니다."
　　• 간호사 : "아닙니다. 지금도 당신의 심장은 뛰고 있습니다. 죽지 않았습니다."

6) 충고
대상자에게 해결방법에 대한 이행을 지시 → 대상자의 결정능력을 무시하는 의미로 전달될 수 있음

7) 거부
대상자의 생각, 행동을 고려하지 않고 경멸하거나 받아들이지 않음 → 무시당한다고 생각하거나 자존감이 저하 됨 [예] "그런 말도 안 되는 소리는 아예 하지 마세요."

8) 동의
대상자에 대한 공감의 차원이 아니라 무조건적으로 찬성하는 경우 → 대상자의 행동, 생각에 대한 스스로의 판단기회를 박탈시킴

9) 이견, 부정
대상자의 생각과 느낌과 다르다는 의견제시 → 불안조장, 방어적 태도를 갖게 함
[예] "그건 아닙니다. 그렇지 않아요. 잘못 생각하셨습니다. 틀렸습니다."

10) 과도한 칭찬
필요이상으로 동의하고 찬성함, 대상자의 행동과 느낌을 계속 유지시키게 됨 → 과대망상 시 더 조장함

11) 비난, 평가
자기방어 초래하게 됨
예 "그런 생각을 하다니 정말 유치하군요."

12) 허위
대상자가 간호사를 불신하게 됨
예 "이 주사는 하나도 아프지 않아요."

13) 주제회피
말머리를 돌려 전혀 다른 반응을 함, 치료자가 불안을 보호하기 위함 → 대상자의 발언권 침범

14) 표현된 감정을 얕봄
대상자의 표현된 생각과 느낌에 대해 무시함 → 대상자가 이해받지 못하는 느낌을 받게 함

15) 방어
대상자, 가족이 기관, 직원에 대한 느낌을 말할 때 듣지 않거나 변명함 → 치료적인 관계를 단절시킴

16) 도전
대상자의 행동, 생각이 잘못된 경우 증거자료를 요구하는 것 → 변명의 구실을 줌, 자존감 손상 유발 예 "당신이 죽었는데 어떻게 말을 할 수가 있나요?"

17) 이중구속(이중메세지)
서로 다르고 모순된 언어적 및 비언어적 메시지 전달, 무엇이 진실한 메시지인지 결정하기 어렵고 난감

단원별 문제

01 간호사 – 환자의 치료적 인간관계에 대한 설명 중 가장 옳은 것은?

① 한사람은 지배를 하고 다른 사람은 순종하는 지배적·순종적 관계
② 강한 의존적 욕망을 지닌 환자의 요구를 만족시켜주는 의존적 관계
③ 치료적 목적을 이루기 위해 간호사 – 환자 사이의 상호작용 관계
④ 상호 두 사람 간의 완전한 개방이 이루어진 친밀한 관계
⑤ 흥미나 취미 등을 함께 하며 서로 부담을 주지 않는 인간관계

> **해설** 대상자 욕구 충족, 인격성숙을 위해 도움을 주는 것이 간호사–환자의 치료적인 관계이며 목적 지향적이며 조력하는 관계이다.

02 치료적 간호사 – 대상자 관계에서 중추적인 역할을 하며 가장 기본이 되는 필수요소는?

① 신뢰　　　　② 공감
③ 수용　　　　④ 존중
⑤ 개방

> **해설** 보기에 제시된 것들 모두 간호사–대상자의 치료적 관계에 중요한 요소이며 이 중 가장 기본이 되고 중추적인 역할을 하는 것은 신뢰이다. 대상자와 신뢰감이 형성될 때 치료적 접근에 도움이 된다.

03 치료적인 인간관계의 필수 요소 중에서 자신이 직접 경험하지 않고 상대방의 감정을 거의 같은 수준으로 이해하는 것을 무엇이라고 하는가?

① 온정　　　　　② 구체성
③ 수용적인 존중　④ 공감
⑤ 일관된 성실성

정답　01. ③　02. ①　03. ④

> **해설** 치료적인 인간관계의 필수요소에 대한 문제로
> ① 온정 : 대상자와의 친밀함
> ② 구체성 : 모호함, 애매함이 아닌 구체적이고 분명한 태도
> ③ 수용적인 존중 : 대상자를 있는 그대로 인정, 진심으로 존중하고 격려함
> ⑤ 일관된 성실성 : 모순없이 솔직하게 일관

04 간호사 - 대상자의 치료적인 관계형성에서 가장 중요하고 유용한 도구는?

① 활동요법
② 간호과정의 적용
③ 자기 자신을 치료적인 도구로 이용
④ 정신과 질병에 대한 지식
⑤ 숙련된 기술

> **해설** 치료적 관계는 자기실현, 자존심을 강화하고 명백한 인간 정체감과 통합성을 증진시키기 위함이며 이런 관계를 위해 가장 기본적이고 유용한 치료적인 도구는 간호사 자신이다.
> 따라서 치료적인 관계를 맺기 전에 간호사는 자신의 감정을 탐색하여 대상자에게 방어적이거나 자신의 감정이 치료적 관계를 떨어뜨리지는 않는지 살펴보아야 한다.

05 Peplau의 치료적 인간관계 형성단계 중에서 치료자가 자기분석을 하고 대상자에 관한 기본적인 자료를 수집하는 활동을 하는 단계는?

① 상호작용 전 단계   ② 초기 단계
③ 활동 단계   ④ 종결 단계
⑤ 평가 단계

> **해설** 상호작용 전 단계는 치료적 인간관계를 맺기 전에 반드시 치료자 자신을 탐구하게 되는 단계로 두려움 탐구, 자기분석, 대상자의 유용한 자료수집 등이 이뤄지는 단계이다.
> 이후 오리엔테이션단계(초기단계)로 진행된다.

06 간호사 - 대상자의 치료적 단계 중에서 활동 단계에서 이뤄지는 간호사의 업무로 가장 관계가 적은 것은?

① 건설적인 대처기준을 이용할 수 있도록 한다.
② 간호사 - 대상자 관계의 한계와 책임을 설정한다.
③ 중요한 행동 양식을 규명하고 상세히 조사한다.
④ 대상자가 주로 쓰는 갈등 해소 방식을 분석한다.
⑤ 불편한 감정을 인식하고 말로 표현할 수 있도록 한다.

04. ③   05. ①   06. ②

해설 활동단계 : 실제적인 행동 변화가 주요 핵심이며 대상자와의 관계가 가장 활발하게 이루어지는 단계이다. 대상자의 행동, 사고, 감정을 연결하고 통찰력을 발달시키며 건설적인 적응기전을 향상시키도록 돕는다.
② 오리엔테이션단계(초기단계)에 대한 설명으로 신뢰감과 협력관계를 형성하고 서로 역할에 관한 설명을 포함하는 단계이다.

07 환자와 치료적인 관계 중 종결 단계에서 가장 중요한 간호중재는?

① 인간관계를 강화시키는데 집중한다.
② 새로운 행동을 연습하면서 생긴 문제점을 강조한다.
③ 관계가 종결되는 것에 대한 불안은 말로 표현하면 가라앉을 것이라고 격려한다.
④ 중재의 진행 상황 및 세워진 목적을 어느 정도 달성했는지에 대해서 평가한다.
⑤ 대상자의 의미 있는 스트레스 요인을 탐색한다.

해설 종결단계의 핵심이자 가장 중요한 것은 중재가 어떻게 진행되고 있는지에 대한 상황과 목적달성 여부에 대해서 평가하는 것이다. 치료자와 대상자간의 이별에 대해 준비를 하는 시기로 ① 초기단계 ②번과 같은 행동은 종결단계에서는 바람직하지 않다. ③ 이별과 관련된 불안은, 거부감, 상실감 등의 느낌은 표현하도록 격려하는 것이 맞으나 종결단계에서 가장 핵심이 되는 것은 ④이다. ⑤ 활동단계의 내용이다.

08 치료자와 대상자간의 치료적인 인간관계형성에서 치료자영역의 장애요인에 해당하는 것은?

① 자기개방 ② 사랑과 관심
③ 온정 ④ 공감과 통찰력
⑤ 직업적 동기이해의 부족

해설 ①~④은 치료적 인간관계의 필수요소에 대한 설명이다.
치료자 영역의 방해요인 : 사랑과 관심 부족, 직업적 동기이해부족, 공감과 통찰력 부족, 전이와 역전이의 이해 부족, 의사소통 기술 부족

09 간호사 - 대상자간의 치료적 의사소통 시 가장 고려할 것은?

① 함께 간호계획을 세우기
② 환자와 신뢰감 형성
③ 대상자의 질병에 대한 정보 제공
④ 치료과정에 대한 정보 제공
⑤ 진단에 따른 치료계획을 세우는 것

정답 07. ④ 08. ⑤ 09. ②

해설 치료적 의사소통의 필수요소 : 감정이입, 신뢰성, 진실성, 즉시성, 온정 등
신뢰성은 환자가 현재의 문제를 풀 수 있는 능력에 대해 신념을 갖는다는 것을 내포하며 환자와의 만남은 환자의 주요 문제를 풀기 위한 치료적인 목적을 추구하는 관계로 신뢰감을 형성하는 것이 가장 중요하다.

10 치료적인 의사소통 기법 특성에 관한 설명 중 가장 적절한 것은?

① 간호사 자신의 가치 판단에 기초를 두고 혼자 행동을 판단한다.
② 환자가 자신의 문제에 중점을 두고 이야기하도록 지지한다.
③ 환자가 하여야 할 역할을 모두 이야기해준다.
④ 환자의 문제 해결 방법을 알아서 결정해주고 잘 이행하도록 지지해준다.
⑤ 환자를 일시적으로 안심시키기 위해 달래주거나 좋은 말로 잘 타이른다.

해설 ① 왜곡된 결과 초래 위험 ③ 함께 계획세우기 ④ 해결방법에 대해 함께 결정하기 ⑤ 신뢰감 형성의 걸림돌, 치료적 관계를 유지하기 위해서는 환자가 자신의 문제에 중점을 두고 이야기를 풀어나가도록 지지해주는 것이 중요하다.

11 환자 면담 시 간호사가 환자에게 자신의 생각을 정리할 수 있는 시간을 주는데 효과적인 의사소통기법은?

① 생각을 정리해 보라고 말해준다.
② 초점을 맞춘 대화를 진행한다.
③ 말없이 들어주며 침묵 시간을 제공한다.
④ 되풀이해서 같은 내용을 질문한다.
⑤ 수용적인 태도를 보이며 대상자의 의견에 동의한다.

해설 치료적 의사소통의 기법 : 경청, 반영, 개방적 질문, 수용, 반복 등이 있으며
③ 침묵은 대상자에게 충분히 생각할 시간을 주고 통찰력을 갖게 하는 방법이다.

12 남편과의 사별로 우울증이 있는 50대 여성이 간호사와 면담 중 '저는 이제 죽었습니다.'라고 말하였다. 간호사가 '제가 잘 이해를 못했는데 죽었다는 말의 의미가 무엇인지 자세히 말씀해 주시겠습니까?'하고 말했다면 이때 사용된 의사소통 기술은?

① 반복
② 명료화
③ 정보제공
④ 직면
⑤ 초점 맞추기

해설 ① 반복 : 대상자의 표현된 생각을 치료자가 다시 반복하여 말함으로써 확인하는 것
③ 정보제공 : 질병에 대한 정보, 투약, 검사 등에 대해 이해하도록 알려주는 것
④ 직면 : 현실에 대한 지각 왜곡 시 현실지각이 되도록 하는 것으로 주로 신뢰감이 형성된 후에 사용하는 기술
⑤ 초점 맞추기 : 대화의 초점이 한 가지에 집중되도록 하는 기술

13 '저기 사람들이 저에게 욕하고 있어요. 어떻게 해야 하죠?'라고 말하고 있는 망상대상자는 계속 안절부절 못하고 있다. 간호사가 '지금 누군가가 욕하는 것 같아 매우 불안하시군요.'라고 말할 때 사용한 의사소통 기법으로 옳은 것은?

① 감정의 반영 ② 접촉
③ 직면   ④ 공감
⑤ 요약

해설 ① 감정의 반영 : 대상자의 입장에서 대상자가 느끼고 경험하고 생각한 것을 치료자가 그대로 나타내 보이는 기술로 느낌의 반영이라고도 한다.

14 다음 내용을 읽고 치료자의 가장 바람직한 의사소통방법을 고르시오.

> 사귀던 남성과 헤어진 후 자살을 시도했던 여성이 응급실에 와서 소생하였다. 여성은 깨어나자마자 눈물을 보이면서 '마음대로 죽지도 못하는군요. 저를 왜 살리셨어요.'라고 말했다.

① "자살은 옳지 않아요."
② "좋은 남자 만나게 될 거에요."
③ "누구나 그런 상황에서는 죽고 싶어 합니다. 얼른 다 잊고 회복하세요."
④ "죽고 싶을 만큼 힘이 드시는군요."
⑤ "당신은 살 가치가 충분히 있는 사람이에요."

해설 치료적인 의사소통을 위해서는 환자의 행동에 대해서 판단, 지시, 충고 하는것 보다는 환자의 감정을 먼저 읽고 공감하는 것이 중요하다.

15 수년간 공무원시험에 실패 후 자신이 무능력하고 살 가치가 없다고 말하면서 죽고 싶어 하고 괴로움을 호소하는 대상자에 대한 반응으로 가장 옳은 것은?

① "많이 실망하신 것 같군요. 저희는 자살을 하실까 봐 두렵습니다. 자살을 생각해 본 적이 있습니까?"
② "시험 관련해서 당신을 힘들게 하는 것이 무엇입니까?"
③ "살다보면 실패하기도 하는 거에요. 너무 자책하지 마세요. 저도 시험에 떨어진 경험이 많아요."
④ "지금도 죽고 싶은 생각을 하신 것이 맞죠? 솔직하게 말씀해 주십시오. 제가 그 마음 다 이해합니다."
⑤ "지금 기분이 어떤지 말씀해 주시겠어요?"

> **해설** 먼저 대상자의 감정을 수용하는 것이 가장 중요하며 자살 위험이 있는 대상자에게 자살에 관한 문제를 직접적으로 질문하여 자살에 대한 생각이나 감정을 드러낼 수 있는 기회를 제공하는 것이 중요하다.

16 다음 중 치료적 의사소통을 사용하고 있는 것으로 옳은 것은?

① 환자 : "치료받기 싫어요. 치료받은 후부터 바보 같고 힘들어요."
  간호사 : "저는 그렇지 않다고 생각해요. 당신은 바보가 아닙니다. 잘하고 있습니다."
② 환자 : "저는 하루 빨리 여기서 나가고 싶어요."
  간호사 : "충분히 치료된다면 퇴원할 수 있으니 지시를 잘 따르세요."
③ 환자 : "입원했는데 가족들이 저를 잊은 것 같아요."
  간호사 : "가족인데 당신을 잊었을 리가 없어요."
④ 환자 : "남편이 아무것도 걱정하지 말라고 해요."
  간호사 : "그런 말을 들으면 어떤 느낌이 드나요?"
⑤ 환자 : "저는 정말 제가 왜 살아야 되는지 모르겠어요."
  간호사 : "사람은 누구나 소중해요. 당신을 사랑하는 사람이 많을 것입니다. 점점 좋아질거에요."

> **해설** ④는 개방적, 수용적 태도, 감정표출을 하도록 격려하는 것이므로 가장 치료적인 의사소통의 방법이다.
> [비치료적 의사소통의 몇 가지 예]
> 1. 부정 → 대상자가 불안을 느끼고 방어적으로 행동하게 된다.
> 2. 문자적 반응 → 공감 결여를 초래한다.
> 3. 상투적 반응 → 감정이입결여, 형식적인 느낌을 전달할 수 있다.

17 다음의 대화에서 사용한 비치료적 의사소통 기법은 무엇인가?

> 대상자 : "병원에서 치료를 시작한지 벌써 7년이 넘었어요. 약을 먹는 게 너무 지겨워요. 언제까지 이 약을 먹어야 하는 건가요? 우울해요."
> 간호사 : "치료를 받고 있기 때문에 모든 일이 잘 될 거예요. 아무런 걱정을 하지 마세요."

① 상투적 반응
② 문자적인 반응
③ 주제회피
④ 일시적인 안심
⑤ 표현된 감정의 경시

해설 일시적 안심 : 문제의 원인이나 결과가 확실히 눈에 보이는데도 불구하고 '괜찮다괜찮다'하는 말로 일시적으로 안심시키는 경우로 신뢰감, 감정이입의 부족을 초래할 수 있다.

18 치료적인 관계를 형성하는 과정에서 방해가 되는 것으로 대상자가 아동기에 주요 인물에게 나타냈던 반응을 무의식적으로 치료자에게 나타내는 것을 무엇이라고 하는가?

① 침묵
② 경청
③ 전이
④ 자기인식
⑤ 역전이

해설 ①②④는 치료적 의사소통의 방법이며 ⑤ 역전이는 치료자의 과거 갈등, 경험이 무의식적으로 대상자에게 옮겨져서 치료자가 대상자에게 적절하지 못하고 왜곡된 반응을 보이는 것

19 정신과 치료를 받는 대상자에게 치료적인 의사소통이 중요한 이유로 옳지 않은 것은?

① 대상자 개인의 성장과 발달을 위해서
② 정신과적인 문제가 있는 대상자는 다른 사람들과 대화하기를 좋아하기 때문에
③ 자기 표현력이 부족하여 위축되어 있으므로
④ 남의 말을 귀담아 듣기보다는 자기만의 생각에 몰두되어 있어서
⑤ 언어적인 의사표현보다는 비언어적인 의사소통을 많이 하기 때문에

해설 [정신과 대상자의 특성]
자기 표현력의 부족, 자기만의 생각에 몰입하여 타인과의 대화가 부적절, 자신의 주장만 하거나 위축된다. 따라서 치료적인 의사소통을 통해 대인관계를 증진시키고 개인의 성장과 발달을 도모하는 것이 중요하다.

정답 17. ④ 18. ③ 19. ②

20. 대상자와 간호사의 관계에서 '공감'에 관한 설명으로 옳은 것은?

① 공감은 대상자보다는 간호사에게 더 득이 된다.
② 공감은 주관적인 입장에서 상대방의 느낌을 이해하는 것이다.
③ 대상자에 대한 간호사 자신의 느낌에 초점을 두는 것이다.
④ 객관적인 입장에서 대상자의 느낌을 받아들인다는 것이다.
⑤ 간호사의 입장에서 대상자를 이해하고 수용하는 것이다.

해설
① 대상자와 간호사 모두에게 이득이 된다.
② 공감은 주관적이 아니라 객관적인 입장에서 상대방의 느낌을 이해하는 것이다.
③ 대상자의 느낌에 초점을 두는 것이다.
⑤ 간호사의 입장이 아니라 대상자의 입장에서 이해하고 수용하는 것이다.

21. 다음에서 간호사가 사용한 의사소통 기법으로 옳은 것은?

> 간호사 : 당신은 여러 가지에 대해서 말했어요. 이중에서 어떤 것에 대해서 더 집중적으로 이야기하고 싶은지 말씀해 주시겠어요? 그 다음에 어떤 상황이 된 것인가요?

① 초점 맞추기
② 현실감제공
③ 반복
④ 명료화
⑤ 직면

해설
① 초점 맞추기 : 대화의 초점을 한 가지에 집중되도록 하는 기술로 우선순위를 정하도록 도와준다.
② 현실감제공 : 현실 왜곡 시 현실에 대해 사실대로 이야기 함
③ 반복 : 대상자의 표현을 치료자가 반복하여 다시 말함으로써 확인
④ 명료화 : 대상자가 말한 애매한 내용을 명백히 할 것을 요구
⑤ 직면 : 현실을 왜곡 시 의심을 나타내어 적절한 현실지각을 하도록 돕는 기술로 신뢰감 형성 후에 사용

22. 대상자가 "저는 더 이상 살 수가 없습니다. 저는 죽었습니다."라고 호소하자 간호사가 "아닙니다. 당신은 지금 말을 하고 있는걸 보니 죽지 않았습니다."라고 할 때 사용한 의사소통기법은?

① 상투적 반응
② 분석적 반응
③ 일시적 안심
④ 충고
⑤ 부정

해설 ① 상투적 반응 : 진정성이 결여되어 형식적인 느낌 전달(다 잘될거에요. 걱정하지 마세요)
② 문자적 반응 : 이면에 숨겨진 의미 파악보다는 대상자의 말을 그대로 받아들여 반응함
③ 일시적 안심 : 무조건 괜찮다는 식으로 일시적으로만 안심시키는 경우, 신뢰감 상실
④ 충고 : 대상자에게 해결방법에 대한 이행을 지시, 대상자의 결정능력을 무시하는 의미가 전달 될 수 있음
⑤ 부정 : 대상자의 생각과 느낌과 다르다는 의견을 제시하여 불안조장, 방어적 태도를 갖게 함

23 치료적 의사소통의 기법 중 '직면'에 대한 설명으로 옳은 것은?

① 현실을 제시하여 정보제공의 방법으로 쓰일 수 있다.
② 주관적인 입장에서 상대방의 느낌을 이해하는 것이다.
③ 치료적 인간관계의 초기단계에서 사용하여 초기에 현실을 파악할 수 있도록 한다.
④ 객관적인 입장에서 대상자의 느낌을 받아들인다는 것이다.
⑤ 효과적인 직면을 위해서 신뢰관계와 함께 수준 높은 공감, 존중과 함께 비판단적인 태도를 유지한다.

해설 직면은 현실을 왜곡 시 의심을 나타내어 적절한 현실지각을 하도록 돕는 기술로 신뢰감 형성 후에 사용하는 것이 좋다. 대상자의 통찰력이 좋아졌음에도 불구하고 행동변화가 없을 때 유용하게 사용될 수 있는데 신뢰감, 존중, 공감이 기본이 되지 않는 채 부적절하게 사용되면 대상자가 위협을 느끼고 치료적 관계가 불안해 질 수 있다.

24 치료적 관계에서 마지막 종결단계는 언제 결정하는가?

① 치료적 관계를 진행해가면서 적당한 시기를 결정한다.
② 활동기에 대상자의 상태를 평가하여 결정한다.
③ 가족지지체계가 확립이 될 때 결정한다.
④ 초기단계에서 설정한다.
⑤ 더 이상 치료적 관계가 유지되기 어렵다고 판단될 때 결정한다.

해설 치료적 인간관계를 형성함에 있어 종결단계는 보통 초기 단계에서 계획한 시간적 제한에 따라 결정한다.

25 치료적 관계에서 치료자의 태도에 대한 설명으로 잘못된 것은?

① 일관성은 신뢰감 형성의 주요 요인이다.
② 어떤 상황에서든 생각과 주관을 잘 유지하도록 한다.
③ 창조성은 대상자를 성장가능성이 있는 창조적인 존재로 보는 태도이다.
④ 수용감은 대상자를 판단하지 않고 있는 그대로의 존재가치를 인정하는 것이다.
⑤ 민감성은 관심을 가지고 존중하는 태도를 의미하나 대상자가 다소 피곤해 할 수 있다.

> 해설 ⑤ 민감성은 대상자의 사소한 변화도 알아차릴 수 있는 태도로 치료적 관계에서 필요한 특성이다.

26 대상자와 치료자의 관계에서 '공감'에 대한 설명으로 가장 옳은 것은?

① 대상자의 느낌을 있는 그대로 동일하게 느끼는 것이 필요하다.
② 대상자와 정서적으로 동일한 상태에 있는 것이다.
③ 대상자의 입장에서 정서적으로 이해하는 것으로 비판하지 않고 포용한다.
④ 대상자의 느낌과 생각을 간호사 관점에서 이해하는 것이다.
⑤ 대상자가 간호사는 무엇이든지 다 들어주고 해결해 줄 것이라고 믿는 것이다.

> 해설 ① 간호사가 대상자와 똑같은 정서를 느끼는 것이 반드시 필요한 것이 아니라 객관적으로 상대방의 입장에, 상대방의 느낌에 초점을 둔다.
> ② 대상자의 관점을 분명하게 볼 수 있을지라도 정서적으로 분리된 상태를 의미한다.
> ④ 대상자의 관점에서 이해하는 것이다.
> ⑤ 고차원적인 공감은 나는 상대방과 함께 있고 상대방이 경험한 감정을 이해한다는 반응을 전달하는 것이다.

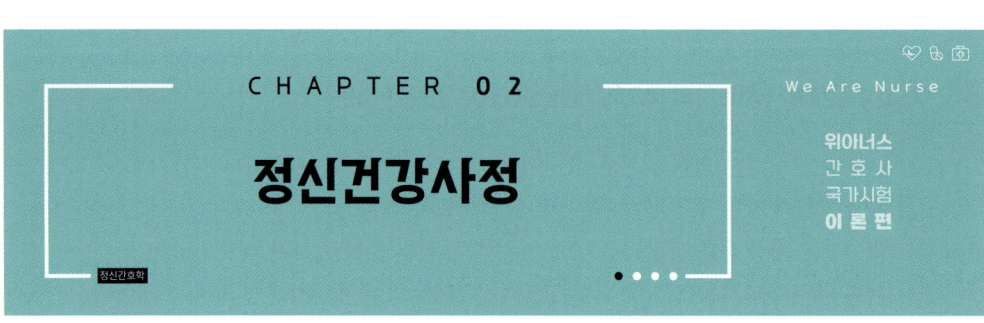

CHAPTER 02
정신건강사정

UNIT 01 인간의 이해

1. 정신건강 사정

1) 신경전달물질과 정신질환의 관련성 ★★

종류	활성	비활성
도파민(dopamine)	조증, 조현병	우울
노에피네프린(norepinephrine)	조증, 조현병, 불안	우울
아세틸콜린(acetylcholine)		알츠하이머치매
세로토닌(serotonin)	조증, 조현병(음성)	우울, 수면/강박/섭식장애, 공격성, 자살
GABA		불안, 조현병

2) 신경계와 정신질환의 관계
① 뇌와 신체의 구조, 기능이상 → 행동에 영향
② 유전적, 내분비적, 신경생물학적인 면과 정신질환은 관계가 있음
③ 정신사회적인 스트레스는 신경화학적인 경로변경을 가능하게 함
④ 환경자극은 생물학적인 요인과 관계성이 있음

2. 정신, 심리적 차원의 이해

1) 정신역동
① 인간 내부의 정신적인 힘, 에너지
② 어떤 형태로 행동을 하게하는 감정, 정서
③ 인간의 내면의 정신적인 힘 간의 상호작용 결과와 현상

2) 정신에너지 ★

① 정신 기능을 위한 필요한 힘(추진능력), 이드에서 유래
② 이드 → 자아 → 초자아로 전환
③ 이드(충동)와 초자아(이상)간의 평형 유지

3) 의식구조 ★

(1) 의식(conscious)

① 현재를 지각하는 부분 → 주로 깨어 있을 때에만 작용
② 스스로 노력이 없어도 현실에서 쉽게 알아차릴 수 있는 정신생활의 부분
③ 논리적, 합리적 행동 조장
④ 구성 : 자아, 초자아 일부분

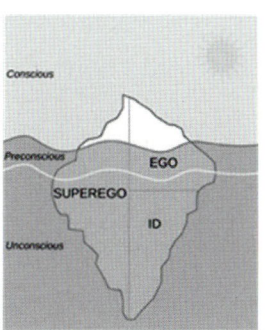

(2) 전의식(preconscious) ★

① 의식과 무의식 중간에 위치하며 생각, 반응 등이 부분적으로 망각되는 부분
② 주의를 집중하면 의식될 수 있음(반 기억 상태)
③ 외부의 기분에 맞추어 불쾌한 것을 피하고, 본능적 욕구의 방출을 지연시킴, 자주 사용하지 않고 필요로 하지 않은 많은 생각들이 의식에 남아 부담이 되는 것을 막아줌
④ 구성 : 초자아와 자아로 구성(주로 자아)

(3) 무의식(unconscious)

① 의식밖에 있어 아무리 노력해도 생각나지 않는 영역 → 개인의 행동 사고 결정요인, 전생애 동안 경험한 모든 기억, 감정, 반응이 저장되는 영역
② 구성 : 이드와 자아, 초자아
③ 대부분의 방어기제가 포함

4) 성격의 구조 ★★★★★

(1) 이드(id)

① 태어날 때부터 존재, 가장 기본적인 생물적 충동, 에너지 원천
② 즉각적인 욕구만족 - 쾌락 원칙에 따름
③ 비언어적, 비논리적, 비체계적, 비현실적(현실과 환상의 구분 X)
④ 합리성, 객관성, 과학성이 없는 1차 사고과정(꿈, 환상 등)을 통하여 기능
⑤ 자아, 초자아의 발달 원천
⑥ 대부분 인식되지 않으며, 무의식 영역으로 꿈 분석과 신경증적인 다양한 형태들을 통해 파악하게 됨

(2) 자아(ego) ★★

① 생후 4~6개월부터 이드에서 분화, 우리의식의 대부분 차지

② 현실적, 합리적, 논리적-현실원칙의 지배
③ 성격의 집행부 : 현실에 접촉하여 성격을 지배하고 통제함
④ 2차 사고과정을 통해 기능 수행, 체계적 사고, 논리적 학습 등 고차원적 정신작용

> **자아의 기능**
> - 현실검증, 현실감각, 판단
> - 본능정서, 충동조절
> - 대인관계에서 융합과 분리를 결정
> - 현실에 맞는 2차사고
> - 위협적인 내·외적인 자극 방어
> - 여러 수준의 감각자극을 통합하고 조절

(3) 초자아(superego) ★★★
① 생후 1세 전후 자아로부터 분화, 5~6세 발달, 9~11세 완성
② 성격의 사법부 : 어떤 행위가 나쁜가 하는 선악을 구분하는 개인의 양심
③ 부모 및 교사가 어린이에게 가르쳐준 사회의 가치, 도덕의 내면화된 표상으로 사회의 가치나 이상을 나타냄 ★
④ 반사회적 성격 → 초자아가 이드의 충동 조절 실패 시 유발 ★
⑤ 처음에 부모는 아이들에게 보상과 처벌을 통해 직접적으로 행동 통제 → 시간이 지나면 부모의 표준을 자신의 초자아에 통합시켜 스스로의 행동을 통제함(재판관, 사법관 역할)
⑥ 현실적인 목표 대신 도덕적인 목표를 갖도록 납득시킴, 완전성 추구
⑦ 의식, 전의식, 무의식에 모두 작용하나 대부분 무의식 영역에 존재

5) 방어기제 ★★★★★★★★★★★

(1) 정의
이드(사회적으로 용납될 수 없는 욕구, 충동 등 포함)가 초자아의 압력과 부딪혀 발생하는 불안으로부터 자아를 보호하기 위해 무의식적으로 작동하는 태도

(2) 특징
① 모든 방어기전은 무의식적으로 작용(단, 억제 제외)
② 불안에 대처하기 위함이며 몇 가지를 동시에 사용하기도 함
③ 방어기전은 서로 별개로 작용하며 갈등, 감정을 관리하는 주요 수단
④ 병적이기도 하나 적응력도 있음

(3) 종류
가. 성숙한 방어기제
  ㉠ 억제(suppression)
     불안하게 하는 상황이나 느낌을 의식적으로 통제, 조절

㉮ 외진 길을 혼자 갈 때 무서움을 떨치려고 노래를 부르면서 감, 타인에 대한 분노 시 맞대응하며 욕하지 않고 자제하고 침착하게 행동함

ⓒ 승화(sublimation)

사회적으로 용납되지 않는 행위 및 충동 → 무의식적으로 건설적인 활동으로 대체

㉮ 공격적 욕구가 강한 사람이 권투 선수가 됨, 공격적 에너지를 춤이나 운동으로 발산

ⓒ 유머(humor)

심리적 부담이나 갈등을 웃음을 유발하여 긴장감 및 불안을 줄임

㉮ 면접에 들어가던 중 스카프가 떨어지자 '제 스카프가 여러분께 인사합니다'라고 말하여 모두에게 웃음을 주는 경우, 분위기가 안 좋아질 때 농담으로 그 분위기를 부드럽게 하는 경우

ⓔ 그 외 이타주의, 금욕주의

나. 미성숙 방어기제

㉠ 동일시(identification) ★

다른 사람의 바람직한 속성이나 태도, 행동을 받아들여 자신의 일부로 만드는 것, 무의식적으로 일생동안 지속, 자아와 초자아의 성장 및 성격발달에 매우 중요

㉮ 유치원생이 선생님의 말투, 걸음걸이, 글씨체를 그대로 닮아 가는 것

- 학령전기(3~6세)에 시작되고 부모상을 받아들이는데 자아/초자아 성장과 성격/인격 발달에 중요한 역할을 함
- 성인기에 발현되어 지배적인 경우 자아발달이상, 병적인 경향을 나타냄

ⓒ 합일화(incorporation)

동일화에 포함되나 자기와 외부의 구별이 없는 시기에 발생하는 미숙하고 원시적 형태로 누군가와 하나가 되고 싶은 것. 나와 남의 구분이 없음, 외계 대상을 상징적으로 자아의 형태변화 없이 그대로 받아들임, 나의 행동과 감정이 상대방의 행동과 감정과 똑같아야 한다고 생각함, 우울증 시

㉮ 어린아이가 엄마가 웃으면 자기가 웃는 줄 알고 자기를 좋아하는 줄 아는 상태

ⓒ 함입(introjection)

'자기'와 '자기 아닌 것'을 구별하는 시기에 일어나는 원시적인 동일화, 남에게 향했던 모든 감정을 자신에게 향함, 자기 탓을 함(우울장애 시)

㉮ 이 일이 이렇게 망쳐진 것은 모두 내 탓이야

ⓔ 투사(projection) ★★★

어떤 행동이나 생각의 책임을 자신으로부터 외부 대상이나 다른 사람에게 돌리는 것, 남의 탓(조현병, 편집증, 자아 능력의 심한 손상 시), 환각/망상의 증상으로 작용

㉮ 부도덕한 성적 충동이 있는 남자가 아내가 바람피운다고 의심, 피해망상(상대방을 내가 미워하면서 상대방이 자신을 미워하기 때문이라고 함)

ⓕ 전환(conversion)
  심리적 갈등 → 신체감각 기관, 수의근계 증상화(주로 사지마비나 시력손상), 신체적 무증상이나 고통을 느낌
  예 고부간의 갈등이 있는 며느리가 시댁에만 가면 얼굴이 마비되고 경련이 일어남
ⓗ 신체화(somatization)
  심리적 갈등 → 감각기관, 수의근계를 제외한 기타 신체부위로 증상화
  예 집안에 제사가 다가오면 두통, 복통이 심해짐
ⓢ 퇴행(regression)
  현재 개인의 불안을 감소시키기 위해 이미 지나간 행동 수준으로 후퇴하고 의존적인 역할을 하게 됨, 초기 발달 시기로 돌아감, 안전하고 즐거웠던 인생의 이전 단계로 후퇴(5~7세에 최절정) → 불안완화
  예 대소변을 잘 가리던 아이가 동생이 태어난 후 아무데나 오줌을 쌈
ⓞ 고착(fixation)
  어떤 시기에 심한 좌절 혹은 크게 만족 시 이 시기에 무의식적으로 집착하게 되어 더 이상 발달하지 못함, 퇴행은 회복가능하나 고착은 회복되기 어려움
  예 과도한 흡연, 음주, 성인이 스트레스 시 손톱 물어뜯기, 성인여성이 스트레스 상황에서 손가락을 입에 물어 손가락 기형까지 발생

다. 신경증적 방어기제
  ㉠ 부정(denial) ★
    의식적으로 용납할 수 없는 생각, 감정, 욕구 → 무의식적으로 회피(중독질환 시)
    예 향후 3개월밖에 살지 못한다는 말기 위암 선고를 받은 환자가 3년 후의 장래계획을 세움, 본인의 병이 치명적 일까봐 병원에 가기 싫어함
  ㉡ 억압(repression)
    용납될 수 없는 생각이나 욕구 등을 의식에서 무의식의 영역으로 밀어냄, 묻어버림, 죄의식을 일으키는 기억을 의식에서 제거하는 무의식적인 기전, 모든 방어기제의 기초, 보편적이고 1차적인 기전, 아동기 억압은 무의식적 불안의 근원
    예 어린 시절 왕따 당한 사실을 기억하지 못함(고통에 대한 망각)
  ㉢ 반동형성(reaction formation)
    받아들일 수 없는 감정/행동을 욕구와 정반대로 표현함으로 의식화를 막음, 과보상
    예 싫은 아이에게 더 잘해 줌(미운아이 떡 하나 더 주기), 인간에 대한 증오가 있는 사람이 박애주의자가 됨
  ㉣ 취소(undoing) ★
    죄책감을 경감시키고자 어떤 행위(ritual)를 하는 것(불편한 욕구, 기억을 지우거나 중화하는 상징적 행동을 함), 반동형성과 유사, 무의식적으로 없었던 것처럼 취소하는 행동
    예 동생의 실수를 어머니께 고자질 한 후 강박적으로 손을 씻는 것, 여자 친구를 때리고 꽃을 사다 주는 것

ⓜ 전치(displacement) ★
감정이 왜곡되어 원래의 대상으로부터 분리되어 덜 불편한 다른 대상으로 향하게 됨, 대치물로 향함(상징적 의미가 있을 수도 있고, 없을 수도 있음)
  [예] 종로에서 뺨 맞고 강남에서 화풀이, 상사한테 질책 받고 집에 와서 가족들에게 화냄

ⓑ 상징화(symbolization)
의식속의 어떤 대상, 사고나 행위가 대상이 다른 형태를 통하여 표출(공포증, 강박장애 시)
  [예] 자라보고 놀란 마음 냄비뚜껑보고 놀람, 꿈 공상 환각 등은 억압된 내용의 상징적인 표현

ⓢ 격리(isolation) ★
과거나 현재의 경험에 있어 실제 사실은 의식에 남아있으면서도 그 사실과 관련된 고통스러운 감정, 기억, 충동을 사실(의식)과 분리시켜 무의식에 둠
  [예] 고통스러운 경험을 내 일이 아닌 것처럼 아무 감정 없이 이야기하는 것

ⓞ 해리(dissociation)
인격의 각 부분(이드, 자아, 초자아)이 잘 조절되지 않을 때 만족을 추구하기 위해 분리시킴, 의식에서 갈등을 분리하여 정서적으로 갈등과 그 감정을 인식하지 못하도록 하여 개인을 보호함, 다른 독립된 인격체로 행동하는 것
  [예] 다중인격, 지킬박사와 하이드, 몽유병, 잠꼬대

ⓩ 주지화(지식화, intellectualization)
주로 지능이 높거나 교육정도가 높은 사람에게 궤변적인 양상을 띰, 받아들일 수 없는 충동, 욕구를 경험하지 않으려고 지적인 능력을 최대한으로 사용하여 느낌보다는 사고로 정서적 불편을 제거하려고 함
  [예] 자신을 괴롭히는 상사가 있을 때 그 원인이 무엇인지 그 상사에 관한 주변 모든 상황과 자료를 수집해서 분석하며 감정을 억누른 채 장황한 논리를 주장하는 경우

ⓒ 합리화(rationalization) ★★
개인이 사회적으로 용납될 수 없는 행동을 사회적으로 용납가능 하도록 그럴싸한 이유를 붙여 자신의 행동을 정당화 함(체면유지, 자기를 보호함)
  [예] 이솝우화 중 '여우와 신포도' 이야기
    • 신포도 : 자신이 바라던 것을 얻지 못하자 그것의 가치를 절감시켜 마음의 평안을 얻음
    • 단레몬 : 인정하고 싶지 않은 일을 억지로 받아들여야 할 때 그것이 마치 바라던 일인 것처럼 생각함
  [예] 내일 시험인데 오늘 등산을 다녀왔다. C학점의 결과를 받고서 '건강하고 C학점을 받는 것이 A학점을 받고 병드는 것 보다 훨씬 낫다'

라. 기타 방어 기제
  ㉠ 보상(compensation)
    열등감 감소 위해 바람직하지 못한 특성을 바람직한 양상으로 강조, 한 분야의 결함을 다른 분야의 탁월성이나 우수성으로 대체함 예) 작은 고추가 맵다
  ㉡ 대리형성(substitution)
    목적하던 것에 대한 성취가 안 될 시 무의식적으로 비슷한 것을 취해 만족함
    예) 꿩 대신 닭, 어머니 닮은 여자친구
  ㉢ 저항(resistance)
    억압된 것들이 의식으로 나오는 것을 막는 기전, 의식화되면 너무 고통스러워 대개 기억에 없다고 말함
    예) 정신치료 도중 침묵, 불안 등의 저항 발생
  ㉣ 상환(restitution)
    무의식에 있는 죄책감을 배상행위로 부담을 줄이는 것
    예) 다이너마이트를 만든 노벨이 노벨 평화상 제정

> **혼동되는 방어기제**
> - 반동형성 vs 취소
> - 퇴행 vs 고착
> - 억압 vs 억제
> - 주지화 vs 합리화
> - 합일화 vs 동일시
> - 해리 vs 격리
> - 상징화 vs 전치
> - 전환 vs 신체화

6) 발달이론가에 따른 발달단계별 특성 ★★★★★★★★

학자	핵심	인격 발달의 특징
Freud	정신성 발달	인격 발달은 성적인 것으로 욕구충족에 초점, 아동기 경험이 성인 인격에 영향을 미침
Erikson	정신사회 발달	단계별 발달과업 수행 유·무를 통해 사회 발달에 초점, 인격은 일평생 발달
Piaget	인지발달	인격 발달을 아동의 지적능력 발달단계로 설명, 인지발달을 아동 자신의 능동적인 행동을 통해 분화되고 수립해 나가는 능동적 구성과정으로 봄
Sullivan	대인관계 발달	인격 발달을 대인관계와 사회적 교류 관점에서 살펴봄, 그 시작은 어머니
Mahler	분리개별화 발달	인격 발달을 어머니(인간이 최초로 사랑한 사람)와 의존, 독립하는 과정으로 설명

발달 단계	Freud 정신성 발달 ★★★★★	Erikson 정신사회 발달 ★★	Piaget 인지발달 ★
영아기 (0~1세)	구강기(0~1세) 리비도-입 주변	영아기(0~1세) 신뢰감 : 불신감	감각운동기(0~2세) 대상 영속성 발견, 공간이동개념
유아기 (1~3세)	항문기(1~3세) 리비도-항문 및 주변	초기 아동기(1~3세) 자율성 : 수치심, 의심	전조작기(2~7세) 상징적 활동, 자아 중심적/물활론적 사고, 꿈을 현실로 생각, 직관적 사고
학령전기 (3~6세)	남근기(3~6세) 리비도-성기, 반대성 부모에 애착, 동일시 ★	후기 아동기(3~6세) 주도성 : 죄책감	
학령기 (6~12세)	잠복기(6~12세) 리비도-지적 활동	학령기(6~12세) 근면성 : 열등감	구체적 조작기(7~12세) 보존 개념 획득, 타인 입장고려(탈중심화), 가역적 사고, 서열화 능력, 대상 간 공통점, 차이점 이해
청소년기 (12~18세)	성기기(12~18세) 리비도-이성	청년기(12~18세) 주체성 : 역할혼돈	형식적 조작기(12세 이후) 연역적, 가설적, 이상과 현실에 대한 개념 및 구별 가능, 추상적 사고, 논리적 추리능력, 추상적 개념 이해
성인기 (18~45세)		성인기(18~45세) 친밀감 : 고립감	
중년기 (45~65세)		중년기(45~65세) 생산성 : 자기침체	
노년기 (65세~)		노년기(65세~) 자아통합 : 절망	

발달 단계	Sullivan 대인관계발달 ★	Mahler 분리개별화 발달 ★★
영아기 (0~1세)	영아기(0~18개월) : 첫 대인관계는 수유를 통한 어머니와의 관계 충분한 수유 - 좋은 엄마 - 좋은 나 불충분한 수유 - 나쁜 엄마 - 나쁜 나	정상자폐기(출생~1개월) : 자기 아닌 것을 구별 못함 생존을 위한 기본 욕구 충족과 안위에 초점 이 시기에 욕구불만족 시 소아자폐 장애의 원인
유아기 (1~3세)	아동기(18개월~6세) : 개인의 욕구 충족의 지연 및 수용에 대한 학습, 성개념, 성역할 습득	공생기(1~5개월) : 모자가 공생, 영아는 어머니와 정신이 결합된 형태를 유지하며 어머니를 자신의 필요를 충족시키는 사람으로 인식

학령전기 (3~6세)		분리개별화기(5~36개월): 어머니로부터 신체적, 정신적으로 분리되어 개별화가 이루어짐
학령기 (6~12세)	소년기(6~9세): 또래아이들과의 만족스러운 관계형성을 배움 전청소년기(9~12세): 동성 친구와 긴밀한 관계를 가짐	• 분화분기(5~10개월): 낯가림 시작 • 실제분기(10~16개월): 어머니에서 주위 환경으로 관심이동, 분리불안 경험 • 화해접근분기(16~24개월): 아기 자율성이 엄마와 충돌, 엄마에 대해 사랑과 미움의 감정이 나뉘어지고 그 사이에서 불안을 느낌 • 통합기(24~36개월): 대상항상성 형성(좋은 엄마와 나쁜 엄마의 이미지가 통합), 대인 관계가 안정되고 적절한 인간관계 유지
청소년기 (12~18세)	초기청소년기(12~17세): 이성에 대한 행동양식이 발달하며, 독립을 추구	
성인기 (18~45세)	후기청소년기(17~23세): 책임감, 성숙한 대인관계가 발달 성숙기(24세~): 자아인식, 자아존경가능, 성숙한 인간관계 능력획득	
중년기 (45~65세)		
노년기 (65세~)		

3. 정신사회, 문화적 차원의 이해

1) 문화의 정의 ★
① 집단에 소속되어 있는 사람들이 같은 조상으로부터 습득한 사회경험의 총화
② 관행적인 태도, 예의범절, 습성, 습관, 언어, 자녀양육형태, 종교 등
③ 정신건강과 정신질환의 원인, 경과, 예후와 밀접한 관련
④ 문화의 급격한 변화로 유발될 수 있는 증상: 불안, 우울, 고립감, 비현실감, 이인증 등
⑤ 사회문화적 규범, 신념, 가치, 사회적 기대치의 영향으로 → 정신질환양상, 대처반응에 영향 ★

2) 한국문화의 특징
① 인관관계의 시작에서 정서적인 유대감을 가지려는 욕구
② 체면, '나'보다는 '우리'를 중시, 개인보다 집단적 행위 강조(가족중심)
③ 일과 놀이의 균형 위협 및 과도한 경쟁
④ 여성의 사회적 지위 향상으로 사회 활동 증가 및 가사 활동의 이중고통 → 성 역할 불평등

⑤ 분위기에 의해 술을 강요당하는 음주 문화
⑥ 전통 종교와 더불어 다양한 종교로 인한 종교 갈등

3) 한국 문화와 관련 증후군 ★

> **문화의 기본특성**
> 문화는 학습된다. 전달된다. 공유된다. 통합된다. 이상과 실체적 구성요소를 포함한다. 계속 발전하는 역동적 특징이 있다. 개인행동이 반드시 그 문화를 대표하는 것은 아니다.

> **한국의 문화**
> 특성 : 권위적, 남성성, 불확실성, 회피
> 고유정서 : 우리, 성, 정, 한, 체면

(1) 화병 ★
① 발생 : 분노의 억제로 인함
② 호발 : 중년 이후의 여성
③ 특징 : 우울과 불안의 혼합, 만성적으로 진행
④ 관련 요인 : 한국인의 교류 특성, 불평등한 성 역할 등 문화적 요인
⑤ 증상 : 가슴 답답함, 몸의 열기, 목과 가슴의 덩어리, 가슴속이 치밀어 오름, 우울, 비관, 불안, 하소연, 뛰쳐나가고 싶은 기분

(2) 무병
① 신병, 무당이 되기 전에 겪는 정신장애중 하나
② 증상 : 주요우울장애(대부분), 불안, 전신허약, 공포, 식욕부진, 불면, 소화 장애, 조상에 영혼이 사로잡힘 등

4) 문화적 차이가 있는 대상자 간호

(1) 문화적 차이 및 다양성 인정 및 수용

(2) 간호사 자신의 생각과 감정을 검토, 변화 경향에 대한 이해 필요

(3) 연령, 성별, 인종, 소득, 교육, 신념체계(사회문화적인 위험 요소)를 고려하여 객관적으로 대상자를 진단내리고 간호하기

4. 법적, 윤리적 차원의 이해
1995년 12월 19일 정신보건법 통과

1) 정신건강복지법 상 기본이념(제2조) ★
① 모든 국민은 정신질환으로부터 보호받을 권리를 가진다.
② 모든 정신질환자는 인간으로서의 존엄과 가치를 보장받고, 최적의 치료를 받을 권리를 보장 받는다.

③ 모든 정신질환자는 정신질환이 있다는 이유로 부당한 차별대우를 받지 아니한다.
④ 미성년자인 정신질환자에 대하여는 특별히 치료, 보호 및 필요한 교육을 받을 권리를 가진다.
⑤ 정신질환자에 대해서는 입원 또는 입소가 최소화되도록 지역사회 중심의 치료가 우선적으로 고려되어야 하며, 정신건강증진시설에 자신의 의지에 따른 입원 또는 입소가 권장 되어야 한다.
⑥ 정신건강증진시설에 입원 등을 하고 있는 모든 사람은 가능한 한 자유로운 환경을 누릴 권리와 다른 사람들과 자유로이 의견교환을 할 수 있는 권리를 가진다.
⑦ 정신질환자는 원칙적으로 자신의 신체와 재산에 관한 사항에 대하여 스스로 판단하고 결정할 권리를 가진다. 특히 주거지, 의료행위에 대한 동의나 거부, 타인과의 교류, 복지 서비스의 이용 여부와 복지 서비스 종류의 선택 등을 스스로 결정할 수 있도록 <u>자기 결정권을 존중</u>받는다.
⑧ 정신질환자는 자신에게 법률적, 사실적 영향을 미치는 사안에 대하여 스스로 이해하여 자신의 자유로운 의사를 표현할 수 있도록 필요한 도움을 받을 권리를 가진다.
⑨ 정신질환자는 자신과 관련된 정책의 결정과정에 참여할 권리를 가진다.

UNIT 02 이상행동의 이해

1. 사고장애

1) 사고형태의 장애 ★★★★★★★

생각하는 경향이나 논리성 장애, 현실감, 논리성, 질서, 조직성 결여, 사고 연상의 해이 유발

① 자폐적 사고(autistic thinking) : 외부의 현실에는 무관심, 자신만의 세계를 구축, 자기중심적, 고도로 상징적, 현실을 무시한 비논리적 사고
② 구체적 사고(concrete thinking) : 은유를 사용하지 못하고 그 의미를 헤아리지 못하는 사고(추상적 사고결여 예 낫 놓고 기억자도 모른다 ★), 조현병, 기질적 뇌질환 시
③ 1차사고 : 무의식의 작용으로 질서나 논리성이 결여, 비조직적, 비논리적, 비현실적, 마술적임, 정신병적 사고의 대부분이 속하며 정상인의 꿈에서도 보이기도 함
④ 마술적 사고(magical thinking) : 특수한 생각, 말, 연상, 몸짓, 태도 등이 초자연적 방법에 의해 실현될 수 있다고 생각, 아동의 전조작기 사고, 강박장애, 조현병
⑤ 신어조작증(neologism) : 새로운 말을 만들거나 두 가지 이상의 말이 하나로 압축된 경우로 환자 자신에게만 유의미, 조현병 시
예 아빠 = 아빠빠빠, 특공 = 특별한 공주

2) 사고 진행(과정, 흐름)의 장애 ★★★

생각과 생각사이 연결된 흐름의 장애로 언어와 밀접한 관련
① 연상이완(loosening of association) ★ : 연관성이 없는 다른 주제로 생각이 진행함

② 사고 비약(flight of idea) ★ : 연상활동이 지나치게 빨라서 한 생각에서 다음 생각으로 빠르게 끊임없이 진행하여 엉뚱한 결론에 도달, 조증 시
③ 사고 지연(retardation of thought) : 연상의 속도 느리고, 전체적인 사고 진행이 느려짐, 연상이 거의 이루어지지 않아 어떤 결론에 도달하지 못함, 우울장애, 조현병 시
④ 우회증(circumstantiality) ★ : 애초에 목적한 사고에 도달하기는 하지만 불필요한 지엽적인 생각으로 탈선하여 빙빙 돌다가 결론에 도달함
⑤ 지리멸렬(incoherence) : 논리적인 연결 없이 한 생각에서 다른 생각으로 넘어가 앞 뒤가 맞지 않고 서로 일관성이 없음, 조리 없이 말함, 횡설수설, 조현병 시
⑥ 사고단절(blocking) : 사고의 차단, 사고의 박탈, 뚜렷한 이유 없이 사고나 말의 흐름이 갑자기 멈춤, 조현병 시
⑦ 부적절한 사고(irrelevant thinking) : 대화에서 상대방의 질문과 연관성이 없는 엉뚱한 말로 대답, 동문서답, 기질적 뇌손상 시, 조현병 시
⑧ 보속증(perseveration) : 화제를 바꾸려고 노력해도 떠올랐던 생각이 계속 떠올라 사고의 진행이 제자리에서 맴돌고 한 개 내지 몇 개의 단어나 문장에서 벗어나지 못하고 계속 같은 말을 반복, 기능적인 뇌 손상, 치매, 섬망, 물질 관련 장애 시
⑨ 음송증(verbigeration) : 아무런 의미도 없어 보이는 낱말이나 어구, 짧은 문장을 전혀 조리 없이 되풀이, 조현병 시 예 나무, 나무, 나무, 나무
⑩ 음연상(clang association) : 전혀 의미는 없지만 음이 비슷한 말에서 새로운 생각이 연상되는 것 예 개나리-미나리-보따리-유리-항아리
⑪ 실어증 : 뇌 손상으로 오는 언어 유출 장애, 운동성, 감각성, 이름, 문장 구성력, 기억 상실성 실어증 등

3) 사고내용의 장애 ★★★★★★★
의사소통 시 판단하고 구체적으로 생각하는 내용의 장애 발생, 논리나 이성에 의해 시정되지 않음

(1) 망상(delusion) ★★★★★★
사실과는 다른 잘못된 믿음
① 과대망상 ★★ : 자신을 실제보다 과대평가하여 믿는 현상, 조증, 조현병, 치매 시
② 피해망상 ★★ : 타인이 자신을 해칠 것이라고 믿거나 자신을 해치고자 어떤 행위를 하고 있다고 믿는 것, 타인에 대한 공격성 표출 가능성 있음
③ 관계망상 ★★★ : 실제로 무관하나 주위에서 일어나는 일을 자신과 사적인 관계가 있다고 해석함 예 TV에 나오는 여자 아나운서가 나를 보고 웃는다.
④ 우울망상 : 늘 현재 자신의 상황이 부정적이어서 우울해함 → 실제로는 그렇지 않음 예 자책, 죄책, 질병, 허무, 빈곤 망상 등
⑤ 색정망상 : 모든 이성에게 사랑받고, 모든 이성을 사랑해야 할 의무와 권리가 있다는 과대적인 것과 배우자를 의심하는 망상이 혼합, 조현병 시

> 예) 조현병, 망상장애 시, TV에 나오는 배우가 자신을 사랑하기 때문에 신호를 보낸다고 생각하고 자신을 그 배우를 사랑해 줄 의무가 있다면서 방송국에 전화하고 계속해서 편지를 보낸다.

(2) 환상(fantasy)
자신이 바라거나 기대해 온 것에 대한 비현실적인 생각

(3) 자살사고(suicidal thinking)
감정, 사랑, 힘 등이 박탈되었다는 강한 잠재의식과 사회 환경에 대한 통제력이 부족한 경우 자신을 버렸다고 생각하는 중요한 사람에게 죄책감을 주려는 의도가 많으며 사랑하는 사람과 재결합 하고픈 의미가 자살동기로 작용

(4) 질병불안 장애
실제로는 어떤 병변을 발견할 수 없음에도 질병에 걸렸다는 두려움을 굳게 믿고 있는 상태, 무의식적, 정신적인 불안이 신체장기로 전치되면서 신체부위가 정서적 고통과 집착의 중심이 됨

(5) 강박사고(obsessive thinking)
쓸데없는 생각을 한다는 것을 본인도 알고 그 생각에서 벗어나려고 노력하나 벗어나지 못하고 반복적으로 고통 받음

(6) 공포증(phobia)
어떤 특정한 대상에 대해 위험을 느껴서 두려워하는 것, 불안을 동반한 비현실적, 병적인 두려움

2. 정동장애 ★

- 정동(affect) : 개인의 주관적 느낌(feeling)이 타인에 의해 관찰된 표현방식
- 기분(mood) : 어느 정도 지속적으로 유지되는 정서로 감정의 자가보고(주관적)와 타인의 관찰(객관적) 등이 포함
- 감정(emotion) : 기쁨, 쾌락, 공포, 질투, 불안 등 자연적, 본능적인 마음의 상태와 외적 표현에 대한 총칭

1) 정동(Affect)
① 부적절한 정동 : 정동표현이 상황, 사고, 기분상태와 불일치
② 정동의 둔마 : 외부 자극에 대해 주관적인 느낌이 없는 것처럼 보이고, 감정 표현도 강도가 많이 감소한 무딘 감정 상태
③ 정동상실 : 둔마보다 심함, 목소리, 얼굴에서 감정이 없음
④ 불안한 정동 : 외부자극에 상관없이 정동의 폭이 크고 빠르고 쉽게 변하는 상태

2) 기분(Mood)

(1) Euthymic mood : 기분의 정상 범위

(2) 들뜬 기분(elevated mood)

① 다행감(euphoria) : 쾌락정서의 첫 번째, 낙관적태도, 자신감
② 의기양양(elation) : 고양감, 행동과 의욕이 증가, 잘못된 현실감을 반영, 다변증, 과장됨
③ 기고만장(exaltation) : 극심한 의기양양, 터무니없는 자만심, 과대적 사고 동반, 과도한 즐거움
④ 황홀감(ecstasy) : 가장 기분이 좋음, 극치감, 무아지경, 과다 행동적, 초월적 신비감, 전지전능

(3) 불쾌한 기분, 불안정한 기분, 우울

3) other emotion

① 불안(anxiety) : 통제할 수 없는 본능세력과 자기 파괴적 초자아 위협 시 발생
② 두려움(fear) : 의식적이고 현실적인 위험시 불안감
③ 초조(agitation) : 운동성 불안관련 심한 불안
④ 긴장(tension) : 정서가 내적으로 자각, 신경근육계로 표현됨
⑤ 공황(panic) : 불안이 아주 심해 자아기능 붕괴
⑥ 무감동(apathy) : 감정둔마, 무관심, 얼굴 무표정
⑦ 양가감정(ambivalence) ★ : 한 가지 대상에 동시에 상반되는 두 가지 감정, 사랑과 미움이 묘하게 얽혀 있음(애증)
⑧ 죄책감, 부끄러움

3. 행동장애 ★

행동은 정신활동의 결과물, 관찰할 수 있는 신체운동의 형태로 나타나는 외적 표현의 장애

1) 과다 활동(hyper activity)

정신운동이 증가되어 있는 상태로 끊임없는 내적 요구 때문에 잠시라도 쉬지 않고 활동하는 경우나 일상적 행동이 지나침
→ 과대사고, 사고비약, 감정고조, 조증환자

2) 과소 활동(hypo activity)

활동이나 욕구가 저하된 상태, 사고, 말, 동작이 저하, 느려짐

3) 반복 행동(repetitious activity) ★

(1) 강직증(catalepsy)

반복적 행동의 가장 심한 경우, 견디기 힘든 정도로 일정한 자세를 오랫동안 유지, 긴장형 조현병

(2) 납굴증(waxy flexibility)

심한 강직증, 사지관절이 양초같이 경직되어 구부러지거나 펴지며 인형의 관절처럼 한 자세를 계속 유지, 긴장형 조현병 시, 다른 사람에 의해서 피동적으로 움직여짐

(3) 기행증(mannerism)

대상자의 이상한 버릇, 이야기 하면서 표정, 제스처, 걸음걸이, 눈 깜박거림 등 반복, 상동증보다 덜 지속적이고 단조로움

(4) 상동증(stereotypy)

운동의 반복적인 유형, 타인의 행동을 모방한 것일 수도 있음, 무의식적 긴장, 갈등을 해결하기 위한 방안, 무한정 그 행동을 꼭 같은 모양으로 되풀이 함, 단추 풀고 잠그고 반복, 복도를 계속 왔다 갔다 함

※ 보속증 : 새로운 동작을 하려고 노력하나 계속 이전과 같은 동작 반복(언어적, 행동적으로도 나타남), 상동증과 유사

(5) 자동적 행동(automatism)

자신의 의지와 무관하게 타인의 암시나 요구에 따라 강박적, 자동적으로 움직임, 남이 하는데로 흉내냄(반향언어, 반향행동)

(6) 거부증(negativism) ★

상황이 요구하는 것과 반대되는 행동, 함구증, 거식증, 암시된 것에 대한 반항과 저항을 특징으로 하는 심리적 방어 반응

(7) 강박행동(compulsion)

불합리한 행위임을 알면서도 반복적으로 그 행동을 하려는 병적으로 저항할 수 없는 충동, 손 씻기, 가구 닦기

(8) 충동적 행동(impulsion)

본능적인 욕구통제가 안될 때 예상치 않은 행동을 폭발적으로 일으킴, 한 순간에 감정에 지배되어 발생, 조현병 시, 환각, 망상의 지배가 클 때 발생

4. 지각장애 ★★★★

감각기관을 통해 들어온 것을 인식하는 과정의 장애

① 실인증(인지불능증) : 자극의 중요성을 파악하거나 의미를 이해하는 능력이 상실된 상태로 사물을 정확히 인지하지 못함
② 착각(illusion) ★ : 외부에서 자극 전달과정은 정상이나 뇌에서 통합하고 해석하는 과정에서 잘못 인식되는 현상 예 무늬벽지를 보고 뱀이 기어간다고 함
③ 환각(hallucination) ★★ : 외부에서 투입되는 자극이 실제로 없으나 자극이 있는 것처럼 지각 하는 현상, 환청 ★(가장 흔함), 환시, 환촉(보이지 않는 물체가 피부에 접촉하고 있는 듯함, 알코올 중독, 진전섬망, 코카인 중독 시), 환후(보통은 기분 나쁜 냄새), 환미(드물긴 하나 이상한 맛을 느끼거나 음식에서 독약 맛을 느낌, 대개 착각인 경우가 많음)

④ 이인증 : 인격 소실, '나'가 없어지는 것을 느끼며 자신을 현실로 생각하지 못함.
　　예 나는 내가 너무 생소해서 다른 사람 같다.

5. 의식장애

1) 혼돈(confusion)
　　당황하고 어쩔줄 모르고 난처해함, 지남력 상실, 사고연상 장애, 사고 빈곤이 특징

2) 혼탁(clouding of consciousness)
　　혼돈보다 정도가 심한 상태, 간질발작 전후, 히스테리, 해리 형태에서 발견

3) 섬망(delirium)
　　급성 뇌증후군, 갑자기 발생하여 급격한 경과를 보이고 밤에 더 심함, 근심, 공포 증상 동반, 단기간에 발생하는 의식장애, 인지변화

4) 몽롱(twilight)
　　자신의 주위 상황을 알지 못하는 상태, 다른 세계에 있는 것 같이 행동

5) 혼미(stupor)
　　강한 통증자극으로 깨울 수 있으며 약간의 의식 잔존

6) 혼수(coma)
　　모든 정신활동과 신경조직의 기능 마비(생명을 유지하는데 필요한 심장과 폐 신경 기능만 남아 있는 상태), 강한 자극에서 반응 없음

6. 주의력 장애

1) 주의산만(distractability)
　　어느 하나의 대상을 정확히 파악할 때까지 끈기있게 주의력 유지 못함

2) 둔화(blunting)
　　심한 주의산만 상태, 조증 시 바늘로 찔러도 반응 없음

3) 동요(fluctuation)
　　주의 집중하려 애써도 안 됨, 이전에 받은 인상이 유지되어 새로운 인상이 받아들여지지 못하기 때문

7. 지남력 장애
　　시간, 장소, 사람에 대한 장애

8. 기억장애

1) 기억과다증(hyperamnesia)

2) 기억상실증(amnesia)
전진성, 역행성, 심인성

3) 기억착오증
전에 없었던 것을 있었던 것으로 착각
① 작화증 : 기억결손의 보충을 위해 근거 없는 이야기를 무의식적으로 꾸며서 메우려고 함(노인성 치매)
② 회고곡해 : 기억착각, 자신의 정서욕구에 부합되도록 사실에 대한 각색 및 무의식적으로 자신에 유리한 것만 골라내어 자기 방어적으로 기억함
③ 기시감(deja vu) : 처음 보는 것을 경험했던 것처럼 느낌
④ 미시감(jamais vu) : 실제로 익숙하게 경험했던 상황이 생소하게 느껴짐

9. 판단장애
올바른 결론을 내리는 능력의 손상

10. 지능장애
경계선, 경증, 중등도, 중증, 극심한 상태

11. 병식
자신의 병에 대한 인식과 역동학적 요소를 이해할 수 있는 능력, 자신이 어느정도 병들어 있고 그 질병이 어떤 것인지, 왜 발생했는지 이해할 수 있는 능력

UNIT 03 정신건강간호의 이해

1. 정신건강 간호(psychiatric mental health nursing)

1) 주요 목표
인간의 정신건강 유지, 증진, 회복 및 재활, 대인관계 중심의 간호

2) 정신간호사, 정신보건간호사, 정신전문간호사 ★
전문 간호사 훈련을 받고 해당되는 자격증을 소유한 간호사
인간행동이론을 적용, 간호사 자신을 치료적 도구로 이용할 것

(1) 정신간호사 : 정신과에서 근무하는 간호사
① 위기중재를 포함한 상담
② 치료적인 환경관리
③ 자가 간호를 할 수 있도록 조력
④ 정신생물학적인 치료, 감독
⑤ 정신교육, 건강교육
⑥ 정신건강증진 및 예방전략 수립
⑦ 사례 관리

(2) 정신보건간호사

간호사가 1년 과정의 교육과정 이수, 보건복지부장관의 자격을 취득한 자
① 사회복귀시설 운영
② 일상생활 및 직업훈련
③ 교육 및 상담(대상자, 가족포함)
④ 정신질환의 진단, 보호신청
⑤ 정신질환예방활동과 정신보건 조사연구
⑥ 대상자의 사회적응 및 직업재활

(3) 정신전문 간호사

최근 10년 이내 전문 수련기관에서 2년 이상의 정신간호학 전공 후 보건복지부장관이 인정하는 정신전문 간호사 자격을 취득한 석사학위 이상의 간호사
① 일차간호
② 환자, 가족, 다른 분야 간호사를 위한 자문역할
③ 정신간호사 및 정신보건간호사의 수련 및 교육감독
④ 행정가
⑤ 연구자
⑥ 프로그램 개발자

3) 정신간호의 기본 원리 ★

① 자기인식 : 자기 자신을 치료적으로 이용하기 위해 가장 먼저 이루어져야 할 것
② 치료적 자기이용
③ 치료적 인간관계
④ 간호과정적용

2. 정신건강간호의 이론적 모형 ★★★★★★★

1) 정신분석모형(Freud) ★ : 19세기말~20세기 초

- 이상행동의 본질에 중점을 둔 인간 발달에 대한 새로운 관점 제시
- 인간행동의 객관적 관찰을 강조

① 이상행동 견해 : 불안(미해결된 갈등으로 발생)을 해소하기 위한 노력의 결과 리비도(정신에너지)가 불안을 다루는데 과다하게 사용되면 신경증 증상 유발
② 치료적 접근 : 꿈 분석(저항의 본질에 통찰력 제공), 자유연상(떠오르는 생각 그대로 언어화), 저항, 전이현상 분석
③ 환자와 치료자의 역할 : 대상자는 꿈, 생각을 자유롭게 언어화, 치료자는 해석 및 분석

2) 대인관계모형(Sullivan, Peplau) ★ : 20세기

- 정신분석 모형에서 유래 : 인간은 근본적으로 사회적 존재로 인간의 인격은 사회적 상호작용에서 결정
- 생의 초기 어머니와 함께하는 삶의 경험은 생애 전반에 걸쳐 큰 영향

① 이상행동 견해 : 대인관계의 왜곡, 초기 대인관계에서 형성된 부정적 자기 체계, 거절에 대한 두려움으로 인함
② 치료적 접근 : 올바른 대인관계 형성, 대인관계 안정감, 신뢰관계형성, 신뢰관계 경험을 통해 대인관계 만족 획득이 목표
③ 환자와 치료자의 역할 : 대상자는 불안과 느낌을 나누고 치료자는 공감으로 바른 대인관계 경험 촉진

3) 실존 모형(existential model) ★

- 지금 여기(here and now)에서 개인의 경험에 초점
- 자기 자신을 있는 그대로 보고 과거보다는 현재에 초점 두도록

① 이상행동 견해 : 인간이 자신에 대한 인식에서 괴리될 때 소외되고 행동의 이탈을 보임, 개인이 자신, 환경으로 멀어질 때 유발 → 스스로에게 가하는 억압 때문
② 치료적 접근 : 합리적 정서요법, 현실요법(현재와 지금을 강조 ★), 자기존재에 대한 진정한 인식 되찾기
③ 환자와 치료자의 역할 : 대상자는 진정한 자아를 찾고 유의미한 경험을 하며 치료자는 자신의 가치를 찾도록 도움, 치료자와 대상자는 공통된 인간이라는 점에서 동등하다는 점을 강조, 치료자에게 너무 의존하지 않도록 격려

4) 사회적 모형 ★

- 개인을 넘어 인간 및 삶에 영향을 미치는 사회적 환경에 관심

① 이상행동 견해 : 불안 및 증상은 스트레스 유발(원인 : 사회적, 환경적 요소)
② 치료적 접근 : 사회적 및 환경적 상황의 개선(특히 1차 예방에 중점)
③ 환자와 치료자의 역할 : 대상자는 문제를 표현, 치료자는 가능한 자원을 사회체계를 이용하여 탐색
    ※ 치료자는 전문가 혹은 비전문가일 수 있고, 치료 시 사무실내에 얽매이지 않고 지역사회 내에 있으며 지역 사회 내의 참여는 대상자에 대한 치료자의 이해를 높일 수 있음

5) 행동 모형

- 관찰 가능한 대상자의 외적 행동을 강조, 행동의 변화로 인지, 정서 변화 가능
- 행동 치료자는 행동의 양적인 면, 객관적인 평가 중요시 함

① 이상행동 견해 : 불안을 감소하기 위한 바람직하지 못한 습관의 강화 시
② 치료적 접근 : 개인의 성장, 발달에 도움을 주어 건설적, 사회적인 적으로 변화시킴
→ 이완/주장/혐오요법, 상호 억제기법
③ 환자와 치료자의 역할 : 대상자는 학습자, 치료자는 교사 및 행동전문가로 학습동기를 위해 불안을 이용, 행동목표 설정, 신중한 평가시행, 무의식적 갈등을 파헤치거나 과거를 조사하기 위한 노력은 하지 않음

6) 의사소통모형

> • 인간의 모든 행동은 다른 것과 의사소통하는 것

① 이상행동 견해 : 언어, 비언어적 메시지가 왜곡된 의미로 사용됨, 이상행동도 일종의 의사소통을 위한 시도일 수도 있음
② 치료적 접근 : 의사소통 유형에 대한 사정, 진단, 피드백을 제공
③ 환자와 치료자의 역할 : 대상자는 자신의 의사소통을 명료화, 치료자는 의사소통에 대한 해석, 좋은 의사소통의 원리 교육

7) 간호모형

> • 광범위한 지식을 적용

① 이상행동 견해 : 건강문제에 대한 실제적, 잠재적, 부적응적 반응
② 치료적 접근 : 자료수집, 진단계획평가, 환자와 상호작용
③ 환자와 치료자의 역할 : 대상자는 간호계획에 협조, 치료자는 대상자와 신뢰적인 관계를 형성하고, 다른 전문가와 함께 교육 및 치료 시행

8) 의학적 모형(Medical model)

> • 전통적인 의사-환자 관계에 기초한 정신 치료 방법
> • 정신질환의 진단에 초점을 두고 약물 및 신체적 치료 등 다양한 방법 사용

① 이상행동 견해 : 중추신경의 장애(신경전달 물질의 이상) → 더 많은 연구 필요
② 치료적 접근 : 약물치료 및 전기충격 요법
③ 환자와 치료자의 역할 : 대상자는 본인이 정신과적 문제가 있다고 인정하며 처방된 치료를 받고 치료자는 질병의 진단, 치료방법을 결정

단원별 문제

01 다음에 제시된 신경물질 중 감정, 인지, 감각지각과 수면, 식욕과 같은 생명에 반드시 필요한 생리적인 기능에 영향을 주는 것은?

① glycerin
② acetylcholine
③ dopamine
④ serotonin
⑤ GABA

해설 ④ serotonin : 억제성 신경전달 물질, 중추 신경계의 대뇌피질 변연계 및 뇌저 신경절에 분포되어 있으며 문제에 제시된 기능을 한다.
⑤ GABA : Gama Amino Butyric Acid 아미노산 신경전달물질, 억제성 신경전달물질

02 의기소침, 의욕상실, 무가치감, 자해사고, 정신운동지연의 특징을 보이는 대상자의 신경전달물질과의 관련성에 대한 설명으로 옳은 것은?

① 조증-GABA
② 우울증-세로토닌
③ 치매-노에피네프린
④ 조현병-도파민 수용체 차단
⑤ 불안-아세틸콜린

해설 [우울장애 행동특성]
① 조증 : 노에피네프린 과다, 세로토닌 과다
② 우울증 : 노에피네프린 감소, 세로토닌 감소, 도파민 감소
③ 알츠하이머 치매 : 아세틸콜린 신경원 감소
④ 조현병 : 도파민 증가
⑤ 불안 : 노에피네프린 증가, GABA의 감소

정답 01. ④ 02. ②

03 다음 중 정신역동학적인 간호 접근의 전제와 관련되지 않는 것은?

① 개인의 모든 행동은 의미가 있으며 항상 그 이유를 알 수 있다.
② 개인의 모든 행동은 수정될 수 있다.
③ 개인의 어떠한 행동이라도 이해될 수 있다.
④ 개인의 모든 행동에는 무의식적인 동기와 목적이 존재한다.
⑤ 인간 개인은 모든 행동을 통해 자신의 욕구를 표현한다.

> **해설** 인간 내부에 있는 정신적인 힘과 에너지를 정신역동이라고 하는데 정신역동적인 접근에서 인간의 모든 행동의 의미와 이유를 인식하고 알 수 있는 것은 아니다.

04 현실과 환상의 구분이 없으며 비언어적, 비논리적, 비합리적, 비체계적 사고인 1차 사고과정을 통하여 기능하며 대부분의 자아와 초자아의 발달 원천인 것은 무엇인가?

① 의식
② 이드
③ 자아
④ 무의식
⑤ 전의식

> **해설** [이드에 대한 내용]
> 대부분 인식되지 않으며, 무의식 영역으로 꿈 분석과 신경증적인 다양한 형태들을 통해 파악하게 된다.

05 프로이드(Freud)의 의식의 구조에 대한 설명 중 잘못된 것은?

① 의식은 현재를 지각하는 부분이다.
② 전의식은 주로 자아로 구성된다.
③ 무의식은 개인의 행동과 사고를 결정한다.
④ 전의식은 논리적이고 합리적인 행동을 조장한다.
⑤ 무의식 영역에 대부분의 방어기제가 포함된다.

> **해설** ④번은 의식에 대한 설명이다.

06 프로이드(Freud)의 성격구조에 대한 설명 중 옳지 않은 것은?

① 자아는 이드와 현실세계와의 중재자이다.
② 초자아는 인격의 집행자로서의 기능을 수행한다.
③ 자아는 2차 사고과정을 통한 기능을 수행한다.
④ 초자아는 칭찬과 벌을 통해서 형성된다.
⑤ 이드는 자아, 초자아를 발달시키는 원천이 된다.

해설 인격의 집행자로서의 기능을 수행하는 것은 초자아가 아니라 자아의 기능이다.

07 다음은 프로이드(Freud)의 인격발달 단계에 대한 설명이다. 어느 시기에 해당되는가?

> 이성의 부모에 대한 성적 추구와 동성의 부모에 대한 경쟁심, 적대감이 생기는 양가감정을 갖게 되는 단계로 동성부모와의 동일시를 통해 극복이 된다.

① 구강기   ② 항문기
③ 남근기   ④ 잠복기
⑤ 성기기

해설 [남근기]
이 시기에는 리비도가 남, 녀 모두 음경과 반대 성에 관심이 집중되며 가족 삼각관계기라고도 한다. 프로이드는 이 시기를 가장 중요한 시기로 보았으며 여아는 electra complex, 남근선망, 남아는 거세공포 불안, oedipus complex가 특징적으로 나타난다.

08 방어기전에 대한 내용으로 옳은 것은?

① 어떤 상황에서 드러나는 병리적인 반응이고 비정상적인 행동이다.
② 일부 소수의 사람들만 사용한다.
③ 건강한 사람이라면 스트레스가 있는 상황에서도 방어기제를 사용하지 않는다.
④ 방어기전을 일으키는 부분은 대부분 의식에 속한다.
⑤ 욕구나 충동과 초자아의 압력 때문에 발생하는 불안으로부터 자신을 보호하기 위한 전략이다.

해설 ① 방어기전은 적응적인 면도 있다.
② 대부분의 사람들이 사용한다.
③ 건강한 사람도 스트레스 상황에서는 방어기제를 사용한다.
④ 방어기전은 대부분 무의식적 영역에 속한다.

정답 06. ②   07. ③   08. ⑤

09 다음 중 기능적으로 사용된 방어기전으로 옳은 것은?

① 알코올 의존이 있는 박씨는 불행한 결혼 때문에 술을 마실 수밖에 없다고 말한다.
② 암 진단을 받은 이씨는 결과를 믿을 수 없다며 다른 병원으로 가려 한다.
③ 화가 나서 엄마를 때리고 싶은 이군은 엄마를 때리는 대신 샌드백을 친다.
④ 시험점수를 낮게 받은 사람이 '공부만 잘한다고 좋은 게 아냐'라고 말하고 다닌다.
⑤ 동생이 태어나면서 6살 형이 손가락을 빨고 바지에 오줌을 싼다.

> **해설** 성숙한 방어기제를 묻고 있는 질문으로 승화, 억제, 유머가 해당된다.
> 승화는 사회적으로 용납되지 않는 충동이나 행위를 사회적으로 용인되는 건설적인 활동으로 대체하는 무의식적 활동이다.
> ① 투사 ② 부정 ④ 합리화 ⑤ 퇴행

10 신경증적인 방어기전의 하나로 받아들일 수 없는 감정, 태도, 행동을 반대로 표현함으로 의식화를 막는 것에 해당하는 것은?

① 종로에서 뺨맞고 한강 가서 화풀이 한다.
② 미운아이에게 떡 하나 더 준다.
③ 여우와 신포도 이야기
④ 어린 시절 강간당한 사실을 기억하지 못한다.
⑤ 말기암으로 여명1개월을 선고받은 환자가 10년 후의 계획을 세밀하게 세운다.

> **해설** 반동형성 : 받아들일 수 없는 감정, 태도, 행동을 반대로 표현함으로 의식화를 막는 것
> ① 전치 : 어떤 대상에 대한 감정을 덜 위협적인 대상에게 돌림
> ③ 합리화 : 상대방의 가치를 폄하하여 정당화시킴
> ④ 억압 : 의식으로부터 배제시켜 기억 못함(원인모를 불편함)
> ⑤ 부정 : 의식적으로 용납될 수 없는 것을 무의식적으로 회피

11 방어기제 중 일반적으로 정신질환자가 가장 많이 사용하는 것은?

① 승화, 투사, 부정
② 투사, 부정, 퇴행
③ 동일시, 억압, 반동형성
④ 해리, 보상, 합리화
⑤ 취소, 상환, 신체화

> **해설** 승화를 제외한 한두 가지 이상의 방어기제를 사용하는 양상을 보이며 특히 정신질환대상자들은 부정, 현실왜곡, 퇴행, 투사를 가장 많이 사용한다.

09. ③   10. ②   11. ②

12 다음 중 혼동되는 방어기제에 대한 설명으로 옳은 것은?

① 불안하게 하는 상황이나 느낌을 의식적 행동을 통제하고 조절하는 것은 억압이
② 동일시와 혼돈을 일으키는 방어기제는 반동형성이다.
③ 의식에서 거절된 정신의 내용이 신체의 증상으로 나타나는 것은 신체화로 감각계와 수의근계에 영향을 미친다.
④ 초기 발달시기로 후퇴하는 것은 고착이며 초기 발달 단계에 머물러 있는 것은 퇴행이다.
⑤ 의식에서 갈등을 분리하여 정서적으로 갈등과 그 감정을 인식하지 못하도록 하여 개인을 보호하는 것을 해리라고 한다.

> **해설** ① 억제에 대한 설명
> ② 타인의 특성을 들여와 자기 것으로 하는 것을 동일시라고 하는데 합일화와 많이 혼동한다. 합일화는 자기와 자기 아닌 것을 분별하지 못하는 것으로 동일시의 원시적 형태이다.
> ③ 전환에 대한 설명이며 신체화와 많이 혼동한다.
> ④ 초기 발달시기로 후퇴하는 것은 퇴행이며 초기 발달 단계에 머물러 있는 것이 고착이다.

13 타인에 대해서 적개심과 공격성을 가진 대상자가 다른 환자들을 보면서 '저 사람들이 나를 죽이려고 공모하고 있어요.' 라고 호소하며 불안해하고 계속 시비와 싸움을 걸 때 사용하고 있는 방어기제는?

① 투사, 부정
② 전치, 투사
③ 합리화, 전치
④ 동일시, 부정
⑤ 신체화, 억제

> **해설** 자신의 공격심이나 적개심으로 인해 타인을 해치고 싶은 마음이 드는데 마치 타인이 그렇게 생각하는 것처럼 표현하고 있다. 자신이 사회적으로 용납될 수 없는 생각을 한다는 것을 무의식적으로 부정하고 남의 탓으로 돌리는 투사를 사용하고 있다.

14 다음 중 방어기제에 대한 재학습이 필요한 것은?

① 저항 : 정신치료 도중 환자가 의자가 불편하다고 트집 잡고 침묵하고 있다.
② 대리형성 : 꿩 대신 닭, 어머니 닮은 여자친구
③ 상징화 : 자신을 괴롭히는 상사가 있을 때 그 원인이 무엇인지 그 상사에 관한 주변 모든 상황과 자료를 수집해서 분석하며 장황한 논리를 주장한다.
④ 부정 : 3개월 정도 살 수 있는 암 환자가 3년 후의 생활을 계획한다.
⑤ 전환 : 고부간의 갈등이 있는 며느리가 시댁에만 가면 팔이 마비된다.

정답   12. ⑤   13. ①   14. ③

해설 상징화는 어떤 대상, 사고나 행위가 일반적인 다른 형태를 통해 표출되는 것으로 공포증, 강박 장애 시 주로 사용하는 방어기제로 자라보고 놀란 가슴 솥뚜껑보고 놀라는 경우이다. ③주지화에 대한 설명이다.

15 인격발달 단계에 대하여 단계별 과제(발달과업)수행 유무를 통한 사회 발달에 초점을 둔 이론에 근거하여 볼 때 정신사회적 발달 단계가 잘못 연결된 것은?

① 영아기(0~1세) : 신뢰감과 불신감
② 초기 아동기(1~3세) : 자율성과 수치감
③ 학령기(7~12세) : 주체성과 역할 혼동
④ 성인기(18~34세) : 친밀감과 고립감
⑤ 노년기(65세 이후) : 통합과 절망감

해설 에릭슨의 인간의 정신사회적 발달 단계에 대한 문제로 주체성과 역할 혼동을 경험하는 시기는 학령기가 아니라 청소년기이며 학령기는 근면성과 열등감이 해당된다.

16 인격발달 단계를 대인관계와 사회적 교류의 관점에서 설명하며 수유를 통한 어머니와의 관계가 첫 대인관계라고 주장하는 학자는 누구인가?

① 프로이드
② 말러
③ 피아제
④ 설리반
⑤ 콜버그

해설 ① 정신성 발달이론 ② 분리개별화 이론 ③ 인지발달이론 ⑤ 도덕성 발달이론을 주장하였다.

17 인격발달 이론가들인 프로이드, 에릭슨, 피아제 이론의 발달단계가 유사한 것은?

① 남근기 - 근면성 - 전조작기
② 남근기 - 주도성 - 전조작기
③ 구강기 - 수도성 - 감각운동기
④ 생식기 - 근면 - 구체적 조작기
⑤ 항문기 - 역할혼돈 - 추상적 조작기

15. ③ 16. ④ 17. ②

해설 ① 남근기(3~6세) – 근면(7~12세) – 전조작기(2~7세)
② 남근기(3~6세) – 주도성(3~6세) – 전조작기(2~7세)
③ 구강기(0~1세) – 주도성(3~6세) – 감각운동기(0~2세)
④ 생식기(13세 이후) – 근면(7~12세) – 구체적 조작기(7~12세)
⑤ 항문기(1~3세) – 역할혼돈(12~18세) – 추상적 조작기(12세 이후)
프로이드의 남근기는 리비도가 성기에 집중되는 시기이며 에릭슨에 의하면 후기아동기(3~6세)는 주도적이고 목표를 정하여 추진하고 경쟁하는 시기이며 피아제의 인지발달이론에 의하면 전조작기(2~7세)에는 판단이 논리적이지 못하고 직관적이며 눈에 보이는 대로 판단하고 보존개념이 없다.

18 한국인의 정신건강과 사회 문화에 대해 바르게 설명한 것은?

① 한국 문화의 특성 중 '우리'중심의 문화는 '화병'의 원인이 되기도 한다.
② 한국문화는 타국에 비해 개인의 의지와 상관없이 분위기에 의해 술을 자제하는 편이다.
③ 우리나라는 단일민족이므로 인종과 문화를 반영한 간호 수행은 필요하지 않다.
④ 사회 문화적인 규범, 가치관, 신념 등은 정신질환의 양상이나 대처방식에 크게 작용한다.
⑤ 인간교류와 의사소통 시 '우리'보다 '나'를 많이 사용하고 친분보다는 업무를 우선으로 의사결정을 내린다.

해설 ① 여성 억압, 불평등으로 화병유발
② 개인의지와 무관하게 분위기에 의해 술을 강요하는 문화
③ 다문화시대이므로 다문화 간호수행이 필요
⑤ 나보다는 우리를 선호, 업무보다는 친분을 우선으로 하는 의사결정을 주로 내리는 문화

19 정신질환자의 권리에 대한 설명으로 정정이 필요한 내용은?

① 병원 밖의 사람과 의사소통을 유지할 권리
② 개인의 소지품을 관리할 수 있는 권리
③ 사생활유지의 권리
④ 최소한의 제약 하에서 치료를 받을 권리
⑤ 환자가 치료를 거부하는 경우 자율성의 원리에 따라 존중하는 측면에서 무조건 환자의 요구에 동의할 권리

해설 각 개인은 자율성의 원리에 따라 자기결정이라는 기본적인 권리가 있고 간호사는 개인이 건강관리 잠재력을 발휘할 수 있도록 환경개발을 위해 최선을 다해야 된다.
환자의 치료받을 권리와 치료를 거부할 권리, 서면 동의 등은 윤리적인 딜레마를 유발하는 문제이며 ⑤의 경우처럼 무조건 동의할 권리가 있는 것은 아니다.

정답 18. ④ 19. ⑤

20 4대 독자 집안에 일찍이 결혼을 하여 시부모님을 모시고, 자녀 4명을 출산하고 지내는 50대의 A씨는 최근 들어 목과 가슴이 답답하고, 가슴속이 치밀어 오름을 느끼며, 우울과 불안 등의 정신증상을 경험하고 하소연이 많아졌다. 한국의 문화적인 특성을 고려할 때 50대의 A씨가 경험하고 있는 것은 무엇인가?

① 치매　　　　　　　　② 무병
③ 화병　　　　　　　　④ 신들림
⑤ 우울증

> 해설　화병은 분노의 억제로 인해 발생하는 증후군으로 중년이후의 여성에게 흔하다. 우울과 불안의 혼합적인 특징이 있으며 만성적으로 진행하는 경우가 많다.

21 인격발달이론가와 그 특성에 대한 연결이 옳은 것은?

① 프로이드 – 대인관계 발달
② 에릭슨 – 정신사회발달
③ 설리반 – 정신사회적 발달
④ 피아제 – 분리 개별화 발달
⑤ 말러 – 인지 발달

> 해설　① 프로이드 : 정신성 발달이론
> ③ 설리반 : 대인관계 발달이론
> ④ 피아제 : 인지 발달이론
> ⑤ 말러 : 분리-개별화 발달이론

22 피아제의 인지발달 이론에 대한 설명으로 옳은 것은?

① 전조작기에 대상영속성을 획득한다.
② 감각운동기에 물활론적 경향이 있어 무생물에 생명과 감정을 부여한다.
③ 구체적 조작기에 연역적 사고가 발달하고 현실검증 능력을 보인다.
④ 구체적 조작기에 직관적 사고를 하며 물활론적 경향이 있다.
⑤ 구체적 조작기에 보존의 개념이 생기고 추상적 사고를 시작한다.

> 해설　① 대상영속성은 감각운동기의 특징이다.
> ②④ 전조작기에 대한 내용이다.
> ③ 형식적 조작기에 대한 내용이다.

23 일시적인 정신적인 외상을 피할 수 있게 하는 방어기전은?

① 부정　　　　　② 취소
③ 함입　　　　　④ 보상
⑤ 격리

> 해설　① 부정 : 의식적으로 용납할 수 없는 생각, 감정, 욕구 → 무의식적으로 회피(중독질환 방어기제)
> ② 취소 : 죄책감을 경감시키고자 어떤 행위(ritual)를 하는 것
> ③ 함입 : 남에게 향했던 모든 감정을 자신에게 향함, 자기 탓을 함(우울장애 방어기제)
> ④ 보상 : 열등감 감소 위해 바람직하지 못한 특성을 바람직한 양상으로 강조
> ⑤ 격리 : 과거나 현재의 경험에 있어 실제 사실은 의식에 남아있으면서도 그 사실과 관련된 고통스러운 감정, 기억, 충동을 사실과 분리시켜 무의식에 남게 함

24 대상관계 이론이라고 하며 개인이 환경 내에서 다른 사람과의 관계를 통해 성장할 때 발달하는 심리과정을 분석하며 어머니와 아이의 관계에 초점을 두는 발달이론가는?

① 프로이드　　　② 에릭슨
③ 피아제　　　　④ 말러
⑤ 콜버그

> 해설　분리-개별화 발달이론으로 가족 내에서의 대인관계 즉 어머니와 아이의 관계에 초점을 둔다. 정상자폐기(출생~1개월) → 공생기(1~5개월) → 분리-개별화기(5~36개월)로 분화한다.

25 오랜 시간 연인관계인 남자친구가 자신에게 관심이 없는 것 같아 상실감을 느낀 여성이 처음 연애 할 때의 느꼈던 행복한 감정을 먹는 것과 연관된 느낌으로 대치하여 강박적으로 먹을 것을 취하는 상황에 해당되는 방어기제는?

① 전치　　　　　② 반동형성
③ 대리형성　　　④ 합리화
⑤ 승화

> 해설　① 전치 : 무의식적인 어떤 충동, 감정, 관념을 다른 대상, 대체물로 향함
> ② 반동형성 : 받아들일 수 없는 감정/행동을 반대로 표현함으로 의식화를 막음
> ③ 대리형성 : 목적하던 것에 대한 성취가 안 될 시 무의식적으로 비슷한 것을 취해 만족함
> ④ 합리화 : 개인이 사회적으로 용납될 수 없는 행동을 사회적으로 용납 가능 하도록 그럴싸한 이유를 붙여 자신의 행동을 정당화 함
> ⑤ 승화 : 사회적으로 용납되지 않는 행위 및 충동 → 무의식적으로 건설적인 활동으로 대체

정답　23. ①　24. ④　25. ③

26 프로이트의 남근기에는 오이디푸스 콤플렉스를 해결하려고 본인과 같은 성의 부모를 무의식적으로 닮아가려하면서 남성성, 여성성을 형성하는데 이와 관련된 방어기제로 옳은 것은?

① 승화
② 동일시
③ 상징화
④ 저항
⑤ 상환

해설 ① 승화 : 사회적으로 용납되지 않는 행위 및 충동 → 무의식적으로 건설적인 활동으로 대체
② 동일시 : 다른 사람의 바람직한 속성이나 태도, 행동을 자신의 일부로 만드는 것, 자아와 초자아의 성장 및 성격발달에 매우 중요
③ 상징화 : 어떤 대상, 사고나 행위가 일반적인 다른 형태를 통하여 표출(공포장애 방어기제)
④ 저항 : 억압된 것들이 의식으로 나오는 것을 막는 기전, 의식화되면 너무 고통스러워 대개 기억에 없다고 말함
⑤ 상환 : 무의식에 있는 죄책감을 배상행위로 부담을 줄이는 것

27 10살 때 동네 아저씨로부터 성추행을 당한 22세 여성이 전혀 기억을 하지 못하고 있을 때 사용한 방어기전은?

① 부정
② 억제
③ 전환
④ 보상
⑤ 억압

해설 억압은 원치 않거나 받아들여질 수 없는 생각을 의식계로부터 쫓아내려는 무의식적인 과정으로 견딜 수 없어서 잊어버리는 것이다. 억압은 방어기전 중 초기에 많이 쓰이는 기전이다. 아동기 억압은 무의식적이 불안의 근원이다.

28 시어머니에게 시집살이를 심하게 받은 며느리가 시댁에 갈 때마다 팔에 마비가 오거나, 글을 쓰는데 갈등을 느끼는 소설가의 오른팔에 마비가 올 때 사용되는 방어기전은?

① 전환
② 신체화
③ 퇴행
④ 꾀병
⑤ 투사

해설 ① 전환 : 심리적 갈등이 감각기관과 수의근계의 증상으로 표출되는 것, 수로 시력장애, 사지마비로 나타나는데 신체적으로 아무 이상이 없으나 고통을 느낌
② 신체화 : 심리적 갈등이 감각기관, 수의근계를 제외한 기타 신체부위의 증상으로 표출되는 것
③ 퇴행 : 현재의 심리적 갈등을 피하기 위하여 발달의 이전 단계로 돌아가는 것
⑤ 투사 : 자신이 받아들이기 어려운 충동이나 욕구를 외부로 돌려 불안을 완화하려는 것

26. ②   27. ⑤   28. ①

29 다음 중 초자아에 대한 내용으로 틀린 것은?

① 생후 1세 전후로 자아로부터 분화하며 9~11세에 완성된다.
② 어떤 행위가 나쁜가 하는 선악을 구분하는 개인의 양심과 관련 있다.
③ 이드와 충동, 성적, 공격성을 억제한다.
④ 우리의식의 대부분을 차지한다.
⑤ 현실적인 목표 대신 도덕적인 목표를 갖도록 한다.

해설 ④ 자아의 특성이다.

30 프로이드에 의하면 자신에게 용납이 안 되는 생의 초기 경험은 기억에 남기보다는 정신세계의 다른 부분에 자리 잡는다고 하는데 그것과 관련된 것은?

① 의식
② 무의식
③ 전의식
④ 초자아
⑤ 자아

해설 무의식은 아무리 노력해도 생각나지 않는 영역으로 개인의 행동, 사고를 결정하는 요인이 된다. 프로이드는 5~6세의 경험이 억압된 기억의 형태도 무의식속에 있다고 보는데 비록 기억이 억압되어 있어도 이것은 계 속해서 모든 행위에 영향을 주는 요인으로 작용한다고 본다.

31 정신간호의 특성에 관한 설명 중 옳은 것은?

① 정신간호는 간호사와 환자 사이의 역동적인 인간관계과정이다.
② 임상적인 특수 분야인 정신과 환자에게만 적용시킬 수 있다.
③ 개인의 욕구가 만족되도록 인간의 무의식적 반응에 중점을 둔다.
④ 인간행동이론을 적용하며, 인간 행동을 조절하는 유일한 약물 치료에서의 간호이다.
⑤ 간호사는 의료인으로서 정신질환자의 사회 재활 측면의 간호를 중점적으로 중재한다.

해설 ① 간호사와 환자 간 정신건강유지, 증진, 회복 및 재활시키는 역동적인 치료적 인간관계이다.
② 모든 대상자에게 적용시킬 수 있다.
③ 개인의 욕구가 만족되도록 행동 변화에 초점을 둔다.
④ 인간 행동을 조절하는 복합적인 간호이다.

정신간호학

32 정신전문 간호사가 자신의 가치를 알아보는 것이 중요한 이유는?

① 환자를 인간으로서 보다 간호문제로 취급해야 하므로
② 냉담하게 전문적인 태도를 유지하기 위해
③ 간호사로서 환자에 대한 책임이 있으므로
④ 자신의 생각을 정확히 알고 치료에 이용할 수 있으므로
⑤ 주제의 변화에 주도권을 가질 수 있으므로

> **해설** 간호사 자신을 치료적인 도구로 활용하여 정신간호를 적용해야 되기 때문에 신념, 사고, 태도, 가치, 편견, 감정 등에 대해 잘 살펴보는 것이 중요하다.

33 아이를 매우 좋아하는 간호사는 아동 성범죄 전과를 가지고 있는 환자를 대하는 것이 매우 어렵고 불편하여 자꾸 피하게 된다. 이때 간호사가 적용해야 되는 정신간호의 원리로 옳은 것은?

① 자기인식
② 치료적인 자기이용
③ 현실지각
④ 간호과정
⑤ 상호작용

> **해설** 대상자 이해에 앞서 간호사는 먼저 자신에 대한 인식이 필요한데 자기 자신을 치료적 도구로 사용해야 되기 때문이다. 문제에 제시된 상황은 역전이에 해당된다.

34 정신치료의 하나로 정신분석적으로 치료하는 방법에 해당하는 것은?

① 꿈 분석, 집단치료 도입
② 무의식 중요시, 꿈 분석과 자유연상기법 도입
③ 자유연상과 집단가족치료 도입
④ 지지치료, 가족 상담기법 도입
⑤ 대인관계 분석, 집단치료 도입

> **해설** 정신분석은 비엔나 신경과 의사인 프로이트에 의해 발전된 특수형태의 정신치료 방법으로 개인정신치료의 형태이며 무의식적인 갈등의 원인을 찾아 긍정적인 인식을 가지고 재 경험 하도록 도와준다. 자유연상 기법과 꿈 분석을 사용한다.

32. ④ 33. ① 34. ②

35 어머니와 관계가 좋지 않았던 간호사가 딸과 문제가 있는 대상자를 간호하면서 자꾸 지적하고 자식을 이해하라고 강요하고 있는 경우에 해당되는 것은?

① 전이
② 역전이
③ 자유연상
④ 저항
⑤ 재경험

해설 역전이는 치료적 인과관계의 장애요인 중 치료자 요인으로 치료자의 무의식에서 환자가 마치 자기 과거의 어떤 중요한 인물로 부각되어 일어나는 현상이다. 치료자 과거 갈등 경험이 무의식적으로 대상자에게 옮겨져 치료자가 대상자에 대해 부적절하고 왜곡된 반응을 보인다.

36 정신건강간호의 이론적 모형에 대한 설명으로 옳은 것은?

① 행동 모형은 환자의 사고, 감정에 초점을 둔다.
② 현재의 문제행동을 잘못된 학습의 결과로 보는 것은 사회적 모형이다.
③ 정신분석 모형에 의하면 이상행동은 충족되지 않은 욕구로 인한 불안에서 기인된다.
④ 대인관계모형에서 환자는 문제를 표현하고, 치료자는 사회체계를 이용하여 가능한 자원을 탐색한다.
⑤ 실존적 모형은 환자의 과거 경험에 따른 무의식적 갈등을 다룬다.

해설 ① 행동모형은 현재의 문제 행동에 초점을 둔다.
② 사회적 모형은 사회적, 환경적 요소가 불안과 증상을 일으키는 스트레스를 말하며 사회적, 환경적 상황의 개선을 통해 치료적으로 접근한다.
④ 대인관계모형이 아니라 사회적 모형에 대한 설명이다.
⑤ 실존적 모형은 현재 경험에 대한 인식에 초점을 둔다.

37 정신건강 간호의 이론적 모형 중 대인관계 모형에서 이상행동에 대한 관점은 무엇인가?

① 어렸을 때의 발달과제에 기초를 둔 불안을 조정하는 부적절한 방어기제이다.
② 사회 환경적인 스트레스 요소가 불안을 일으키며, 증상은 그 결과로 나타난다.
③ 자신의 주체성과 존재를 인식할 수 없을 때 느끼는 고독감, 무력감, 허무감의 표현이다.
④ 불안을 방어하는 수단으로써 증상이 나타나며, 어린 시절 해결되지 않은 갈등과 관계가 있다.
⑤ 기본적인 두려움은 거절에 대한 두려움이며, 자아가 안정감을 경험할 수 없을 때 증상이 나타난다.

정답 35. ② 36. ③ 37. ⑤

해설 ①④ 정신분석모형 ② 사회모형 ③ 실존모형
⑤ 대인관계모형 : 불안은 대인관계에서 일어나고 경험된다. 기본적 두려움은 거부의 공포, 사람은 긍정적 대인관계로부터 오는 안정과 만족을 필요로 한다.

38 개인을 넘어 인간 및 삶에 영향을 미치는 사회적 환경에 관심을 갖으며 사회적, 환경적 요소에 의해 불안 및 스트레스를 유발하기 때문에 1차 예방을 통해 사회적 및 환경적 상황의 개선을 위해 치료적으로 접근하는 정신간호의 이론적 모형으로 옳은 것은?

① 사회적 모형
② 행동 모형
③ 간호모형
④ 실존 모형
⑤ 대인관계모형

해설 대상자는 문제를 표현하고 치료자는 사회체계를 통해 가능한 자원을 탐색한다. 치료자는 전문가 혹은 비전문가일 수 있고, 치료 시 사무실내에 얽매이지 않고 지역사회 내에 있으며 지역사회 내의 참여는 대상자에 대한 치료자의 이해를 높일 수 있다.

39 이상한 버릇, 표정 등이 단조롭게 반복되지는 않지만 그 사람의 성격과 어울리는 것이 있는 특유의 버릇으로 눈을 껌뻑인다든가 야단맞을 때마다 시계를 본다든가 의자를 한 바퀴 돌고 나서 다음 일을 시작하는 행동을 무엇이라고 하는가?

① 기행증
② 강박행동
③ 강직증
④ 자동증
⑤ 상동증

해설 ② 강박행동 : 불합리한 행위를 알면서도 반복적으로 행동을 하게 되는 충동으로 저항할 수 없음
③ 강직증 : 반복 행동의 가장 심한 경우, 견디기 힘들 정도로 일정한 자세를 오랫동안 유지함
④ 자동증, 자동적 행동 : 자신의 의지와는 상관없다는 듯 타인의 암시나 요구에 따라 강박적, 자동적으로 움직이는 행동
⑤ 상동증 : 어떤 행동을 시작하면 무한정 그 행동을 꼭 같은 모양으로 되풀이 하는 경우

40 정신질환이 있는 대상자를 사정할 때 생각이 논리적이고 현실감각이 있는지를 확인하는 부분은 무엇인가?

① 추상력
② 기억력
③ 감각 지각
④ 사고의 내용
⑤ 사고의 형태

> **해설** 사고장애에는 사고형태의 장애, 사고 진행(과정, 흐름)장애, 사고내용의 장애가 포함되며 대상자의 생각이 논리적이고 현실감각이 있는지를 확인하는 부분은 사고 형태에 대한 것이다.

41 다음 중 사고내용의 장애에 해당되는 것은?

① 자폐적 사고
② 신어조작증
③ 관계 망상
④ 음연상
⑤ 사고의 비약

> **해설** ① 자폐적 사고 : 사고형태의 장애 ② 신어조작증 : 사고형태의 장애
> ④ 음연상 : 사고 흐름(진행, 과정)장애 ⑤ 사고의 비약 : 사고흐름(진행, 과정)장애

42 치매 진단을 받고 입원치료 중인 대상자가 계속 반복적으로 '그래. 그래. 그래. 그래'라고 말하며 모든 질문에 같은 대답을 한다. 이와 같이 계속 새로운 자극이 주어지나 사고를 진행시키지 못하고 머물러 있게 되는 것을 무엇이라고 하는가?

① 보속증
② 음송증
③ 우회증
④ 납굴증
⑤ 지리멸렬

> **해설** ① 보속증 : 사고를 진행시키려는 노력과 새로운 자극이 들어오는데도 사고의 진행이 제자리에서 맴돌아 계속 같은 말을 반복하는 경우
> ② 음송증 : 아무런 의미도 없어 보이는 낱말이나 어구, 짧은 문장을 전혀 조리 없이 되풀이 하는 것
> ③ 우회증 : 애초에 목적한 사고에 도달하지만 불필요한 생각으로 탈선하는 경우
> ④ 납굴증 : 환자의 사지관절이 경직되어 구부러지거나 펴지며 인형의 관절처럼 한 자세를 계속 유지하는 것
> ⑤ 지리멸렬 : 논리적인 연결 없이 한 생각에서 다른 생각으로 넘어가 횡설수설함

43 '경찰이 나를 쫓아다니며 괴롭힌다'라고 말하며 괴로워하는 대상자의 증상으로 옳은 것은?

① 환각
② 착각
③ 지리멸렬
④ 우회증
⑤ 망상

> **해설** 망상은 사실과 다르며 그런 생각을 가진 사람의 논리나 이성에 호소해서 정정 될 수 없고 그 사람의 교육, 환경에 맞지 않는 잘못된 믿음으로 그 중에서도 피해망상은 타인이 자기를 해칠 것이라고 믿거나 자신을 해치고자 어떤 행위를 하고 있다고 믿는 것이다.

44 다음 중 서로 연결이 바르게 된 것은?

① 사고진행장애 : 음연상
② 사고내용의 장애 : 우회증
③ 사고형태의 장애 : 보속증
④ 지각장애 : 주의산만
⑤ 주의력장애 : 기억과다증

> 해설 ② 우회증 – 사고 진행장애   ③ 보속증 – 사고 진행장애
> ④ 주의산만 – 주의력 장애   ⑤ 기억과다증 – 기억장애

45 병동에 입원한 한 남자가 '제가 나쁜 사람이란 사실은 세상 모든 사람들이 다 알고 있습니다. 저는 살아 있어야 할 가치가 없습니다'라고 말한다. 이에 해당하는 증상이 아닌 것은?

① 자존감 저하
② 불안
③ 우울
④ 관계망상
⑤ 환청

> 해설 ① 자존감 저하 : 살 가치가 없다고 느낌
> ② 불안 : 뚜렷한 외부자극이 없어도 두려움, 근심, 재앙이 온다고 느낌
> ③ 우울 : 슬픔이라는 느낌이 주가 되며 슬픔이 심하고 오래 지속됨
> ④ 관계망상 : 환자 자신과 무관한데 환자는 자신과 사적인 관계가 있다고 믿음
> ⑤ 환청 : 환각 중에 가장 흔한 형태로 외부의 자극이 없는데도 마치 외부에서 소리 자극이 들어온 것처럼 지각하는 현상

46 30세의 박씨는 자신의 폐안에 암세포가 있어서 숨을 쉴 수가 없고 자신의 위가 찢어져서 음식을 먹을 수가 없다고 말해 계속 병원에 가서 정밀 검사를 받은 결과 아무 이상이 없는 것으로 나타났다. 박씨에게 나타난 망상의 종류는?

① 피해망상
② 과대망상
③ 관계망상
④ 신체망상
⑤ 색정망상

> 해설 신체망상 : 실제로는 그렇지 않은데 신체의 일부가 이상이 있다고 믿는 것

44. ①   45. ⑤   46. ④

47 쾌락정서의 첫 단계로, 낙천적이고 마음이 편하고 즐거운 느낌으로 자신감과 확신에 찬 태도를 보이는 상태는?

① 다행감
② 황홀감
③ 우울감
④ 의기양양
⑤ 기고만장

해설
② 황홀감 : 가장 기분이 좋은 사태의 극치감, 무아지경 단계
③ 우울감 : 슬픔이라는 느낌이 주가 되는 정서
④ 의기양양 : 아주 행복하고 즐겁고 자신감이 넘치며 다변증이 있음
⑤ 기고만장 : 극심한 의기양양감에 터무니 없는 자만심, 신비주의적 감정으로 안하무인격이 됨, 사고가 과대적인 상태가 됨

48 노인성 치매를 진단받고 요양병원에 입원중인 대상자가 전에 없던 기억을 있었던 것으로 착각하고 틈만 나면 기억의 결손을 메우기 위해 아무 근거도 없는 이야기를 만들어 내고 있는 것을 나타내는 것은?

① 기시감
② 기억상실증
③ 미시감
④ 회고곡해
⑤ 작화증

해설
① 기시감 : 처음 보는데 이미 보았거나 경험한 듯함(데자뷰)
② 기억상실증 : 과거 경험의 일부 또는 전부를 기억하지 못하는 현상
③ 미시감 : 실제로 익숙하게 경험했던 상황이 생소하게 느껴지는 현상
④ 회고곡해 : 기억착각이라고도 하는데 자신의 정서욕구에 맞도록 사실을 각색하거나 무의식적으로 자신에게 맞는 것만 골라내어 기억하는 것
⑤ 작화증 : 일부 손상된 기억을 아무런 근거 없이 꾸며 지어낸 상태로 기억의 결손을 채우기 위한 방법

49 재미있는 코미디 TV 프로그램을 보면서 갑자기 울음을 터뜨리고 아내가 아프다고 연락이 왔는데 갑자기 큰소리로 웃는 행동을 보이는 대상자의 특징을 나타내는 것은?

① 황홀감
② 정서부조화
③ 양가감정
④ 정서불안
⑤ 다행감

해설 정서부조화란 현재의 분위기나 상황, 말과 전혀 맞지 않는 감정표현을 하고 자신의 내적인 지각이나 연상에 따라 정서적인 반응을 나타내는 것 (예) 심각한 상황에서 깔깔거리고 웃음)

정답 47. ① 48. ⑤ 49. ②

50 오씨는 하루에 50번 이상 손을 씻지 않고는 못 견디고 락스로 계속해서 가구들을 닦는 행동을 보여 신경정신과 병동에 입원하였다. 오씨가 이와 같은 행동을 하는 원인으로 가장 옳은 것은?

① 초자아의 힘에 의해
② 망상, 환각을 피하려고
③ 칭찬받거나 주의를 끌기 위해
④ 청결유지를 위해
⑤ 불안을 일시적이며 부분적으로 해소하기 위해

> **해설** 오씨는 강박행동을 하고 있으며 이는 불합리한 행위인줄 알면서도 그 행동을 멈추지 못하고 계속 하려는 병적인 상태를 말하며 불안을 일시적이며 부분적으로 해소하기 위함이다.

51 동일한 대상에 대해 상반된 감정, 태도, 생각을 동시에 가지는 것을 무엇이라고 하는가?

① 양가감정
② 불안
③ 거부증
④ 부적절한 정동
⑤ 정동상실

> **해설** ② 불안 : 뚜렷한 외부 자극 없이 초조하거나 불안한 것
> ③ 거부증 : 모든 요구에 대하여 극도로 반대 자세를 취함, 사실상 요구된 것에 반대로 행동
> ④ 부적절한 정동 : 정동표현이 상황, 사고, 기분상태와 불일치함
> ⑤ 정동상실 : 둔마보다 심한 상태로 목소리 톤이나 얼굴의 움직임 등에서 감정이 없는 상태

52 사고형태의 장애에 해당되지 않는 것은?

① 자폐적 사고
② 사고의 비약
③ 신어 조작증
④ 마술적 사고
⑤ 구체적 사고

> **해설** ② 사고의 비약 : 연상활동이 지나치게 빨라 대상자의 생각과 대화가 한 주제에서 다른 주제로 빠르게 전환 되는 현상으로 원래의 주제에서 벗어나 지엽적인 내용을 따라 다른 방향으로 흘러 엉뚱한 결론에 도달하는 것 → 사고과정(진행)의 장애에 해당됨
> • 사고형태의 장애 : 생각하는 경향이나 논리성의 장애로 현실과의 관계성, 질서나 논리성, 조직성의 결여, 사고 연상의 해이가 특징적임

50. ⑤　51. ①　52. ②

53 지각장애의 한 형태로 외부 자극이 없는데도 실제처럼 지각하는 현상 중 가장 흔한 형태는?

① 환시
② 환후
③ 환촉
④ 환청
⑤ 환미

해설) ④ 환청 : 외부 자극 없이 어떤 소리를 듣는 경우로 환각 중 가장 흔한 형태이다.

54 다음이 설명하는 것과 같은 유형의 사고장애에 해당되는 것은?

> 사고가 진행되는 동안 사고의 주류와 비주류를 구분하지 못하고 연상되는 사고가 너무 많아 사고의 흐름이 정상적으로 진행되지 못하고 빙빙 돌다 최종적으로 목적한 결론에 이르는 현상을 말하는데 결론에 도달하기는 하지만 그 과정에서 지엽적인 부분에 할애하는 시간이 많다.

① 신어 조작증
② 망상
③ 환상
④ 자폐적 사고
⑤ 사고단절

해설) 우회증에 대한 설명으로 우회증은 사고 과정의 장애에 해당된다. 생각과 생각 사이의 연결된 흐름의 장애를 보이는 경우로 사고단절이 해당되며 이외에도 사고의 비약, 부적절한 사고, 보속증, 사고지연, 지리멸렬, 음송증, 음연상 등이 해당된다.

55 다음과 같은 호소를 하는 대상자에게서 나타나는 것은?

> "동생이 남편 음식에 독을 타려 하고, 남편과 제 사이를 갈라놓으려 해요."
> "국정원 직원이 나를 미행해요, 우리 집과 사무실은 모두 도청당하고 있어요."
> "아내가 내 방안에 유독가스를 넣어서 방안에 있으면 눈이 따갑고 자고 일어나면 머리가 아프고 눈이 충혈되어 있어요."

① 과대망상
② 착각
③ 우울망상
④ 관계망상
⑤ 피해망상

해설) ⑤ 피해망상을 나타내는 상태로 다른 사람이 자신 또는 자신과 가까운 사람에게 의도적으로 피해를 주고 있다는 망상이다. 피해망상 시 다른 사람에 대한 공격행동으로 이어질 수 있다.

정답) 53. ④ 54. ⑤ 55. ⑤

CHAPTER 03 정신간호중재기법

UNIT 01 스트레스 관리기법 ★★★

1) 스트레스
① 인간 삶의 한 부분
② 주로 어려움, 고난, 곤경, 고통의 의미로 사용
③ 내·외적 요구가 과하게 부담되거나 개인의 역량, 대처능력을 초과한 경우의 포괄적인 경험
④ 스트레스 원 : 스트레스를 일으키는 근원

2) 스트레스 이론

(1) 생리학적 이론 ★
① Water Canon의 투쟁도피반응(fight-fight response)이론
② Hans Selye의 적응이론 : 신체의 비특이적 반응을 일으키는 사건(= 스트레스)
③ 신체증상 유발 : (심박동수, 혈압, 호흡)증가, 호르몬의 변화, 근육강직 혈관수축 등

(2) 정신사회 이론 : Holmes와 Rahe(1967)
① 적응이 요구되는 생활변화
② 사회재적응 비율척도(SRRS)개발 : 배우자 사망 100점 - 경미한 법률 위반 11점

(3) 상호작용이론 : Lazarus
개인과 환경의 상호작용 결과, 자신의 대응자원의 한계를 초월하여 안녕을 위협

(4) 신경 면역학적 접근
부정적 정서 → cortisol을 증가 → 면역체계에 영향을 미치는 내,외적 자극

3) 스트레스 관리전략

(1) 인지적 전략
긍정적 자기진술, 스트레스 인식일지, 사고 중지 등을 통해 비합리적인 신념 수정

① 스트레스 인식일지 : 신체를 통해 스트레스를 감지하여 긴장이 어디에서 나타나는지 알아내는 것, 상세히 기록하여 스트레스 반응 양상 규명
② 사고중지 : 원하지 않는 생각에 집중하다 잠시 후 생각을 중단하고 머릿속 비우기, 강박적 사고, 공포로 인한 회피 증상 시 효과적

(2) 심리적 전략
인적, 환경적 자원 확보 및 심리적 지지를 통한 상황적 지지

(3) 극복 기술 ★★★
① 이완요법 : 심호흡, 점진적 근육이완, 명상, 심상법, 바이오피드백
  ㉠ 점진적 근육이완 : 근육긴장 5~7초 → 20~30초 이완 반복
  ㉡ 심상법 : 이미지를 떠올려 조직적으로 사용하며 혼란스러운 생각 통제, 신체이완 도모
  ㉢ 바이오피드백 : 정상적으로 잘 알 수 없지만 수의적으로 조절할 수 있는 정신 생리적 과정을 기계로 인식하여 스트레스 저하 및 자기조절 증가
② 감정 표현 : 나 전달법, 자기주장훈련
  ㉠ 자기주장훈련 : 자신의 권리, 느낌을 표현하도록 훈련, 자기 주장적인 태도를 보이는 상황을 늘림, 우울, 불안, 분노, 후회, 스트레스 감소 효과
③ 생활양식 관리
④ 대응전략
  ㉠ 문제중심 대응전략 ★ : 의식적, 지적 행동을 취하거나 스트레스 환경 조건을 변화시킴으로 대처
    → 문제 자체에 초점 : 문제를 재정의, 대안방안 모색, 결정 실행
  ㉡ 정서중심 대응전략 : 정서적 통제를 지속시키고 스트레스 감정을 경감시키려는 정신적인 노력
    → 문제로 인해 나타나는 정서에 초점 : 현재 상황에 대한 의미를 바꾸기 위해 소리를 지르거나 울분을 터뜨리는 등의 접근법

UNIT 02 환경치료 ★★

환자에게 이로운 결과를 가져올 수 있는 치료적 환경을 제공 → 환자의 행동을 바람직한 방향으로 선도하는 방법(부적응행위 감소, 정신건강 증진)

1) 목적
① 물리적 안전과 정서적 안정을 가져올 수 있는 환경을 제공
② 환자의 정서적 욕구를 만족, 손상된 자아기능을 강화
③ 대인관계증진 및 사회생활에 적응
④ 신체적 위험으로부터 보호

2) 구성요소
① 물리적 장소 및 시설 : 개인의 비밀, 독립성, 사회관계, 오락 활동, 안정 등 제공
② 규칙과 관례 : 집단의 단결력, 질서유지 위함
③ 치료팀 구성원 : 의사, 간호사, 간호조무사, 기술요원, 사회사업가, 임상심리사 등
④ 치료적 환경 운영 : 그룹, 공동사회모임, 소그룹회의 등

3) 치료적 환경의 특성
대상자의 건강을 증진시키는 지지적 환경
① 개별화된 치료 : 한 인간으로서의 존엄과 가치 인정, 욕구충족
② 신뢰성 유지 : 따뜻하고 친숙함, 일관성, 융통성 유지
③ 안전 ★ : 신체적 위험, 정서적 손상 예방
④ 치료적 활동에 능동적인 참여지지 ★
⑤ 환자의 경제적 상태 고려
⑥ 스스로 문제를 해결할 수 있는 기회 제공(의사소통능력, 관계 기술 학습, 대처학습)
⑦ 새로운 행동을 시험해 볼 수 있는 장소와 기회 제공
⑧ 지역사회의 연결을 통해 추후 관리, 사회 복귀에 도움을 주는 체계 확립

4) 간호사의 역할
① 정상적인 생활을 배울 수 있는 기회 제공, 능력 발휘 기회 제공
② 투약, 환경제한, 행위관찰, 증상치료 및 관찰 등 기능적 의무 수행
③ 환자의 안정감 증진 도모
④ 감독, 조정, 조직, 팀의 평가
⑤ 치료적 환경조성의 중추적 역할(∵ 간호사는 환자와 가장 많이 접촉함)
⑥ 간호사 자신의 자아 인식 및 인간행동이해

UNIT 03 정신치료

※ 전문가가 언어적 의사소통과 신뢰관계를 이용해 대상자의 행동변화를 이끌어 냄, 심리적인 치료법
※ 목적 : 증상 제거 및 완화, 마음의 평화와 현실 적응을 이끌어 냄 → 자아가 긍정적 방향으로 성장하고 발전하도록 함

1) 개인정신치료

(1) 유형
① 정신분석 : 자유연상기법 및 꿈 분석을 통해 증상완화(목표), 성격 양상 방어기제 수 정신경증적 증상의 원인은 무의식적 갈등이라고 봄

② 분석적 정신치료 : 정신분석보다 덜 철저하고 무의식에 비중을 적게 두고 추구하는 목표가 더 작음, 병적 자아기전을 시정하려는 정신치료, 정신분석과 같이 묶어 사용하기도 함
③ 단기역동 정신치료 : 성격적인 문제는 크게 다루지 않고 치료 목표가 제한됨, 현재 일어난 상황에 초점을 두고 치료적인 접근을 함
④ 지지 정신치료 : 치료자가 대상자를 심리적으로 지지, 안심, 이완, 설득, 환기 시켜줌으로 현실에 잘 적응할 수 있도록 도와줌

2) 집단정신치료

(1) 집단의 속성
공동목표, 구성원들의 의욕적인 참여 효과, 역동적 상호작용, 집단의 규준 준수, 자기지도를 위한 능력을 통해 집단의 과업, 목표를 성취하는 기능, 집단 구성원의 심리적, 정서적 욕구에 대한 만족을 이룰 수 있음

(2) 유형
① 재교육집단, 재동기화 집단 : 사회적으로 적응적 행동을 배움
② 문제해결집단 : 문제해결기법으로 특수문제 해결
③ 통찰요법집단(인격재구성 포함 X) : 자기문제의 인지적, 정서적 이해 증진
④ 인격재구성집단 : 개인성격과 방어기전 변화
※ 정신심리극 : 연극적인 방법을 통원, 언어적 탐색 능력이 없는 아동, 정신증 환자, 비행자, 자신의 경험을 지나치게 주지화 시키는 경우 의미 있음

(3) 집단치료의 장/단점
① 장점 : 다수가 저렴한 비용으로 집단치료가능, 집단에서 개인의 역할을 배움, 타인의 감정과 문제를 공유하며 이해와 인식의 폭 넓힐 수 있음
② 단점 : 개인의 사적인 정보가 노출되어 완전하고 정직한 참여가 방해될 수 있음

UNIT 04 활동치료 ★★★★★

치료적 활동프로그램을 제공하여 사회적 퇴행 예방, 자신의 환경을 수용, 사회적응 격려 및 지지, 인격의 통합, 사회에 공헌하도록 도와주는 치료법
→ 음악, 미술, 작업, 오락, 문학, 무용, 원예, 동물매개, 향기요법 등

> **활동치료**
> - 음악요법 : 긴장이완, 무의식을 상징화, 자신표현 및 상상 증진
> - 미술요법 ★ : 개인의 무의식을 의식화하여 무의식 세계가 가장 솔직하게 드러남, 시간·공간적 제약 없어 경험을 잘 나타냄, 예술적인 피드백은 금지
> - 작업요법 : 자기 가치감 증가, 삶의 태도가 능동적, 적극적으로 변화됨, 성취 가능한 활동 선정

- 오락요법 : 혈액순환 증진, 자기표현의 기회, 다른 대상자와 대인관계 증진 및 자신감 높이고 우울 감소, 적절한 경쟁심과 사회성 발달, 규칙 및 제한 명확히 할 것(승/패를 받아들일 수 있도록 계획)
- 문학요법 : 자신의 감정과 생각을 표현하기 용이함
- 무용요법 : 정신과 신체 통합

UNIT 05 인지행동치료 ★★★★★★★★

대상자의 인지적 문제에 대한 수정을 통해 행동의 변화를 꾀함 ★★
(인지적 문제 + 행동적 문제를 같이 다룸)

1) 인지치료
① 대상자의 사고유형을 살펴 부 적응적 행동 및 정서를 변화시킴
② 왜곡된 사고를 재평가 수정하여 이전에는 극복하기 어렵다고 생각한 문제나 상황에 대한 대처를 학습하고 현실적이고 적응적으로 행동 → 증상을 경감
③ '지금-여기'를 강조해 부적응적 행동을 명료하게 파악하고 해결
④ 대상자와의 치료적 관계가 필수

2) 행동수정요법 ★
인간의 행동은 상과 벌의 균형에 따라 학습되거나 소멸된다는 이론에 근거
① 바람직한 행동을 증가시키는 방법 : 긍정적 강화, 긍정적인 보상
② 바람직하지 못한 행동을 감소시키는 방법 : 소멸, 무관심, 벌, 반응손실, 고립(time out) 등으로 약화시키거나 소멸함
③ 체계적 둔감법, 바이오피드백, 주장훈련, 혐오자극법(부정적 강화)

> **행동수정요법**
> - 체계적 둔감법 : 공포증을 유발시키는 자극과 유사한 자극에 낮은 강도로부터 조금씩, 반복적인 노출, 원래의 자극 상황에 직접 직면할 수 있을 때까지 강도 증가
> - 바이오피드백 : 불수의적, 생리적 행동을 의료기기로 가시적으로 만들고 이 행동을 스스로가 평가하여 임의적인 방법으로 통제할 수 있도록 함
> - 주장훈련 : 자신의 의견을 사회가 용납하고 수용하는 방법으로 표시하여 목적을 달성하도록 지도 및 훈련함
> - 혐오자극요법(부정적 강화) : 부정적 충동자극이 올 때 약한 전류를 주어 불쾌한 자극을 유발시켜 충동이 억제되도록 함

UNIT 06 약물치료 ★★★★★★★★

1) 항정신병 약물(antipsychotic medications) ★★★★★

(1) 작용기전
뇌의 감정 작용 부분인 limbic system에서 dopamine 수용체 차단으로 정신 증상 감소

(2) 효과
① 진정효과
② 신경이완 효과 : 주변의 흥미의 감소, 감정이나 정서적 표현 둔화 작용
③ 항정신병 효과 : 사고장애(망상, 사고의 비약, 지리멸렬), 지각장애(환각) 호전

(3) 용법
① 급성 시 효과 증가
② 만성 시 최소 6~8개월 사용
③ 항정신병 효과 : 대개 6주 이내에 나타남, 부작용 관찰하며 서서히 증량

(4) 부작용

가. 일반적인 급성 부작용

① 추체외로 증상(EPS, ExtraPyramidal Syndrome) : 도파민 차단으로 발생 ★
  ㉠ 급성근긴장 이상 ★ : 목과 어깨가 갑자기 뒤틀림, 불수의적 치켜뜨는 안구 움직임, 호흡/연하 곤란 → 즉각 처치 필요, 호흡 보조 장치(필요시), 항파킨슨약 benztropine(cogentin)투여 ★
  ㉡ 정좌 불능증 : 행동을 멈추었을 때 초조나 불쾌감으로 가만히 있지 못함, 불수의적인 좌불안석상태
  ㉢ 파킨슨 증상 : 느린 운동, 경직, 진전, 근육강직, 침 흘림, 무표정한 얼굴, 구부정한 자세, 질질 끄는 듯한 걸음걸이, 연하곤란, 가면 같은 얼굴 등 → 항파킨슨약 benztropine (cogentin)투여

② 과도한 진정 작용 : 낮 수면 방지하기 위해 활동요법에 참가시킴
③ 항콜린성 부작용 : 시력장애(시야흐림, 갈색시야), 입 마름, 요정체, α_2아드레날린성 수용체 차단효과 ★★(기립성저혈압, 서맥, 심계항진), 아트로핀 정신증(목적 없는 과잉 행동, 초조, 혼돈, 지남력 상실 등) 등
④ 광선 과민증, 피부발진 ★, 경련발작
⑤ 무과립혈증(clozapine, clozaril) : 드물지만 치명적, 즉각 약물복용 중단

---

clozapine, clozaril 부작용

- 무과립혈증 : 과립구 500/㎣↓, CBC검사(18주 이전까지는 매 주마다, 18주 이후부터는 매월 시행), 발열, 인후통, 감염증상 관찰 교육
- 타액 과분비
- 빈맥

나. 장기 복용 시
　① 추체외로 증후 → 지연성 운동 이상증(tardive dyskinesia, TD)
　② 독성 색소성 망막변증
　③ 신경 악성 증후군(Neuroleptic Malignant Syndrome : NMS) : 응급상황
　　㉠ 잠재적으로 치명적인 증후군
　　㉡ 신경이완제 치료동안 언제라도 발생 가능
　　㉢ 증상 : 고열 40℃↑, 극심한 근육강직, 의식변화, 과호흡, 백혈구 15,000/㎣↑, 발한
　　㉣ 중재 : 즉각적 응급조치, 약물 즉시 중단, 조기 발견이 중요, 활력징후 측정, 경련 및 안전 예방조치, 의식수준 관찰, 해열제 복용, 수액투여, 전해질 측정

(5) 종류
　① 정형적 : chlorpromazine(thorazine) ★, haloperidol(haldol), fluphenazine(prolixin)도파민 수용체인 D_2 차단하여 양성 증상 감소 → 지연성 운동장애(TD)/추체외로증상(EPS)유발
　② 비정형적 : clozapine(clozaril) ★, olanzapine(zyprexa) ★, risperidone(Rispedal), quetiapine(seroquel)
　　도파민과 세로토닌 수용체 차단하여 양성/음성 증상에 효과 → 지연성 운동장애(TD)없음, 정형적 약물보다 부작용 적음, 체중증가 및 당뇨병, 대사 부작용 유발

(6) 적응증
　조현병, 정신증, 심한공격성, 치매, 주로 와해된 언어, 망상, 환각 등

2) 항우울제(antidepressant drug) ★★

(1) 작용기전
　노에피네프린, 세로토닌의 활성도 증가시켜 우울증 완화

(2) 효과
　① 정신운동지연 회복 : 기분고조, 사고증진, 기억력 향상
　② 식욕증가와 불면증 해결 : 4단계 slow wave를 증가, REM수면 감소
　③ 신체활동 증가

(3) 적응증
　① 양극성 기분장애의 우울증, 우울삽화, 반복성 우울증
　② 공포성 불안장애, 기타 불안장애, 강박장애, 심한 스트레스 반응 및 적응장애
　③ 신체형 장애, 야뇨증, 편두통, 섭식장애, 주의력 결핍장애
　④ 비전형 우울증 : MAOI

(4) 부작용 ★★
　① SSRIs ★(선택적 세로토닌 재흡수 억제제) : prozac(fluoxetine), zoloft, luvox, paxil
　→ 세로토닌 재흡수 방지

- 부작용 : 세로토닌 증후군(불안, 수면방해, 떨림, 성 기능장애, 긴장성 두통)
  위장관계 : 오심, 구토, 복통, 설사 등
② Tricyclics(TCA삼환계 항우울제) : tofranil(imipramine), Elavil(amitriptyline), Anafranil
  → 노에피네프린, 세로토닌 재흡수 차단
    - 항콜린성 부작용 → 진정, 구갈, 변비, 소변장애, 시력장애, 기립성저혈압, 하루 권장량의 10~30배 복용 시 치명적이므로 대상자가 약물을 모으고 있는지 여부 확인이 꼭 필요함, 심전도장애유발, 금단증상예방 위해 서서히 감량하며 중단
③ MAOIs(모노아민 산화억제제) : marplan, nardil
  → 노에피네프린, 세로토닌, 도파민 분해 및 비활성화시키는 모노아민산화 단백질을 비활성화하여 뇌안의 신경전달물질 증가
    - 부작용 : 기립성 저혈압, 신경계 자극 효과(흥분, 불면, 걱정 등), 티라민이 함유된 음식을 섭취할 경우 고혈압 위험성↑ ★

> **티라민 함유 식품**
> - 치즈피자, 신맛의 크림, 요구르트, 크림치즈 제외한 모든 치즈
> - 육류와 단백질 식품 : 훈제 연어, 훈제 어류
> - 야채와 과일 : 녹색 콩, 아보카도, 소금에 절인 양배추
> - 알코올성 음료

3) 기분 안정제(mood stabilizers) ★★★
기분과 관련된 세포의 수송기전과 세로토닌 및 GABA(gamma-amino-butyric acid)기능 강화

(1) 항조증 약물
  가. 작용기전
    ① 신경과 근육 세포 속에서 일시적으로 증가된 sodium을 정상화
    ② 노에피네프린, 세로토닌, 도파민의 연접부위 전달 안정 및 정상화
    ③ 갑상선 호르몬 분비 억제
  나. 적응증
    ① 양극성 장애 조증과 우울증의 치료 및 예방
    ② 순환성 장애, 월경전기증후군, 공격적/충동적 행동 조절
  다. 종류 ★★★
    lithium : 0.8~1.4mEq/L의 혈중농도 유지(독성 범위 : 1.5mEq/L 이상 시 ∴ 정기 검사 필수)

> **수치 상승 원인 ★**
> 과도한 발한, 탈수, 설사, 이뇨제 등에 의한 수분 및 전해질 손실, 염분섭취감소, 약물과량투여, 신장기능 장애

라. 부작용
- 갈증, 다뇨, 체중 증가, 피로, 구강건조(초기) → 혈중 농도 2.0 이상 시 치명적, 거친 손 떨림, 심한 설사, 구토, 졸림, 운동실조, 이명, 현기증, 발작, 혼수, 심부건 과잉반사 → 즉시 중단

마. 중재 ★
① 신장, 갑상선 기능 검사 및 심전도 측정(치료 시작 전에도 측정하기)
  갑상선 기능 저하증 대상자는 면밀한 관찰 필요
② lithium 섭취 시 이뇨제 투여 금지
③ 음식과 함께 투여 : 위장장애 최소화 위함
④ 자살 대상자, 특히 기분이 좋아지고 에너지 수준이 올라갈 때 주의하여 관찰
⑤ lithium은 서서히 중단하고 갑자기 끊지 않도록, 의사와 상의 없이 약 용량 조절 금지
⑥ 독성의 증상과 증후 교육
⑦ 적정한 염분 및 충분한 수분섭취 권장(수분 섭취 부족 시 리튬 농도 상승 및 독성 유발)
⑧ 교육 : 약물치료 반응은 1~3주 후에 나타날 수 있음. 다뇨, 지속되는 구토, 설사, 열 발생 시 의사에게 알리도록 함
⑨ 혈청 리튬농도 측정 : 약물 섭취 후 약 10~14시간에 측정

(2) 항경련 약물(anti-convulsion drugs)

뇌 세포막의 전기화학적 균형을 바꿔 전기 자극을 쉽게 퍼져 나가지 못하게 하여 뇌의 세포막을 안정시킴

가. 종류
  carbamazepine(tegretol), valproate(depakene, orfil), topiramate, clonazepam(klonopin)

나. 부작용
① carbamazepine(tegretol) : 피부발진, 운동협응장애, 졸림, 현운, 언어장애, 운동실조, 골수억제(가장 심각) → 규칙적 추적검사
② valproate : 위장관계(오심, 구토, 설사), 신경계(진정, 운동실조, 구음장애, 진전)
③ topiramate : 정신운동지연, 언어문제, 졸림, 어지러움, 피곤, 집중력감소 등

4) 항불안제(antianxiety drugs) ★

(1) 작용기전
중추 신경계 억제하여 GABA(이완발생, 변연계 억제)의 효과 증진

(2) 효과
범불안, 긴장 감소, 진정 작용, 불면증 등 스트레스 관련 증상

(3) 종류
① benzodiazepines(억제성 신경전달물질 GABA 강화) : chlordiazepoxide(librium), diazepam(valium), oxazepam(serax), alprazolam(xanax) ★(공황장애)
② benzodiazepine receptor agonist : zolpidem(stilox, zolpid)

(4) 부작용
① 비교적 안전
② 중추신경계 억제 효과(진정작용, 현기증, 운동실조, 오심), 불면증
③ 건망증 : triazolam, midazolam

5) 진정수면제(hypnotics)

Flurazepam, Halcion, zolpidem

6) 인지기능개선제(cognitive acting drug)

① acetylcholine을 증가, 콜린성 대뇌 기능 강화
② Cognex, Aricept, memantine

UNIT 07 전기경련치료(electro convulsive therapy, ECT) ★

① 전기적 자극을 이용하여 도파민, 세로토닌, 아드레날린의 신경전달을 향상
 → 삼환계 항우울제 효과(∵ 시상하부, 뇌하수체에서 호르몬 분비)
② 가설
 뇌에 심한 항경련 효과를 일으켜 항우울 효과를 나타냄
 환자에게 일종의 징벌로 받아들여져 죄악감의 감소로 우울이 완화됨
③ 적용 : 주요우울증, 재발되는 우울증, 약물치료에 효과 없는 경우
④ 간호중재 ★
 치료과정, 이점, 부작용등 교육, 치료와 관련된 감정(마술적이고 환상적인 것을 포함한 공포감 등)을 표현하도록 격려, 편안하고 느슨하게 옷 입기, 치료 직전 대소변 볼 것, atropine주사(심정지 예방, 분비물 감소), IV확보, 산소공급, 기억력 회복에 대한 안내 등
⑤ 금기 : 뇌질환, 울혈성 심질환, 노약자, 임산부
⑥ 부작용 : 심혈관계 영향(주 사망 원인), 전신증상(두통, 오심, 구토, 허약, 무월경, 골절), 인지적 (치료 후 일시적 혼란, 기억장애)

UNIT 08 가족치료 ★

1) 목표

대인관계를 통하여 병적인 갈등과 불안을 해결하거나 감소

2) 대상
개인보다는 가족 체제에 초점

3) 주요이론
① 정신분석적 가족 치료(Ackerman) : 가족생활의 역동 병리를 강조
  치료목표 : 병리적 갈등과 공포를 해소하는 것, 적극적인 정신 건강 유지
② 가족 체계 치료 이론(Bowen)
  ㉠ 가족은 사회의 하위 체계, 개인은 가족의 하위 체계로 서로간 영향을 주고받기 때문에 개인의 장애에 가족 체계가 중요
  ㉡ 치료목표 : 개인이 체계에 묶여서 반응을 보이는 것이 아니라 체계에 대해 반응할 수 있는 위치에 서게 하는 것, 서로의 개인차와 고유성을 인정
  ㉢ 미분화된 개인일수록 가족 자아에 용해된 정도가 심해 역기능에 빠지기 쉬움
  삼각관계 : 부부간의 스트레스 상황이 심하면 제 3자를 개입시켜 형성
③ 구조적 가족 체계이론(Minuchin)
  ㉠ 가족의 구조를 변화시켜 가족원이 변화를 경험하여 치료적 효과
  ㉡ 가족 관계 지도를 그려 대가족과 부모의 역할을 하는 가족의 가족 치료에 적합
  ㉢ 가족 구성원에게 과제를 부여하고 새로운 역할에 따라 기능하도록 하는 것
  ㉣ 적용 : 대가족, 과도기 가족, 부모역할을 하는 자녀가 있는 가족
④ 의사소통 가족 행동 치료(Bateson, Satir) : 가족체계의 의사소통 방법을 개선
⑤ 전략적 가족 치료(Haley)
  현존하는 가족문제 해결, 의사소통이론과 행동주의 이론에 입각하여 지배적인 가족체계의 변화 유도

4) 가족중재 ★
① 치료적 자기 이용 : 간호사와 가족 간 객관성을 유지할 것, 타인의 행동을 이해하는데 도움
② 위기관리 : 가족 체계와 구성원간의 강점 칭찬하여 간호 접근
③ 신뢰 관계 형성, 대상자 가족 생활방식 이해
④ 치료적인 동반자 관계유지

UNIT 09 기타

아로마테라피, 색채치료, 햇빛치료 등

단원별 문제

01 내외적 요구가 과다한 부담이 되거나 개인의 역량이나 대처능력을 넘어서는 상황에 대한 설명으로 옳은 것은?

① 항상 부정적인 결과를 가져온다.
② 이런 경우 생리학적인 반응만이 나타난다.
③ 내적 특성보다는 외적 환경이 이런 경우에 얼마나 빨리 적응하는지 결정한다.
④ 외적 조건이 같다면 개인의 성격, 믿음, 태도가 다르더라도 이것의 양상은 같다.
⑤ 가족 구성원의 사망, 이혼보다 따분함, 불만족, 계속적인 가족의 만성적인 문제가 개인의 기분과 건강에 큰 영향을 미친다.

해설 [스트레스에 대한 설명]
① 스트레스는 항상 부정적인 결과만 가져오는 것이 아니라 긍정적인 측면도 있다.
② 생리학적+정신적 반응이 동반된다.
③ 개인의 내적 특성에 따라 반응 양상이 다르다.
④번과 같은 경우 스트레스의 양상은 다르다.

02 아내와 사별 후 두통 및 가슴의 통증을 주호소로 하여 내원한 대상자가 1년 전부터 비슷한 증상으로 여러 병원을 방문하여 각종 검사를 받았으나, 이상 소견 없이 신경성이란 말을 들어왔다. 이 대상자에 대한 설명으로 옳은 것은?

① 신체적인 증상은 무시하고 시간이 지나면 서서히 완화된다.
② 신체적으로 나타나는 증상에 대해 지속적으로 관심을 갖는다.
③ 신체적인 문제 발생은 정신적인 문제와 연관된다.
④ 신체적인 호소는 검사 상 이상이 없으므로 큰 의미를 두지 않아도 된다.
⑤ 심리적인 문제를 해결한다 하더라도 신체 증상은 지속된다.

해설 ① 무시하지 말고 같이 다뤄야 한다.
② 신체증상 뿐 아니라 정신 심리적 중재도 동반한다.
④ 정신적 문제로 인해 신체증상이 나타난다는 것을 인지하는 것이 중요하다.
⑤ 심리적인 문제가 해결되면 증상이 완화된다.

정답 01. ⑤ 02. ③

03 한 달 동안의 신혼여행을 다녀온 지 얼마 되지 않은 남자가 승진 시험을 앞두고 불안해하며 스트레스를 받을 때 나타날 수 있는 증상으로 옳은 것은?

① 기면
② 동공 수축
③ 혈압 감소
④ 체온 감소
⑤ 심박동수 증가

> 해설 불안이 증가하면 ③ 혈압이 오르고 ② 동공이 확대되며 ④ 체온이 올라가고 ⑤ 심박동수가 증가한다.

04 신입사원 양씨는 최근 근무를 하면서 실수를 하였고 부장으로부터 꾸중을 받은 뒤로 아침에 일찍 일어나며 잠을 자지 못하고 실수를 다시 할까봐 걱정이다. 양씨에게 도움이 될 수 있는 대처 방법은?

① 실수에 대해서 되새기면서 같은 실수가 반복되지 않도록 각인시킨다.
② 직장을 그만두고 다시 새로운 직장을 구한다.
③ 앞으로 실수하지 않도록 완벽해지려고 노력한다.
④ 눈앞의 좋은 결과를 그려보거나 규칙적으로 가벼운 운동을 권장한다.
⑤ 다시 실수 할 때 생길 수 있는 일에 대해서 상상을 하고 대비한다.

> 해설 스트레스의 관리 전략 중 사고중지기법, 긍정적 자기 진술 등은 인지적 대처 전략에 해당된다. 긍정적인 사고와 적절한 신체활동을 통해 긴장을 완화하며 스트레스를 감소시킬 수 있다.

05 27세의 신규간호사가 복잡한 병원일로 심한 스트레스를 받아 가슴이 답답하고 자신감까지 잃어가고 있을 때 스트레스 관리를 위한 가장 우선적인 중재는?

① 가장 중요하다고 생각하는 부분에 구체적인 목표들을 세우고 우선순위를 결정한다.
② 필요한 일에 대해서 합리적인 결정을 내린다.
③ 감정에 대해서 들어주고 공감과 지지를 해준다.
④ 성취해야 할 계획, 행동을 명료화 한다.
⑤ 해결해야 할 문제가 너무 복잡하고 어려우므로 스스로 판단을 하도록 기다린다.

> 해설 대상자는 심한스트레스로 신체적 증상이 나타나고 있는 상태이다.
> ①②④은 모두 빛는 일이나 심한 스트레스를 받는 상황에서는 오히려 스트레스가 더 가중될 수 있기 때문에 ③번과 같은 행위를 통해 스트레스를 줄이도록 돕는다.
> ⑤ 극심한 스트레스로 인해 스스로 건강한 판단을 할 수 없는 상태이다.

06 40년 이상 가정주부로 지낸 60대 이씨는 10개월 전 암으로 남편이 사망하였고 이후 혼자서 지내오던 중 4개월 전 집에 도둑이 들어와서 도난을 맞은 뒤로 누군가 현관문을 계속 두드리는 것 같은 소리가 난다고 경찰에 매일 전화하고 잠을 이루지 못할 때 중재로 옳지 않은 것은?

① 가까운 곳에 위치한 지역사회자원에 대한 정보를 주고 이용하도록 격려한다.
② 이씨가 믿고 의지할 수 있는 인적 자원에 대해 조사하고 도움을 요청한다.
③ 이씨의 감정을 파악하고 언어적 표현에 대해 심리적 지지를 한다.
④ 남편의 죽음과 도난사건으로 현재의 상황을 과민하게 지각하고 있으므로 사실적, 객관적으로 사건을 파악하고 분석하도록 격려한다.
⑤ 의존적인 이씨의 일상을 독립적, 역동적으로 유지시키기 위해 생산적이고 활동적인 직업을 갖도록 도와준다.

> **해설** 이씨의 나이가 60대이고 가정주부로 오랜 시간 지내던 사람에게 생산적인 활동의 직업을 갖도록 하는 중재는 오히려 스트레스를 가중시킬 수 있다.

> 사고가 진행되는 동안 사고의 주류와 비주류를 구분하지 못하고 연상되는 사고가 너무 많아 사고의 흐름이 정상적으로 진행되지 못하고 빙빙 돌다 최종적으로 목적한 결론에 이르는 현상을 말하는데 결론에 도달하기는 하지만 그 과정에서 지엽적인 부분에 할애하는 시간이 많다.

07 16세의 양군은 친구를 못살게 굴고 거짓말을 일삼고 만만한 친구들을 괴롭히면서도 자신이 한 행동에 대해 죄책감이 없을 때 행동수정요법을 적용하는 이유로 옳은 것은?

① 특정한 부적응적 행동을 수정하는데 목적이 있어서
② 비도덕적인 자세를 다루는 데에만 목적이 있기 때문
③ 아이의 부모가 치료를 이해하면 집에서도 사용할 수 있기 때문
④ 또래와의 동일시를 시킬 수 있어 청소년 시기를 잘 보낼 수 있기 때문
⑤ 비인격적이지만 잘못된 행동을 다루는 데에만 목적을 둘 수 있기 때문

> **해설** 행동수정치료는 인간의 행동은 상과 벌의 균형에 따라 학습되거나 소멸된다는 이론에 근거한 방법으로 긍정적 강화는 바람직한 행동에 긍정적인 보상을 제공함으로써 적응적인 행동의 빈도를 증가시키며, 무관심, 벌, 반응손실 등을 통해 바람직하지 못한 행동을 감소시키는 방법의 치료법이다.

08 통증관리를 위한 방법으로 불수의적, 생리적 행동을 의료기기로 가시적으로 만들어 이 행동을 대상자 스스로가 평가하여 임의적인 방법으로 통제할 수 있게 하는 것은?

① 주장훈련
② 인지치료
③ 체계적 둔감법
④ 바이오피드백
⑤ 혐오자극요법

> **해설** ① 주장훈련 : 자신의 의견을 사회가 용납하는 방법으로 표시하여 목적을 달성하도록 훈련
> ② 인지치료 : 대상자의 사고유형에 영향을 미쳐서 부적응적 행동과 정서를 변화시키기 위한 치료방법
> ③ 체계적 둔감법 : 스트레스 자극 정도와 유사한 자극을 낮은 강도부터 반복적으로 서서히 노출시켜 원래 자극상황에 직접 직면할 수 있을 때까지 노출강도를 증가
> ⑤ 혐오자극요법 : 부정적 강화. 유발자극이 올 때 약한 전류로 불쾌한 자극을 주어 충동이 억제 되게 함

09 다음 중 치료적 환경에 대한 설명으로 가장 옳은 것은?

① 환자를 고객으로서 대우 할 수 있다.
② 환자 자신의 감정을 자유롭게 표현할 수 있다.
③ 온정적인 태도, 주관적 융통성이 유지된다.
④ 최소한의 개별화된 치료가 제공된다.
⑤ 물리적 위험이나 불필요한 정서적 충격을 전혀 받지 않는다.

> **해설** 치료적 환경은 환자에게 이로운 결과를 가져올 수 있는 치료적 환경을 제공하여 환자의 행동을 바람직한 방향으로 이끄는 방법으로 간호사는 환자와 가장 많은 접촉을 하므로 치료적 환경 조성의 중추적 역할을 하게 된다.

10 정신질환자를 위한 치료적 환경으로 가장 적절한 것은?

① 외부 세계와 완벽하게 차단된 독실을 제공한다.
② 대상자와 직원간의 지시적인 상호작용을 한다.
③ 대상자, 가족이 참여하는 치료결정 과정을 적용한다.
④ 억제 또는 보호기능이 제공되는 폐쇄병동을 유지한다.
⑤ 지역사회와 격리된 공기 좋고 조용한 병원을 만든다.

> **해설** [치료적 환경의 특징]
> 한 인간으로서 존엄성과 가치인정(개별화된 치료), 신뢰성, 일관성, 객관적인 융통성 유지, 신체적 위험이나 정서적 손상으로부터 안전감, 치료적 활동에 참여할 것을 지지, 환자의 경제적 상태 고려, 스스로 문제를 해결할 수 있는 기회 제공, 새로운 행동을 시험해 볼 수 있는 장소와 기회 제공, 지역사회와의 연결을 통해 추후관리 및 사회복귀에 도움을 주는 시스템유지

08. ④　09. ②　10. ③

11 치료적 활동 프로그램을 제공하여 사회에 공헌하는 사람이 되도록 도와주는 요법의 목적으로 가장 옳은 것은?

① 긴장과 불안을 인내할 수 있게 된다.
② 위축과 퇴행을 감소시키기 위해 일을 시킨다.
③ 성취감을 경험하도록 환자들과 경쟁하게 한다.
④ 타인과의 접촉을 통해 대인관계 기술을 발전시킨다.
⑤ 내적인 갈등을 사정하여 근본적인 문제해결을 모색한다.

> **해설** [활동요법의 목적]
> 대인관계 기술향상, 협동심 향상, 환상/망상/착각에서 벗어나게 함, 단조로운 병원생활의 답답함과 짜증을 덜어줌, 신체운동으로 건강증진, 의사소통 증진 등

12 불안장애 대상자를 오락 활동이나 작업요법에 참가시키는 이유로 적절한 것은?

① 즐거운 병원생활을 위해
② 새로운 의사소통 기술을 습득하기 위해
③ 긴장을 풀고 관심을 다른 곳으로 돌리기 위해
④ 규칙적, 강압적 분위기를 완화시키기 위해
⑤ 공포를 표현할 대상을 제공하기 위해

> **해설** 오락 활동이나 작업요법 그 자체로 즐거움과 집중이 가능하며 이것은 긴장완화를 가져오고 결국에는 증상으로부터 벗어나는데 도움을 준다.

13 말을 하지 않는 대상자의 내적 갈등을 표현하게 하여 감정을 정화시키기 위한 활동요법을 계획할 때 가장 적절한 것은?

① 미술요법
② 음악요법
③ 무용요법
④ 원예요법
⑤ 애완동물요법

> **해설** 내적갈등은 무의식의 영역에서 일어나는 일로 미술요법을 통해 무의식을 표현하게 한다.
> ② 음악요법 : 감정정화 효과가 있음
> ③ 무용요법 : 자기이해, 대인관계 증진의 효과가 있음
> ④⑤ 감각촉진, 정서친밀감 효과 있음

정답 11. ④ 12. ③ 13. ①

14 김씨는 항정신병 약물을 복용하고 있는 환자로 심한 근육강직과 의식의 변화가 왔고 갑자기 체온이 40℃ 이상 오르고 혈액검사 상 백혈구 수치가 18,000/mm³로 측정되었을 때 의심해볼 수 있는 부작용은 무엇인가?

① 광선과민증
② 경련
③ 항콜린성 부작용
④ 신경 악성증후군
⑤ 무과립혈증

> **해설** 항정신병 약물을 장기적으로 복용 시 나타날 수 있는 부작용으로 신경악성증후군(Neuroleptic Malignant Syndrome : NMS)의 증상이다. 이외에도 혈압의 변화, 과호흡, 발한, 혈액검사 상 CPK 증가가 특징적이다.

15 정형적 항정신병 약물에 대한 내용으로 틀린 것은?

① 도파민 수용체의 하나인 D_2 수용체를 차단하여 증상을 경감시킨다.
② 지연성 운동장애를 유발하지 않는다.
③ thorazine, haldol이 해당된다.
④ 급성근긴장이상증이 발생할 수 있다.
⑤ 양성 증상에 효과적이나 정좌 불능증이 발생할 수 있다.

> **해설** ② 비정형적 항정신병 약물의 특징이다.

16 항정신병 약물 복용 시 발생할 수 있는 항콜린성 부작용과 중재에 대한 내용으로 옳은 것은?

① 광선과민증이 나타날 수 있어 철저하게 빛을 차단하도록 한다.
② 진정작용이 나타나므로 낮에 수면을 방지하기 위해 활동요법에 참가시킨다.
③ α_2수용체를 차단하여 기립성 저혈압이 발생할 수 있으므로 천천히 자세변경한다.
④ 급성근긴장 이상 시 항파킨슨 약물을 투여한다.
⑤ 설사를 예방하기 위해 섬유질 및 수분 섭취를 제한한다.

> **해설** ①②④ 항정신병 약물의 부작용에 해당된다.
> ③ 항정신병 약물의 항콜리성 부작용에 해당된다.
> ⑤ 항콜린성 부작용으로 설사가 아니라 변비가 발생할 수 있다.

17 티라민 함유 음식 섭취 시 고혈압 위기가 발생할 수 있어 엄격한 식이제한이 필요한 약물은?

① Haloperidol
② SSRI(선택적 세로토닌 재흡수 억제제)
③ TAC(삼환계 항우울제)
④ Prozac
⑤ MAOI(모노아민 산화효소 억제제)

> **해설** MAOI(모노아민 산화효소 억제제)는 노에피네프린, 세로토닌, 도파민 등 모노아민 신경전달물질을 대사하는 효소의 작용을 억제하여 중추신경계 전달물질을 상승시켜 항우울 효과를 나타낸다. 티라민이 함유된 음식과 병용 시 고혈압 위기가 발생할 수 있어 엄격한 식이제한이 필요하다.

18 기분안정제에 대한 내용 중 틀린 것은?

① 기분안정제로 인해 발생한 갑상선 기능 저하증은 비가역적이다.
② 리튬은 신기능, 심기능, 전해질 검사 등 정기적인 검사가 필수이다.
③ 리튬은 수분섭취가 중요하다.
④ 일반적인 치료용량의 범위를 유지하는 것이 중요하다.
⑤ 리튬은 신장을 통해 배설되어 신장기능과 관련된 부작용이 많다.

> **해설** ① 가역적이며 치료 가능하다는 것을 교육한다. 필요시 갑상선 호르몬 대체물을 처방한다.

19 인지행동치료법에 대한 내용으로 옳은 것은?

① 바람직한 행동을 증가시키기 위해 무심, 벌, 고립 등의 방법을 사용한다.
② 바람직하지 못한 행동을 감소시키기 위해 긍정적인 보상을 한다.
③ 행동수정요법을 통해 대상자의 사고유형을 살펴본다.
④ 개인의 인지적 문제의 수정을 통해 행동 상의 변화를 시도한다.
⑤ 과거의 기억과 어디선가의 행동을 강조해 부적응적 행동을 명료하게 파악하고 해결한다.

> **해설** ① 바람직하지 못한 행동을 감소시키기 위한 방법이다.
> ② 바람직한 행동을 증가시키기 위한 방법이다.
> ③ 인지치료를 통해 대상자의 사고 유형을 살펴본다.
> ⑤ '지금-여기'를 강조해 부적응적 행동을 명료하게 파악하고 해결한다.

정답 17. ⑤ 18. ① 19. ④

20 가족요법 중 대가족, 부모역할을 하는 자녀가 있는 가족, 과도기 가족에게 적용할 수 있는 이론은?

① 구조적 가족이론
② 정신분석적 가족이론
③ 가족체계이론
④ 가족 행동 치료이론
⑤ 가족의사소통 이론

해설 [구조적 가족 이론 : 미누친(S. Minuchin)]
가족은 곧 체계로 개인은 가족 체계 내에서 기능하는 하위체계이다. 개인의 내면적인 문제는 곧 가족 체계의 기능장애로 발생한다. 치료대상자는 개인이 아닌 가족 전체이다.

20. ①

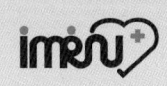

간결 간호사 국가시험대비
정신간호학

정 신 간 호 학

지역사회 정신건강

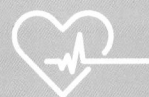

CHAPTER 01 지역사회 정신건강 간호
- UNIT 01 지역사회 정신 간호
- UNIT 02 정신사회재활
- UNIT 03 정신건강증진

CHAPTER 02 위기간호
- UNIT 01 위기의 정의 및 특성
- UNIT 02 단계
- UNIT 03 위기의 유형
- UNIT 04 위기 중재
- UNIT 05 자살간호
- UNIT 06 가정폭력
- UNIT 07 슬픔 및 상실
- UNIT 08 성폭행 및 강간

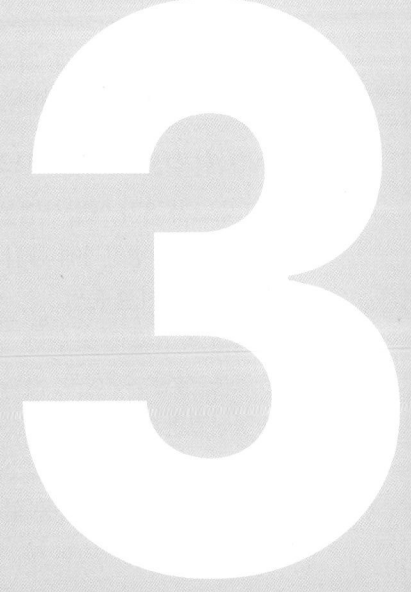

PART 3

CHAPTER 01
지역사회 정신건강 간호

UNIT 01 지역사회 정신 간호

1) 지역사회 정신간호의 개념
지역사회와 밀접한 관계를 맺으며 지역사회 내에서 취해지는 모든 건강 사업(일종의 정신건강 예방 운동)
→ 전통적 치료에서 벗어나 지역사회를 기반으로 하는 지속적, 포괄적, 통합적 치료접근

2) 지역사회 정신 건강 간호의 정의
① 정의 : 정신건강 증진을 목적으로 지역사회 내에서 행해지는 모든 활동
② 특징 : 1, 2, 3차 예방적 접근 중심, 모든 대상자들의 정신 사회 재활이 중요시 됨

3) 지역사회 정신 보건의 원리
① 포괄적인 서비스, 근접성, 상담 및 자문, 팀 접근
② 평가와 연구, 치료의 연속성
③ 1, 2, 3차 예방 중재, 지역 주민에 대한 책임 및 참여 필요
④ 의료와 사회복지 서비스의 연결 등

4) 지역사회 정신 보건 간호사의 역할 ★
① 1차, 2차, 3차 예방사업을 위한 활동
② 지역 사회 정신과적 응급 간호
③ 사회복귀시설 운영
④ 사회 복귀 촉진을 위한 일상생활훈련, 사회기술훈련
⑤ 교육, 상담 : 대상자, 가족
⑥ 정신질환의 진단 및 보호신청
⑦ 정신보건에 관한 조사연구
⑧ 대상자의 사회 재적응 및 직업재활 : 증상관리, 재발을 막는 활동

⑨ 위기 간호 : 당면한 문제 해결 지지, 안정화
⑩ 사례 관리

5) 사례관리 중재 방법

위험요소 사정, 투약교육, 건강상태 감시를 통한 포괄적인 치료제공 → 전화관리, 약물관리, 증상관리, 가족 교육, 지지 모임, 위기 중재, 방문 상담

6) 지역사회 정신건강 간호 특징 ★★

① 병원이 아닌 지역사회를 기반으로 하여 지역사회 전체가 대상이 됨
② 정신장애의 예방과 정신건강 증진을 강조, 지속적이고 포괄적인 서비스
③ 간접서비스 요구됨(자문, 교육 등), 현실적인 프로그램 제공
④ 새로운 인력 참여(비전문인력, 준전문인력)
⑤ 지역사회의 적극적인 참여, 스트레스 요인, 병리적 원인을 지역사회 내에서 발견

7) 지역사회 정신보건사업 및 간호내용 ★★★★★★★

(1) 1차 예방 : 건강증진 및 질병예방 ★★★★★

① 안녕상태 강화유지, 생활유형 발견과 개선
② 표적 집단 확인 : 아동, 청소년, 성인, 노인의 정신건강 문제 정기적 사정
③ 고위험집단 : 우울, 불안, 자살 가능성의 문제를 가진 대상자 및 가족을 정기적으로 조사관리
④ 스트레스 문제를 돕기 위한 자조집단 구성 – 스트레스 원에 대한 적극적인 대처 교육
⑤ 위의 활동을 통해 정신질환, 새로운 사례 발생을 감소시키는 활동

(2) 2차 예방 : 조기 발견 및 악화 방지 치료, 응급전화 ★

현존하는 사례 수 감소
① 초점 : 질병 유병률, 이상 증상 감소
② 신속한 발견, 즉각적 치료로 장애의 진행 예방

(3) 3차 예방 ★★ : 재발 방지 및 재활, 사회로 복귀, 지속적인 관리

① 만성 정신질환자 정신재활 : 스트레스 대처 기술, 대인관계 기술, 직업 재활 등
→ 개인의 능력을 최대한 개발함
② 환자, 가족, 정신의학, 간호학, 사회사업학, 임상심리학 등 전문가들과 협력

UNIT 02   정신사회재활 ★★★★

1) 정의

① 정신질환으로 인해 생긴 장애를 극복, 최적 수준의 생활양식 이행 위해 돕기
② 3차 예방적 측면으로 가능한 개인의 능력을 최상의 수준으로 회복되도록 돕는 것

2) 정신재활의 목적 ★★
① 질환회복 및 재입원 감소
② 힘 북돋아주기, 삶의 질 증진
③ 사회기능과 직업적 기능 촉진 → 지역사회 재통합
④ 독립심을 증가 → 개인적 성장 도모(독립과 성숙)
⑤ 치료 결정에 개입, 지속적인 치료 유지, 가족치료
⑥ 개개인에게 적합한 서비스제공 ★

3) 정신재활 프로그램 ★★★★★

(1) 사례관리 ★
정신질환자가 원하는 서비스 통합, 의료인 중심이 아닌 대상자의 목표에 따라 움직임
① 특징
  ㉠ 등장배경 : 장기 입원 대상자들을 병원에서 사회로 대규모 복귀시킴(탈원화), 항정신병 약물 개발, 정신장애인의 인권에 대한 자각, 지역사회 정신보건관련법률 제정(1960년), 서비스 욕구의 다원화, 기존서비스의 문제(단편성, 제공자 중심 서비스), 가족과 친구의 중요성 인식, 비용효과에 대한 인식 증가
  ㉡ 목적 : 장기입원으로 인한 부정적 영향을 제거
  ㉢ 문제점 : 지역사회가 환자들을 받아들일 준비가 안 됨
② 사회재활 서비스를 연결 → 지역사회내의 성공적인 삶을 위해 조정
③ 정신장애 치료, 위기중재 서비스, 신체건강과 치아관리, 주거시설 제공, 서비스 전달 감독, 권익 보호하기, 경제적 관리, 방문상담, 약물 및 증상관리 등

(2) 대상자 및 가족 교육 ★
① 환자가 새로운 기술을 사회생활에서 사용하기 시작하면 격려와 칭찬
② 질병 관리를 위한 장기계획을 수립, 실행하도록 교육
③ 훈련을 통해 재활노력을 지속할 수 있도록 교육
④ 정서적으로 지나치게 개입하지 말고 스스로 자신의 방식을 갖도록 교육
⑤ 처방된 약물의 부작용 및 정확한 투여에 관한 교육

(3) 사회 기술 훈련 ★
① 사회적 상황들에 적응하도록 돕는 방법
② 자기주장 훈련, 대인관계 훈련, 일상생활 기술 훈련, 개인위생관리, 스트레스 관리기술

(4) 일상생활 기술훈련
가정생활이나 사회생활에 필요한 일상적인 기술을 습득, 독립적인 사회생활을 영위할 수 있도록 도와줌

(5) 직업재활
구조적이고 체계적인 직업을 갖게 하여 사회적 역할을 수행할 수 있도록 도움

(6) 주거 서비스 ★

① 정신질환자에게 머무를 장소를 통해 안전하고 인간적인 생활시설 제공
② 공동생활가정, 중간 치료소, 지정아파트 등

> ※ **공동생활가정 : 집단가정 ★이 공동생활가정으로 변화**
> 완전 독립적인 생활은 어려워도 어느 정도 자립능력을 갖춘 정신질환자들이 공동으로 생활, 독립생활을 위한 자립역량 훈련 시설
> - 거주형 : 자립생활을 위해 도움이 필요한 장애인 4인기준 1개소 당 1인의 사회재활 교사의 도움을 받아 생활하는 유형
> - 자립형 : 자립생활능력이 인정된 대상자에게 보장된 유형
>
> **cf. 집단가정(Group home) ★**
> 정신질환자가 인지기능이 손상되어 일상생활에 도움이 필요할 때 24시간 관리, 감독하며 사회기술훈련을 시키기에 적절한 주거 서비스, 지역사회 내에서 가장 구속적인 시설
>
> **중간치료소(halfway house)**
> 집단가정보다는 덜 구속적, 지역사회에서 필요한 기술을 더 배움, 대상자에게 매일 치료팀의 보호관찰 아래 대인관계기술, 자기통제 기술, 가정유지 기술 등이 강조됨

UNIT 03   정신건강증진

1) 정신건강 증진의 개념

정신건강에 영향을 주는 파괴적인 요인 제거 및 감소를 시키고, 정상적인 성장발달을 도와주는 활동

2) 정신건강 증진의 목적

→ 건강 교육, 환경의 변화, 사회적 지지의 강화를 통해서 그 목적을 달성
① 정신장애의 발생 예방 : 건강은 건강할 때 지키도록 도와 정신장애의 발생을 예방
② 건강에 영향을 미치는 환경의 변화 : 개인의 현재, 미래의 건강상태에 강력한 영향을 미치는 생활양식을 조정하도록 도움
③ 고위험군 관리와 건강 교육 : 고위험군을 대상으로 교육과 도움을 제공하는 예방적, 교육적 활동
④ 사회적인 지지의 강화

UNIT 01 위기의 정의 및 특성 ★

위기는 삶의 한 부분이며 사건 그 자체가 아니라 개인의 지각

1) 정의
① 일시적으로 정서가 심각하게 와해된 상태로 대처기전 실패나 지지의 부족 시 초래
② 이전의 대응기전으로는 해결되지 않고 위협으로 인지되어 나타나는 불균형 상태
③ 의사결정과 문제 해결이 부적절함
④ 대상자나 가족이 스트레스 상황을 이겨내도록 도움

2) 특성
① 항상성 : 정서적 평형상태를 유지, 원래의 평형상태로 되돌아가려는 움직임
② 삶의 전환점, 위기 = '위험' + '기회'
③ 위기중재 = 정신질환의 1차 예방

UNIT 02 단계

① 1단계 : 외상적 사건에 대한 반응, 불안 증가, 익숙한 대처기전 사용
② 2단계 : 일상적 대처방법 사용하여도 불안이 더욱 증가(대처기전의 실패), 위험 및 혼란한 감정
③ 3단계 : 계속적인 불안 증가, 대부분 도움을 요청, 정서적인 고립 시 위기 경험, 절망, 무감동
④ 4단계 : 위기의 실제적 단계, 개인의 내적 자원과 지지체계가 부적절한 상태, 새로운 문제 해결방식 시도, 위협 재정리

UNIT 03   위기의 유형 ★★★★★

1) 성숙위기(발달 위기) ★★★
① 인격발달 과정 중의 위기, 예견가능하며 서서히 발생
② 대소변 가리기, 글자 익히기, 입학, 졸업, 입대, 취업, 결혼, 출산, 부모되기, 양육하기, 노화과정 겪기, 자녀 결혼시키기, 정년퇴직 ★, 죽음 준비하기 등

2) 상황위기 ★★
① 예상하지 못한 사건이 개인의 생리적·사회적·심리적 통합을 위협하며 발생
② 실직, 사랑하는 사람의 상실, 원치 않은 임신, 이혼, 신체적·정신적 질병 발생, 학업실패, 부도 등

3) 우발위기(돌발위기, 사회적 위기)
우발적, 흔하지 않고 다양한 상실이나 광범위한 환경변화를 포함하는 예상하지 못한 위기
① 자연재해 : 홍수, 지진, 화재, 토네이도, 허리케인
② 국가재난 : 전쟁, 폭동, 포로수용
③ 폭력범죄 : 강간, 살인, 배우자 학대, 아동학대

UNIT 04   위기 중재 ★★★

1) 원리
① 해결 : 보통 4~6주내(긍정적 혹은 부정적)
② 목적 : 위기 전 단계로 회복
③ 초점 : '지금 그리고 여기'
④ 간호사도 능동적, 직접적으로 위기중재 참여
⑤ 위기중재 간호사(1차 치료자)의 역할
    대상자가 현실적인 목적을 세우고 현 상황에 초점을 두고 중재를 계획
    무비판적, 평온함 유지 및 공감, 적극적인 태도

2) 사정 및 전략
① 문제의 인식 : 대상자의 위기와 사건 사이의 관계 설명
② 상황적 지지 : 사회적 관계 재형성
③ 극복기술 : 감정을 말로 표현, 적응적인 대처 방법 사용

3) Shield의 위기중재 4단계
① 환경적 조작 : 대상자의 개인적 상황에 직접적 변화 주기(∵ 스트레스 제거)
② 일반적 지지 : 심리적 지지(공감적 경청, 반영적 진술 사용)
③ 일반적 접근 : 유사한 형태의 위기, 경험자 대상에 접근하는 특수한 방법
④ 개인적 접근 : 특수사항을 고려한 개별적 접근

4) 위기 중재의 형태
① 가정방문 혹은 전화 상담
② 가족중심, 팀 접근 및 건강교육
③ 위기집단 모임
④ 현장 프로그램 : 재난 중재

UNIT 05 자살간호 ★★★★★★★★

1) 자살행동의 정신 역동
절망, 죄책감, 공격성, 양가감정

2) 생물학적 원인
serotonin감소 및 수용체 변화, monoamine oxidase수치 감소

3) 심리적 원인
자존감 저하, 자기 소외감에 대한 해결방법, 갈등의 결과, 자기 파괴

4) 사회적 원인, 환경적 요인

5) 자살행위의 위험요인
① 남자 특히 청년 혹은 노인
② 혼자 사는 사람 : 미혼, 별거, 이혼, 미망인
③ 정신병적 장애가 있는 사람
④ 알코올, 약물, 가솔린, 흡연 등 물질 남용자
⑤ 죽음, 이별 등 최근 스트레스 생활사건
⑥ 가족력
⑦ 현재 자살을 계획하고 있는 자, 이전의 자살 시도 경험자

6) 자살의 수준
① 1단계 : 자살 관념(suicidal ideation)
   자살 생각(○), 계획(×), 자살결정과 행동을 표현하지 않음
② 2단계 : 자살 위협(suicidal threats), 자살에 대한 양가감정의 표현, 도움을 요청하는 표현
   자살 행동(×), 자살을 시도하고자 하는 의도를 직접 표현(말, 글)
③ 3단계 : 자살 제스처(suicidal gesture)
   죽으려는 의도나 기대없이 한 자해, 실제적 자기파괴보다는 관심유도
④ 4단계 : 자살 시도(suicidal attempt)
   심각한 자해 행위(○), 치명적이지 않은 상태, 방해받지 않는다면 죽음에 이름
⑤ 5단계 : 자살 성공(completed or successful suicides)
   의식적인 의도로 자신의 생명을 끊는 것, 자살완성

7) 자살의 단서 ★★★

① 언어적 : 난 더 이상 못 참겠어. 죽을 거야, 난 살 가치가 없어, 나를 위해 빌어줘, 너는 행복해야 되, 이세상은 내가 없으면 더 좋아질 거야, 네가 돌아오면 난 여기 없을 거야.

② 행동적 : 본인 소유를 다른 사람에게 나눠 줌, 약을 먹고 자해를 하거나 목을 맬 줄을 만듦, 위험한 생활양식, 장기기증이나 묘 자리에 대해 알아봄, 갑자기 마음의 평온감을 느끼거나 타인의 도움을 거부함

③ 위험시기 : 오전 10시 30분~오후 5시 30분 사이, 금요일 아침~일요일 아침 사이, 봄, 공휴일, 의미 있는 기념일 등

8) 자살환자 간호 ★★★★★★★★

※ 자살 의도나 관념에 대해 직접적인 질문을 하고, 자살의 위험도를 주기적으로 평가

(1) 안전한 환경 조성 ★

① 자살을 할 수 있는 도구 제거
② 세심한 관찰, 수용적, 공감적, 일관된 태도
③ 진정한 관심과 돌봄 제공

(2) 심리적 간호 중재

① 치료적 관계 형성, 위기의 의미에 대한 이해 격려
② 안전계약 : 삶에 대한 책임감 갖도록 함
③ 긍정적인 정서 경험을 가지도록 도와줌
④ 자존감 증진 : 적당한 인정, 칭찬 적용
⑤ 살아야 할 이유와 희망을 찾게 돕기, 새로운 대처기전 개발
⑥ 자살의도(계획)에 대해 직접적으로 질문 ★★★

(3) 사회적 중재

① 환자와 가족 교육
② 전화 상담 서비스 정보 제공 : 자살위기 상담, 생명의 전화, 보건복지콜센터
③ 전문 상담 요원 교육

(4) 치료

① 약물 : 항우울제, 항불안제
② 입원고려 상황 : 사회적 지지체계 부재, 충동적, 자살계획 뚜렷할 때, 우울환자가 갑자기 밝아질때 주의

UNIT 06 가정폭력 ★★★★★

1) 정의

가족 구성원 사이의 신체적, 정신적, 재산상의 피해를 입는 것

① 신체적 폭력 : 폭행, 상해, 상습유기, 감금, 체포, 학대, 혹사
② 정신적 폭력 : 모욕적 이야기, 의심, 위협
③ 경제적 폭력 : 경제권 독점, 재산 임의처분, 생활비 제공안함
④ 성폭력 및 강간 : 동의 없이 폭력을 이용한 성 행위
⑤ 방임 및 통제

2) 특성

① 반복적, 장기적
② 다양한 형태, 점점 심해짐
③ 배우자 폭력-자녀(아동)폭력-가족 폭력(노인 학대)등 세대 간 전수, 가해자는 과거 가정 학대의 피해자인 경우가 많음(사회 학습이론) ★
④ 폭력에 대한 공포와 무력감으로 폭력적 가정에 안주
⑤ 가정 폭력의 피해자는 만성적 스트레스로 자살, 타살 등 왜곡된 방법으로 문제해결

3) 가해자의 특성 ★★★

① 자존감 및 자신감이 낮음
② 좌절, 공격적 충동의 자제력 부족
③ 자신의 결점을 타인에게 투사
④ 정서적으로 미성숙, 자아도취적, 자기중심적
⑤ 타인에 대한 깊은 불신

4) 피해자의 반응 ★★

(1) 신체적 반응

① 상처 : 머리, 얼굴, 목, 인후, 기관지, 생식기
② 증상 : 두통, 생리문제, 만성 통증, 소화 장애, 면역체계에 이상, 심인성, 신체화 증상

(2) 행동적 반응

① 피해자는 가해자를 떠나는 것보다 머물러 있는 것이 낫다고 생각
② 내적, 외적으로 슬픈 감정보유

(3) 심리적 반응 ★

① 학대나 방임을 야기한 피해자의 자기 비난
② 자긍심 저하 및 우울 경향 증가
③ 외상 후 스트레스장애 경험, 기억손상과 집중력 저하
④ 문제해결 능력의 심각한 손상 및 만성적으로 저하(특히 노인, 아동, 여성)
⑤ 자신이 처한 상황이 개선될 수 없음을 인정함

5) 가정폭력 예방간호 ★

(1) 1차 예방
① 문제 발생 전 예방
② 폭력과 학대에 대한 사회적 인식 변화 필요
③ 스트레스 반응에 가족의 효율적인 대응

(2) 2차 예방
① 악순환 방지, 폭력 종결 후 피해자는 도움 필요
② 피해자의 안전증진, 신뢰감과 치료적인 관계 형성
③ 위험요인 사정시간이 필요, 토론과 대안검토 필요
④ 학대를 위한 전문 훈련 프로그램 교육 필요
⑤ 폭력과 학대에 대한 현행법 검증

(3) 공격자
안정제, 전기경련요법, 신체적 억제, 격리, 차분하고 분명한 목소리로 지시하고 타임아웃을 갖도록 함

(4) 폭력대상자(피해자) ★
① 대상자의 안전 증진 : 구체적 대책 수립 및 정보 제공
② 신뢰감과 치료적 관계 형성
③ 학대 받는 대상자 관련 준비 : 신체검진 및 정서적 욕구 확인
④ 사회지지체계를 위한 지침, 추후계획의 설정 등

UNIT 07 슬픔 및 상실 ★

관계있는 사람이나 물건을 상실하고 나서 느끼는 슬픔 → 정상반응, 다양한 유형의 상실감 존재 정상적인 애도 단계가 진행이 되지 않는 경우 우울증으로 발병가능

(1) 슬픔의 단계 ★
부정(거부감, 고립감 경험) → 분노(거부할 수 없는 현실에 대한 극단적인 감정) → 타협 → 우울(상실감으로 자존감 저하, 우울감 경험) → 수용(현실을 받아들이고 평안감을 찾음)

(2) 비정상적인 슬픔 반응
슬픔을 전혀 느끼지 못함, 슬픔 반응의 지연, 상식을 벗어나는 격한 감정표현, 정상의 애도단계가 진행되지 않으면 장기긴 우울증 발병 가능성 높음

UNIT 08 성폭행 및 강간 ★

1) 산부인과적 처치
성병, 임신 등 예방, 의학적 검사 실시

2) 정신과적 처치
지지 및 감싸주는 태도유지, 불안을 감소시키고 안정감을 느끼도록 함

3) 법적 조치
정액/체모 검사, 법적인 상담, 대상자의 사전 동의 등

단원별 문제

01 정신건강 간호의 목적으로 옳은 것은?

① 정신과 영역의 전문 인력과잉의 문제 해결
② 지역사회 밖에서 치료적 자원을 얻는 것
③ 치료자에 대한 심리적 의존감 증진
④ 오직 인간에 대한 신뢰감 회복
⑤ 개인의 현재와 미래에 영향을 미치는 생활양식들을 조정하도록 돕는 것

> **해설** ① 정신과 영역의 전문 인력의 부족 문제를 해결하는 것
> ② 지역사회 내에서 치료적 자원을 얻는 것
> ③ 치료자에 대한 심리적 의존을 감소시키는 것
> ④ 인간, 가정, 사회에 대한 신뢰감을 회복시키는 것

02 다음 중 지역사회 정신건강에 대한 설명으로 가장 적절한 것은?

① 치료의 조기 발견과 조기 퇴원을 위한 정신건강사업을 하는 것이다.
② 세대에 걸친 가족체계에 대한 사정과 중재를 하는 것이다.
③ 개인에게 지각된 위협으로 인한 불안을 중재하는 활동이다.
④ 대상자의 강점과 약점을 평가하여 지역사회에서 최적의 기능을 하도록 돕는 것이다.
⑤ 지역 사회와 밀접한 관계를 맺으면서 지역 사회 내에 취해지는 모든 정신건강사업을 말한다.

> **해설** 이 문제의 포인트는 가장 포괄적인 답을 찾는 것이다.
> ①②③④도 맞으나 ⑤에 대한 구체적인 내용에 포함되므로 문제에 해당되는 가장 적절한 답은 ⑤번이다.

01. ⑤ 02. ⑤

03 사례관리를 통한 정신재활 시 지켜야 할 원칙으로 가장 옳은 것은?

① 복잡한 서비스는 지양한다.
② 서비스에 대한 지속성이 중요하다.
③ 제공할 수 있는 범위로 서비스를 제한한다.
④ 자유를 최소화하고 보호를 해준다.
⑤ 대상자의 독특성보다는 지역사회의 특성에 맞게 서비스를 제공한다.

> **해설** 사례관리 : 대상자에게 사회재활 서비스를 연결하여 지역사회 내에서 성공적으로 살아갈 수 있도록 조정
> ① 복잡한 서비스라도 필요하다면 연결해야 한다.
> ③ 서비스를 제한하지 않는다.
> ④ 자유를 최대한으로 하며 훈련을 통해 재활노력을 지속할 수 있도록 도와준다.
> ⑤ 대상자의 독특성을 인정하고, 개별적인 서비스를 제공한다.

04 지역사회 정신보건사업 중 지역주민 정신건강증진을 위한 1차 예방활동 프로그램으로 옳은 것은?

① 스트레스 관리방법
② 항정신병 약물의 치료
③ 낮 병동 이용안내
④ 재취업에 대한 정보
⑤ 정신병원 입원안내

> **해설** 지역사회 정신보건사업의 1차 예방의 목적은 건강을 증진하여 질병을 예방하는데 있다.
> 건강교육, 환경변화, 사회적 지지 등의 방법을 적용한다.
> ②⑤ 2차 예방 ③④ 3차 예방

05 지역사회 정신건강 증진을 위한 2차 예방활동으로 옳은 것은?

① 사회적으로 불건전한 환경을 개선한다.
② 정신질환자를 신속하게 발견하며 조기 치료 및 악화방지에 힘쓴다.
③ 보건소를 통해 쾌적한 환경, 건강 식이에 대하여 지속적으로 교육한다.
④ 직업 활동에 대한 교육을 통해 사회에서 재적응할 수 있도록 한다.
⑤ 가족 및 타인과의 심리적인 상호관계를 증진시키기 위해서 효율적인 인간관계 방법을 교육한다.

> **해설** 2차 예방의 목적 : 조기발견, 치료, 악화 방지
> ①③ 1차 예방 ④⑤ 3차 예방

정답 03. ② 04. ① 05. ②

06 지역사회 정신보건센터에서 제공하는 3차 정신건강 예방 서비스에 해당하는 것은?

① 웃음치료
② 위기중재
③ 정신과적 응급처치
④ 상담 및 교육서비스
⑤ 정신 사회재활 서비스

> 해설 3차 예방의 목적 : 재발방지 및 재활, 사회복귀
> ①④ 1차 예방, ②③ 2차 예방

07 정신재활에 대한 정의로 가장 포괄적인 것은?

① 여러 가지 활동치료 및 예술치료로 완치할 수 있다.
② 정신 장애를 감소시키기 위해 약물을 사용하는 활동을 말한다.
③ 대상자가 적절한 사회활동 유지를 위해 학습이나 모델링을 통해 행동을 배우고 교정하는 활동이다.
④ 정신과적인 서비스와 사회지지 서비스를 통합적으로 제공한다.
⑤ 대상자의 강점과 약점을 평가하고 지역사회 내에서 최적의 기능을 하며 살아갈 수 있도록 돕는 것이다.

> 해설 정신사회재활은 3차 예방적인 측면으로 가능한 한 최상의 수준으로 회복하도록 돕는 것으로 가장 포괄적인 것은 ⑤에 해당된다.
> ① 완치보다는 최적 수준의 생활양식을 이행하도록 돕는 것
> ②③④ 지역사회재활에 대한 국소적인 설명

08 지역사회에서 정신질환으로 인해 생긴 장애를 극복하여 최적 수준의 생활이 가능하도록 돕는 관리가 발달하게 된 근본적인 이유로 가장 옳은 것은?

① 사회부적응에 대한 부담이 많아서
② 가족의 지지가 부족하기 때문에
③ 정신질환의 탈원화로 인해
④ 증상 치료를 지속시키기 위해서
⑤ 잔여 증상을 완화시키기 위해서

> 해설 이 문제는 정신사회재활에 대한 것으로 사례관리가 등장하게 된 배경은 정신질환자들의 탈원화에서 출발하였고 정신질환에서 회복 및 재입원 감소, 힘을 북돋아주어 삶의 질을 증진하고 독립심을 증가시켜 개인적인 성장을 돕기 위함이다.
> ※ 탈원화 : 정신병원에 수용된 환자를 퇴원시켜 사회복귀시설 등에서 치료를 받게 하는 것

06. ⑤ 07. ⑤ 08. ③

09 만성 정신질환자에게 가족 지지체계가 강화됨으로써 발생하는 효과로 옳은 것은?

① 건강증진행위를 격려할 수 있다.
② 면역체계의 기능을 낮추어 준다.
③ 개인적인 지지 자원만을 활용할 수 있다.
④ 스트레스 사건에 대한 대처능력이 낮아진다.
⑤ 두려움, 분노, 우울, 불안이 다른 가족들에게 옮겨 갈 수 있다.

해설 ② 면역체계의 기능을 높여준다.
③ 개인적 지지에 가족의 자원을 활용할 수 있게 된다.
④ 스트레스 사건에 대한 대처능력이 높아진다.
⑤ 가족은 대상자의 잠재적 문제를 구체화할 수 있고 건강증진행위를 격려할 수 있는 좋은 지지체계이다.

10 지역사회내에 오랫동안 세수 및 양치도 하지 않는 자가 간호가 결핍된 환자를 발견하였을 때 제공하는 중재로 가장 우선적인 것은?

① 일상 생활기술 및 기능정도를 사정한다.
② 스스로 먼저 세수할 때까지 인내심을 가지고 기다린다.
③ 점차적으로 대상자의 책임감, 독립심을 증가시킨다.
④ 개인위생을 실천하지 않으면 발생할 수 있는 문제점에 대해 교육한다.
⑤ 대상자에게 자가 간호 활동에 대한 교육을 한 후 긍정적 보상을 해준다.

해설 오랫동안 세수 및 양치도 하지 않았다는 것은 일상생활 활동이 상당하게 떨어져 있다고 볼 수 있다. 망상, 환각에 몰입되는 경우 자가 간호의 결핍이 일어날 수 있다. 따라서 정확한 간호진단을 내리고 치료적 접근을 위해서는 사정이 선행되어야 하며 이후 ②③④⑤에 대한 중재를 한다.

11 다음 중 직업 재활에 대한 설명으로 가장 적절한 것은?

① 약물치료에 대한 환자, 보호자 교육이 꼭 필요한 것은 아니다.
② 먼저 정상 근로자들에게 정신질환자에 대한 사회적인 편견에 대한 교육이 필요하다.
③ 직업 재활 서비스는 다른 서비스와 독립적으로 이루어져야 한다.
④ 대상자에게 이상적인 직업을 제공하여 개인적인 역할을 수행하게 한다.
⑤ 환자들의 기술이 향상될 수 있도록 기술훈련에만 집중해야 한다.

해설 직업재활은 구조적이고 체계적인 직업을 갖게 하여 사회적 역할을 수행할 수 있도록 돕는 활동
① 교육이 꼭 필요하다.
③ 통합적으로 이루어져야 한다.
④ 구조적이고 체계적인 직업을 제공한다.
⑤ 기술훈련 및 대인관계 훈련도 실시하여 사회적 역할을 잘 수행하도록 돕는다.

정답 09. ① 10. ① 11. ②

12 다음에 제시된 위기에 대한 내용으로 옳은 것은?

① 위기는 정신적인 기능만 위협한다.
② 위기는 스트레스 상황이 자주 있을 때 발생한다.
③ 위기는 일상적인 상황에서 다양하게 나타날 수 있다.
④ 위기는 일반적으로 천천히 발생하며 오랜 시간이 지나야 해결된다.
⑤ 위기는 즉각적인 중재를 필요로 하는 정신과적인 긴급 상황으로 간주된다.

> 해설 ① 위기는 정신 기능 및 신체 기능을 위협한다.
> ② 위기는 스트레스 상황이 해결되지 않고 위협으로 인지되어 나타날 때 발생한다.
> ④ 위기는 보통 갑자기 발생하며 4~6주 안에 해결된다.
> ⑤ 정신과적 긴급 상황으로 여겨지기 보다는 위기를 통해 새로운 대처 방식을 배워 성장과 발전의 기회로 삼는 것이 중요하다.

13 업무실적이 저조하여 스트레스로 매일 술을 마시고 밤늦게 귀가하는 날이 많아졌고 부부싸움이 잦아 최근에 별거를 한 50대 남성이 최근 매일 술을 마시며 자신을 비관할 때 제공하는 중재로 가장 우선적인 것은?

① 모든 것이 잘 될 것이라고 말해주고 안심시킨다.
② 4~6주가 지나면 자연스럽게 해결되기 때문에 지켜본다.
③ 누구나 그런 상황에서는 스트레스를 받을 수 있기 때문에 정상적이라고 말해준다.
④ 위기중재의 목적은 위기 전보다 훨씬 더 증진된 건강상태를 보이는 것이다.
⑤ 현재 상황을 어떻게 인식하고 있는지 파악 후 지지체계를 이용하여 적극적으로 접근한다.

> 해설 ① 위기상황에 대한 인식이 필요하다.
> ② 간호사도 적극적, 능동적으로 참여하여 집중적으로 중재하도록 한다.
> ③ 위기상황임을 인식하는 것이 중요하다.
> ④ 위기중재의 목적은 위기 직전 단계로 옮겨지는 것이고 위기를 또 다른 성장과 발전의 기회로 삼는 것이다.

14 다음 중 성숙위기에 해당하는 것은?

① 강간에 의한 임신
② 사춘기, 결혼, 대소변 가리기
③ 예상치 못한 사건에 의해 발달 단계의 전환기에 주로 발생
④ 특정한 사람만 겪음
⑤ 홍수, 지진

12. ③   13. ⑤   14. ②

해설 성숙위기 : 정상발달과정에서 불안과 스트레스를 유발하는 사건으로 생기는 부적응 상태
① 상황위기
③ 예상하지 못한 사건에 의한 것은 상황위기, 발달단계의 전환기에 주로 발생하는 것은 성숙위기이다.
④ 발달단계의 전환기에 누구나가 경험할 수 있다.
⑤ 우발위기

15 직장에서 우수 직원으로 성실하게 능력을 인정받고 근무하던 아들이 갑자기 환청이 들린다고 호소하고 불안해하면서 직장에 가지 못하고 힘들어 할 때 해당되는 위기는?

① 상황위기 ② 발달위기
③ 성숙위기 ④ 우발위기
⑤ 재난

해설 cf. 우발위기 : 자연적 또는 인위적 원인으로 인해 대량 파괴나 인명피해가 발생된 사건으로 부적응 상태 발생 예 자연재해, 국가재난, 폭력범죄 등

16 심각한 우울증과 함께 자살 위험이 높은 대상자에 대한 내용으로 옳은 것은?

① 자살의도를 갖은 사람은 세상과 완전히 단절하고자 한다.
② 정신질환자나 정신적으로 나약한 사람만이 자살을 시도한다.
③ 죽음에 대해 양가감정이 있다.
④ 주변 사람들에게 '나는 자살 할 거야'라고 말하고 다니는 사람은 자살하지 않는다.
⑤ 자신의 자살에 대한 의도를 주변 사람들이 눈치 챌 수 있도록 자살암시에 대한 단서를 제공하지 않는다.

해설 자살이란 원인이 개인적이든 사회적이든 행위자의 자유의사로 자신의 목숨을 끊는 행위를 말함
① 세상을 향해 손을 내밀고자 하는 의도도 있다.
② 다양한 원인들이 복합적이 되어 자살원인을 제공한다.
④⑤ 대부분 자살의도를 주변 다른 사람들에게 알리는 단서를 제공한다.

17 극심한 스트레스와 사회를 향한 고립감으로 인해 자신은 살 가치가 없다고 말하며 자살이 우려되는 대상자에게 제공할 중재로 가장 우선적인 것은?

① 자살 경험에 대한 사정
② 구체적인 자살시도 방법 묻기
③ 스트레스와 불안을 일으키는 원인에 대한 사정
④ 자살 계획 여부를 확인
⑤ 과거 자살시도 시의 선행 사건을 조사

정답 15. ① 16. ③ 17. ④

> **해설** 자살과 관련된 생각, 감정을 표현하도록 격려하며 사정한다. 구체적인 자살 계획을 세우고 있다면 자살 시행가능성이 높기 때문에 자살 계획 여부를 확인하는 것이 가장 먼저 이뤄져야 한다.

18 한씨는 회사에서 실직한 후 술을 마시고 밤늦게 귀가하는 날이 많아지고 부부싸움이 잦아 집안이 어수선하다. 또한 막내아들은 학교생활에 적응을 못하고 비행청소년들과 어울리면서 본드까지 흡입하다가 경찰에 잡혀 있는 상태이다. 한씨 가족의 현재 상황으로 적합한 것은?

① 위기는 긴장과 혼란이 있는 시기이다.
② 위기는 한시적으로 6~8주 동안만 유지된다.
③ 위기의 정도는 개인의 대처 능력에 따라 다르다.
④ 위기는 파문 효과가 있어 또 다른 위기를 일으킨다.
⑤ 위기는 성장 가능성을 가진 위험을 내포한 시기이다.

> **해설** 한씨는 실직 상태(위기)이고 부적절한 대처로 인해 가족 내 불화 및 자녀의 탈선이라는 문제까지 발생한 상황이다. 위기는 파문효과가 있어 또 다른 위기를 일으킨다.

19 다음 대상자 중 자살의 위험요인을 가장 많이 가지고 있어 신속한 응급대책이 필요한 경우는?

① 이씨는 세 자녀를 둔 엄마로 평범한 가정을 꾸리고 살아가는데 어린 시절 왕따를 당한 경험이 생각날 때마다 두려움을 느낀다.
② 우울증과 불안에 시달리며 혼자 사는 70세 남성 임씨는 수면제 과다복용과 자살시도로 응급실에 실려 오곤 했는데 최근 위암 진단을 받았다.
③ 독신으로 혼자 사는 50대 남자 박씨는 하루 세끼의 식사를 사서 먹는다.
④ 도박중독자인 아버지 밑에서 성장한 남성 서씨는 중년이 넘으면서 폭음과 폭력을 일삼는 자신에 대해 심각한 위기의식을 느끼고 있다.
⑤ 두 자녀를 키우고 정신없이 바쁘게 살아가는 50세 여자 오씨는 최근 들어 두 자녀를 모두 혼인시키고 자신의 삶이 무가치하고 의미 없다고 생각한다.

> **해설** [자살행위의 위험요인]
> 남자 특히 청년 혹은 노인, 혼자 사는 사람, 정신병적 장애를 가진 자, 물질 남용자, 최근 스트레스 생활사건, 가족력, 자살에 대한 치밀한 계획 및 이전의 자살시도

18. ④ 19. ②

20 가족의 정신건강문제를 상담하고 있는 지역사회 정신보건 간호사의 태도로 옳은 것은?

① 가족과 개방적이고 정직한 의사소통을 한다.
② 특정 가족 구성원의 기능을 강조한다.
③ 개인의 자아기능을 기능화 하는데 초점을 둔다.
④ 가족의 기능을 도와주기 위해서 부모의 기능을 해준다.
⑤ 가족 구성원과 개별적으로 만나서 문제점을 해결해 준다.

> **해설** ② 특정이 아닌 전체적으로 가족 구성원의 기능을 강조한다.
> ③ 개인의 자아기능보다는 가족 체계에 초점을 둔다.
> ④ 부모의 기능이 아니라 방향만 잡아주고 가족의 자원으로 역동적인 치료가 일어나도록 돕는다.
> ⑤ 가족구성원과 개별적인 만남보다는 가족전체로 접근한다.

21 가족치료가 금기되는 대상자에 해당되는 경우는?

① 사춘기 자녀를 둔 가족
② 결혼생활에 문제가 있는 경우
③ 기본적인 가족 기능 수행이 어려운 경우
④ 세대에 걸친 갈등으로 가족이 어려운 문제에 봉착한 경우
⑤ 스트레스에 지나치게 취약한 가족이나 분열이 심한 가족

> **해설** 스트레스에 지나치게 취약한 가족이나 분열이 심한 가족, 이미 파경에 이르고 악의적인 의도가 있는 경우가 해당된다.

22 가족 구성원 사이의 신체적, 정신적 또는 재산상의 피해를 입는 경우에 대한 설명으로 옳은 것은?

① 대부분 다음 세대로 전수되지는 않고 그 세대에서 끝난다.
② 가해자는 이웃, 경찰, 법적 체제로부터 자유롭다.
③ 배우자 학대는 다세대간의 전수되는 가장 흔한 유형이다.
④ 가정폭력의 가해자는 자신의 행동을 잘 공개하고 반성하는 경향이 있다.
⑤ 가정폭력은 사회적으로 비정상, 비합법적으로 간주되어 가족의 비밀로 처리되기 때문에 사회와는 점점 더 멀어지고 고립된다.

> **해설** [가정폭력의 특성]
> ① 가족력이 있고 다음 세대로 전수되는 순환적인 특징이 있다.
> ② 자유롭지 못하다.
> ③ 다세대간 전수되는 흔한 유형은 아동학대이다.
> ④ 가해자는 자신의 행동을 공개하고 반성하는 경우는 거의 없다.

정답 20. ① 21. ⑤ 22. ⑤

23 가정폭력 피해자를 평가하는 경우 가장 우선시 되어야 할 것은?

① 피해자가 강간으로 인한 어려움을 처리하는데 도움을 주는 사람, 기관을 확인한다.
② 신뢰감을 형성하고 피해자가 가정폭력, 학대, 죄의식, 공포, 약함에 대한 감정을 표현할 수 있도록 돕는다.
③ 스스로 갖고 있는 죄의식과 죄책감 사정 피해자가 자신을 학대하게 한다.
④ 성폭력으로 형성된 부정적인 감정, 충동을 억제하도록 돕는다.
⑤ 학대의 원인이 무엇인지 자각하도록 돕는다.

> **해설** 피해자는 자신을 비난하며 외상 후 스트레스 장애 및 자긍심 저하, 자기비난으로 우울이 나타날 수 있다. 환자를 평가함에 있어 가장 우선시 되어야 할 것은 피해자가 가지고 있는 감정에 대해 말로 표현할 수 있도록 하면서 부정적 감정을 통제하고 충동을 조절하도록 도와주는 것이 중요하다.

24 술만 마시면 폭력적으로 변하며 습관적으로 가정폭력을 일삼는 가해자의 특성으로 옳은 것은?

① 높은 자긍심과 자존감
② 다른 사람을 잘 믿음
③ 충동적, 자제력 부족
④ 타인에게 죄책감 갖음
⑤ 원만한 대인관계유지

> **해설** 폭력 가해자의 특성 : 낮은 자존감, 타인에게 자신의 결점을 투사, 쉽게 좌절하고 공격적 충동의 자제력 부족, 정서적으로 미성숙, 자기도취적, 타인에 대한 불신

25 위기관리센터에서 강간이나 성폭행 대상자들을 간호할 때 가장 중요한 것은?

① 비 판단적인 경청과 심리적인 지지
② 문제해결 방법의 제시
③ 피해자에 대한 응급처치
④ 폭력 후 위기관리센터에 의뢰
⑤ 강간의 증거물 확보

> **해설** 강간, 성폭행 환자들은 극도의 혼돈, 공포, 불안, 인격의 와해 등의 증상이 나타날 수 있다. 따라서 비 판단적인 경청과 심리적인 지지가 가장 우선시 된다.
> 1) 급성단계 : 피해자에 대한 의료적 응급처치, 주변의 주요한 사람에게 폭행사실을 알림 등
> 2) 폭행직후 단계 : 경청, 심리적 지지, 강간의 경우 증거물을 확보하도록 도움, 은신처나 서비스 관련 사업기관에 의뢰
> 3) 재조직 단계 : 폭행 후 몇 주 지나서 시작, 일상생활에서 부정적인 감정 등 호소 시 간호중재, 자기방어 기술, 주거지변경, 적극적인 관심과 간호, 폭력 위기센터에 의뢰 등 시행

23. ②   24. ③   25. ①

26 강간당한 대상자를 간호할 때 대상자 혹은 그 가족의 추후 상담이 필요하다는 판단이 예상되는 경우로 가장 옳은 것은?

① 나머지 삶을 강간으로 괴로워하는 피해자들을 도와주는데 집중할 때
② 전에 무관심 당했던 친구로부터 지지를 원할 때
③ 강간사건에 수치심과 분노를 느낄 때
④ 부모가 강간에 대해 몹시 부끄러움을 느끼고 의심을 가질 때
⑤ 다른 사람에게 그 강간사건에 대해 이야기할 때 당황하고 불쾌해하는 경우

> **해설** 이런 경우 심하게 분노하거나 죄책감, 수치심에 혼란을 느끼고 극단적인 생각 및 행동까지도 할 수 있기 때문에 상담을 통해 꾸준한 추후 관리가 필요하다.

27 폭력대상자(피해자)의 특성으로 옳은 것은?

① 무기력하다.
② 공격적이다.
③ 충동적, 자제력이 부족하다.
④ 공격자 탓을 많이 한다.
⑤ 자신이 처한 상황을 개선할 수 있다고 생각한다.

> **해설** 폭력 대상자(피해자)의 특징 : 의존적, 무기력함, 학대나 방임을 야기한 자신을 비난, 자존감이 낮고 우울감 느낌, 자신이 처한 상황이 개선될 수 없음을 인정

정답 26. ④ 27. ①

정 신 간 호 학

정신질환 간호

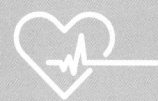

CHAPTER 01	조현병스펙트럼장애 간호
CHAPTER 02	양극성관련 및 우울장애 간호
CHAPTER 03	불안, 강박, 외상과 스트레스, 신체증상, 해리장애 간호
CHAPTER 04	성격장애 간호(personality disorder)
CHAPTER 05	물질 및 중독 관련 장애 간호
CHAPTER 06	신경인지장애 간호
CHAPTER 07	영양/대사 문제를 가진 아동 간호
CHAPTER 08	수면각성장애 간호
CHAPTER 09	성관련장애 간호(sexual related disorder)
CHAPTER 10	신경발달장애 간호

PART 4

CHAPTER 01
조현병스펙트럼장애 간호

UNIT 01 정의 ★★

뇌의 기질적 장애로 인한 의식 혼탁의 징조 없이 사고, 감정, 지각, 행동 등 인격의 각 측면에서 특이한 와해를 일으키는 질환, 정신병적 행동뿐만 아니라 구체적인 사고처리, 관계설명, 문제 해결 등의 어려움을 초래
→ 자아경계의 상실, 환각, 망상, 와해적 사고, 현실 검증력의 손상, 행동장애

UNIT 02 관련요인 ★

1) 생물학적 요인
① 유전적 소인
② 신경전달물질 요인 : 도파민 과잉분비, 비정상적인 세로토닌 활성, 노에피네프린 활성, GABA감소 등
③ 신경발달학적 요인 : 출생 시 외상, 출생 전 산모의 영양불균형, 흡연, 음주, 스트레스
④ 바이러스 감염 : 임신 6개월 이전 인플루엔자 감염설

2) 신경해부학적원인
측뇌실/제3뇌실 확대, 대뇌피질/전두엽/측두엽 위축, 편도-해마연결감소

3) 심리학적 요인
초기발달장애, 조현병적인 어머니, 이중적 의사소통

4) 사회문화적인 요인
낮은 사회경제적 지위, 교육, 인종, 복잡한 생활환경

5) 스트레스 요인
생물학적, 환경적

UNIT 03 진단과 종류

1) 진단(DSM-5)
① 활동기 증상(망상, 환각, 심하게 혼란 또는 긴장증적 행동, 혼란된 언어, 음성증상) 중 2개 이상이 1개월 중 상당기간 지속 시
② 망상, 환각, 혼란된 언어 중 하나는 반드시 포함되어야 함, 장애 징후가 6개월 이상 지속 시

2) 조현병 스펙트럼 및 기타정신병적 장애(DSM-5) ★★★
① 망상장애 ★★ : 1가지 이상의 망상이 최소 1개월 이상 지속 시, 색정형, 과대형, 질투형, 피해형, 신체형, 혼합형

> - 색정형 : 유명한 사람이 자신을 사랑한다고 믿음
> - 과대형 : 자신의 가치나 능력에 대해 비합리적으로 과대하게 생각함
> - 질투형 : 자기 파트너가 성적으로 부정하다고 생각함
> - 피해형 : 의도적으로 자신을 해친다고 생각함
> - 신체형 : 신체기능 및 감각 등과 관련된 망상
> - 혼합형 : 여러 유형의 망상

② 단기정신병적장애 : 갑자기 발생하는 정신증적 증상이 최소1일 이상 1개월 이내, 흔하지 않음
③ 조현양상장애 : 조현병 증상이 1~6개월 이내
④ 조현정동장애 : 조현병 증상+양극형 또는 우울 삽화를 보임
⑤ 물질/약물로 유발된 정신병적 장애 : 약물관련 혹은 금단기간 중 환청, 망상 발생
⑥ 의학적 상태로 인한 정신병적 장애 : 뇌혈관질환, 중추신경계 감염 등의 질병으로 인해 환각과 망상유발
⑦ 정신장애와 관련된 긴장증
⑧ 의학적 상태로 인한 긴장증적 장애

UNIT 04 증상 ★★★★★

1) 양성증상 ★★ : 정상인보다 과도 혹은 정상인에는 없으나 조현병 시 나타남
① 혼란된언어 ★ : 연상이완 ★, 지리멸렬, 말비빔, 우회증, 사고의 이탈, 음(향)연상, 반향언어 ★, 음송증, 신어조작증, 사고차단, 함구증
② 와해된(이상)행동 : 긴장성 혼미, 긴장성 흥분상태, 기행증, 반향행동, 거부증, 상동증, 자동복종, 공격적 초조행동
③ 망상 : 피해, 질투, 죄책, 과대, 신체, 관계, 종교 망상
④ 환각 : 착각, 환각 (환청>환시>환촉, 환후, 환미)

2) 음성증상

정상인에게는 있으나 조현병 시 부족한 기능, 증상 → 예후가 안 좋음

① 감소된 정서표현 및 무의욕증(대표 증상), 무언증, 무쾌감증 ★, 무사회증
② 말은 하지만 내용이 빈곤, 추상적, 상동적, 반복적
③ 억제된 감정표현(감정의 둔마, 무감동, 무쾌감), 의욕없음, 주의력 손실
④ 한정된 사고 및 언어, 자발성 결여, 집중불능, 사회성 결여 등

UNIT 05 약물치료 ★★★★★

- 기전 : dopamine분비 감소 → limbic system에서 dopamine receptor차단
- 효과 : 신경이완(망상, 환각, 와해된 사고, 이상한 행동 관련) 및 진정

1) 정형적 약물(dopamine receptor antagonist) : 양성증상에 효과

→ D2 도파민 수용체 차단, 지연성 운동장애(TD) / 추체외로증상(EPS) 유발

① chlorpromazine(thorazine) : 저강도 약물, 과도한 진정, 기립성 저혈압, 광선과민증
② haloperidol(haldol) : 고강도 약물, EPS(추체외로)부작용 증상 심함

2) 비정형적 약물(dopamine serotonin antagonist) ★★ : 양성, 음성증상에 효과

→ 도파민, 세로토닌 수용체 차단 지연성 운동장애(TD)없음, 정형적 약물보다 부작용 적음, 체중증가 및 당뇨병, 대사 부작용 유발

① clozapine(clozaril) ★ : 침흘림(↑), 체중증가, 무과립혈증(위험성↑, 치명적) ★, 최종 선택약물, EPS부작용 거의 없음, 변비
② olanzapine(zyprexa) ★ : 체중증가, DM 유발, 대사 장애
③ Risperidone(rispedal) : 체중증가, 음성증상, 정동장애 증상 조절, 성기능 장애 부작용
④ Quetiapine(seroquel) : 체중증가, 간기능장애, 심혈관 질환 시 위험

3) 약물부작용 ★

① 추체외로 증상(EPS) : 급성근긴장이상, 정좌불능, 파킨슨 증상, 지연성 운동이상증
　→ 치료 위해 benztropine(cogentin) 사용
② 무과립혈증(clozapine)
③ 항콜린성 부작용 : 시력장애, 구강건조, 심계항진, 변비, 요정체
④ 신경악성증후군 NMS(Neuroleptic Malignant Syndrome) : fever 40도 이상, 극심한 근육강직, 의식변화, 과호흡, 발한, WBC 15000/㎣ 이상 → 발생 즉시 주치의에게 알리고 응급처치 시행

UNIT 06 예후 ★

① Good : 스트레스 원인 명확, 늦게 발병, 급성, 여성, 정서장애 없을 시. 지지체계 좋음
② Bad : 스트레스 원인 불명확, 조기발병, 만성, 남성, 정서장애 동반 시, 지지체계 나쁨

UNIT 07 간호중재

1) 간호진단
폭력위험성(타인, 본인), 사회적 고립, 비효율적 대응, 감각지각장애, 사고과정장애, 언어적 의사소통장애, 자가간호결핍, 수면양상 변화

2) 간호목표 ★
① 급성기 : 자신이나 타인을 해치지 않고 현실감이 생김
② 유지기 : 치료지시의 자발적 수행, 사회적응능력 향상 ★

3) 간호중재 ★★★★★★★★★★★

(1) 감각지각장애 - 환각 ★★★★★★★★
① 신뢰관계유지
② 직접적, 명확함, 구체적인 의사소통, 현실에 근거한 대화 ★
③ 환각의 내용에 대해서 부정하지 않으며 감정 수용, 지지, 현실감 제공, 일과성있는 일과 제공
④ 환각의 선행요인 파악과 얻을 수 있는 이득이 무엇인지 파악 (내용보다 근원적 감정에 초점)
⑤ 자해/타해의 환청 내용 탐색(자해, 타해 환청 내용 사정)
⑥ 주의를 돌릴 수 있는 전략 격려 예 TV시청, 다른 사람과 대화, 음악듣기 등
⑦ 치료적 환경 유지, 처방된 의학적, 정신사회적 치료계획지지, 관찰

(2) 사고장애 - 망상 ★★★★★★★★★★★
① 신뢰관계형성, 논리적 설득과 비판은 효과 없음(비지시적, 수용적 태도)
② 망상을 증상으로 수용, 강도, 빈도, 기간 및 내용을 사정 ★★ 망상으로 충족된 욕구를 다른 방법으로 채워주면 망상이 감소됨
③ 피해망상 환자에게 지나친 친절, 신체접촉, 다른 환자와 대화 시 작은 목소리로 속삭이기, 귓속말 삼가(자기중심적 사고로 오해 유발) ★
④ 단순명료한 언어 사용
⑤ 망상에 대한 논리적 설명 피하고 통찰력이 생길 때 망상과 현실감을 구별하도록 격려 ★
⑥ 망상에서 벗어나 현실에 초점을 둘 수 있는 활동 계획, 최근의 생활이나 느낌을 표현하도록 유도

⑦ 상황에 대해 다른 해석을 요청 → 그릇된 믿음이 수정되도록 시도
⑧ 처방된 의학적, 정신사회적 치료계획지지, 관찰

(3) 언어적 의사소통 장애 ★★★
① 충분한 시간제공, 적극적 경청
② 의사전달 촉진 : 재진술, 명료화 ★★★ 기법 사용
③ 치료계획지지, 관찰(의학적, 정신사회적 치료)

(4) 비효율적인 대응 ★
① 의심, 불신, 망상을 나타내는 환자에게 병원은 안전하다고 확신시킴
② 망상, 환각으로 인한 감정을 말로 표현하도록 격려
③ 혼자 있는 시간을 줄이기 위해 활동치료, 집단치료 참여
④ 적응적 행동 시 칭찬, 격려
⑤ 망상과 환각으로 인한 불안을 감소시키기 위해 사고중지기법, 이완기법 교육

(5) 사회적 고립(위축, 사회적 상호작용장애) ★★★
① 스스로 부과하는 환자의 고립정도 사정, 매일 상호작용하기
② 사회적 위축 ★ 이 있는 동안 수면, 영양, 개인위생 사정, 정상적인 일상 격려
③ 활동요법 : 의미와 관심거리 토의, 현실에 초점
④ 환자와의 신뢰, 자긍심, 사회화 증진도모 → 약속은 꼭 지키기
⑤ 상호작용 강화위해 긍정적 피드백 적용 – 대상자의 비언어적 의사소통에 관심을 가지고 상호 작용에 필요한 기술 교육
⑥ 치료자는 침묵을 피하기 위해 본인의 이야기를 하지 않음, 대상자의 비언어적 의사소통에 주의집중
⑦ 개방적 질문으로 반응할 수 있는 시간 제공

(6) 폭력 잠재성 : 자해, 타해의 위험성(대상자의 10% 자살시도) ★★
→ 환청, 망상, 판단력 손상, 충동 조절 손상에 대한 반응으로 유발됨, 우울, 위축, 절망으로 자살 초래가능
① 안전한, 보호적, 조용한 환경조성, 허용적 태도 유지
② 위험 사정(자신, 타인), 행동관찰
③ 지나친 자극 및 스트레스 금지(∵ 자극에 민감)
④ 바람직하지 않은 행동을 유도하는 환자의 사고과정 확인
⑤ 프로그램 계획 : 불안과 분노감정의 처리와 문제 해결 및 결정을 돕기 위함

(7) 자가간호결핍 ★★★
① 적절한 영양 ★ : 의심으로 밥 먹기 거부 시 집에서 가져온 음식을 먹도록 함
② 외모치장에 대한 격려와 칭찬, 스스로 할 수 있도록 격려 및 필요시 돕기
③ 수면, 개인위생관리 지시

단원별 문제

01 조현병스펙트럼장애(DSM-5)에 대한 설명으로 옳은 것은?

① 뇌의 기질적 장애로 인한 의식의 혼탁증상이 있은 후 발생한다.
② 일상생활에는 크게 문제가 없다.
③ 아세틸콜린, 세로토닌 신경전달물질과 관계있다.
④ 망상이나 환각, 언어의 와해 등과 같은 증상이 최소 1개가 나타나고 1개월 이내 증상이 사라지고 정상적으로 기능할 수 있다.
⑤ 망상, 환각, 언어의 와해, 현저하게 흐트러진 행동이나 음성증상 중에서 2개 이상의 증상이 1개월 중 상당기간 지속된다.

> **해설** ① 뇌의 기질적 장애로 인한 의식 혼탁의 징조 없이 발생한다.
> ② 일상생활에 큰 문제가 있다.
> ③ 도파민, 세로토닌과 관계있다.
> ④ 단기정신병적 장애에 대한 내용이다.

02 다음 보기가 설명하고 있는 기타정신병적 장애(DSM-5)는 무엇인가?

> 물질중독, 신체질병에 의한 것이 아닌 편집증상이 나타나며, 색정형, 과대형, 질투형, 피해형, 신체형, 혼합형 등의 유형이 있다. 사회적, 직업적 기능이 유지된다.

① 망상장애
② 단기정신병적 장애
③ 조현양상장애
④ 조현정동장애
⑤ 정신장애와 관련된 긴장증

> **해설** 망상장애에 대한 설명으로 심각한 지각이상이 없고 망상이 체계적이다.
> ② 단기정신병적 장애 : 망상, 환각, 와해된 언어, 행동, 긴장행동 중 최소 1개 발생, 1개월이내 모든 증상 소실 및 정상적 기능가능
> ③ 조현양상장애 : 조현병스펙트럼장애와 유사한 증상, 증상이 나타나 지속된 기간이 1~6개월이내
> ④ 조현정동장애 : 조현병스펙트럼장애 증상과 동시에 조증, 주요 우울증 증상이 혼재
> ⑤ 정신장애와 관련된 긴장증 : 신경발달장애, 정신병적 장애, 양극성장애, 우울장애 등과 같은 정신장애의 경과 동안 긴장증 증상이 나타날 때

01. ⑤   02. ①

03 조현병스펙트럼장애 환자에게서 볼 수 있는 양성 증상에 대한 것으로 옳은 것은?

① 환각, 망상
② 의욕 저하
③ 집중력 장애
④ 사회적 위축
⑤ 무감동, 무쾌감

> **해설** 양성증상 : 정상인보다 과도 혹은 정상인에는 없으나 조현병 시 나타남
> - 혼란된 언어 : 연상이완, 지리멸렬, 말비빔, 우회증, 사고이탈, 음향연상, 반향언어, 음송증, 신어조작증, 사고차단, 함구증
> - 와해된(이상)행동 : 긴장성 혼미, 긴장성 흥분상태, 기행증, 반향행동, 거부증, 상동증
> - 망상 : 피해, 질투, 죄책, 과대, 신체, 관계, 종교 망상
> - 환각 : 착각, 환각 (환청)환시)환촉, 환후, 환미)

04 조현병스펙트럼장애 대상자를 간호할 때 이해하고 있어야 되는 음성증상에 대한 내용으로 잘못된 것은?

① 정상적인 정신기능의 결핍
② 단음절로 대답하거나 대답을 아예 안함
③ 무감동, 무쾌감, 한정된 사고 및 언어
④ 자폐적 사고, 마술적 사고, 추상적 사고의 결여
⑤ 말의 내용이 빈약하고 추상적, 상동적, 반복적

> **해설** ④번은 양성증상에 대한 내용

05 조현병스펙트럼장애로 진단받은 대상자가 현실과의 접촉을 단절하고 철회하는 이유로 옳은 것은?

① 경쟁의식을 두려워하기 때문에 회피하려고
② 매력적인 인격특성을 갖지 못했기 때문에 비참해서
③ 불만족스러운 현실에 대한 복수하기 위해서
④ 지나친 성적, 공격적 충동과 자극을 피하기 위해서
⑤ 내적인 세계에서 안정감 경험을 통해 불안을 해소하기 위해서

> **해설** 이런 대상자들은 현실에 대한 왜곡된 지각으로 불안을 느끼기 때문에 내적인 세계에서 안정감을 느끼고 불안을 해소하기 위해 현실과 접촉을 단절하고 철회하는 경향을 보인다.

정신간호학

06 복도를 서성이며 계속해서 '오리, 오리, 오리, 오리'라고 의미 없는 말을 조리없이 되풀이 하는 대상자에게 내려질 수 있는 간호진단으로 옳은 것은?

① 감각지각장애
② 사고과정장애
③ 자가간호 결핍
④ 언어적 의사
⑤ 비효율적 대응

> **해설** 음송증에 대한 설명으로 조현병스펙트럼장애가 있는 대상자에게 나타날 수 있는 증상이다. 음송증은 사고 진행(과정, 흐름)의 장애에 해당된다.

07 누가 봐도 이상한 생각이나 말, 행동, 감정 등을 나타내며 사고비약이 심하고 추상적 사고가 결여된 대상자를 간호할 때 가장 우선적인 것은?

① 조용히 있도록 한다.
② 거절적인 태도를 취해 현실감이 돌아오도록 한다.
③ 주변집단과 사회적 관계를 격려한다.
④ 피로를 예방하기 위해 자주 쉬도록 한다.
⑤ 환자와의 의미 있는 관계를 수립하고 신뢰감을 형성한다.

> **해설** 대상자와 치료적 관계를 수립하는 것이 가장 우선이 되어야 한다.

08 사실과 다른 믿음을 가지고 있는 망상 환자와 대화할 때 간호사의 적절한 태도는?

① 작은 목소리로 낮게 소곤거리며 속삭인다.
② 현실감을 갖도록 현실에 기반을 둔 대화 혹은 활동을 계획한다.
③ 환자의 잘못된 사고를 정정해주고 고쳐준다.
④ 망상에 관련된 대화를 많이 하여 환자를 정서적으로 지지한다.
⑤ 논리적으로 설득하거나 비평을 한다.

> **해설** ① 망상을 더 유발 시킬 수 있어 금지한다.
> ③⑤ 망상에 대해 지지하거나 정정하기보다는 망상의 내용과 밍싱이 충족시킬 수 있는 정서적 욕구를 확인하고 이해하도록 돕는다.
> ④ 망상이 더 악화될 수 있어 피한다. 망상을 증상으로 수용하며, 밍싱의 강도, 빈도, 기간 및 내용을 사정하는 것이 중요하다.

06. ② 07. ⑤ 08. ②

09 최근에 정신과 병동에 입원한 K씨는 끊임없이 의료진과 다른 환자를 의심하고 있다. 담당간호사의 적절한 간호중재는?

① 규칙과 절차를 보다 엄격히 한다.
② 망상적 이야기를 중단시킨다.
③ 의심행동에 충고하지 않고 사실적인 태도로 접근한다.
④ 선택의 자유와 권한을 최소화한다.
⑤ 신속히 온정적인 접근을 시도한다.

> **해설** 의심이 많은 환자를 간호할 때는 무엇보다도 신뢰관계를 형성하고 유지하는 것이 중요하며 의심행동을 보일 때 충고보다는 사실적인 태도로 접근하도록 한다.
> ① 엄격한 경우 거절로 받아들일 수 있다.
> ② 중단하거나 지적을 하면 상호작용에 지장을 줄 수 있다.
> ④ 거부감을 느낄 수 있게 된다.
> ⑤ 의심이 많은 환자는 서서히 신뢰관계 및 라포를 형성한다.

10 타인이 자기를 해칠 것이라고 믿고 같은 병실에 있는 환자가 독약을 침상에 가져다 놓는다고 호소하는 사고과정 장애가 있는 대상자에 대한 치료적인 환경으로 옳은 것은?

① 안정감을 높이기 위하여 환경을 제한한다.
② 병동의 모든 활동에 참여시키는 환경을 제공한다.
③ 현실적으로 수행이 수월한 단순한 활동을 제공한다.
④ 여러 환자들과 같이 있게 해주고 독약이 아니라고 확인시켜주는 환경을 제공한다.
⑤ 신뢰관계를 증진시키고 환자가 편안함을 느끼는 환경을 제공한다.

> **해설** [피해망상대상자의 치료적 환경]
> ① 환경을 제한하기 보다는 편안한 환경을 제공한다.
> ② 타인에 대한 신뢰부족이 있으므로 모든 활동에 참여시키기보다는 흥미와 관심거리에 대해 토의하고 현실에 초점을 둔 활동요법에 참여를 격려한다.
> ③ 기분장애 대상자에 적합
> ④ 망상의 내용에 직접 반응하기 보다는 망상 이면의 정서적 욕구를 사정하도록 한다.

11 환각, 망상이 있고 의심이 심한 환자에게 신체적 접촉을 시도할 때 신중해야 되는 이유로 가장 옳은 것은?

① 공격성이 있어서 언제 해칠지 모르기 때문에
② 치료자의 의도와 다르게 해석할 수 있으므로
③ 부정적 전이, 역전이가 생길 수 있으므로
④ 신뢰관계 형성에 방해가 되기 때문에
⑤ 간호사에 대한 의존이 커지므로

> **해설** 환각, 망상, 의심이 심한 환자는 내외적 자극과 정보 통합능력의 장애 혹은 나와 타인, 환경간의 경계 붕괴로 인해 자기관점에서 해석하는 경향이 있으므로 위협이나 공격으로 오인할 수 있으므로 삼간다.

12 과대망상을 가지고 있는 대상자가 자신이 개발하고 발명한 것들이 많다고 자랑을 하고 기발한 아이디어를 가지고 있어 많이 바쁘다고 간호사에게 말할 때 가장 적절한 반응은?

① "오. 역시 정말 대단하시군요."
② "당신은 과대망상을 가진 환자로군요."
③ "당신이 정말로 그랬단 말이에요? 나는 믿을 수가 없어요."
④ "또 어떤 아이디어를 가지고 계신지 저에게 말씀해주시겠어요? 궁금해요."
⑤ "당신은 여러 가지 생각들 때문에 마음이 많이 분주하시군요. 언제부터 그런 생각이 드셨나요?"

> **해설** ① 과도한 칭찬은 더 악화 시킬 수 있다.
> ②③ 병에 대한 직접 언급 혹은 부정은 하지 않는다.
> ④ 망상 자체에 초점이 가면 망상을 더욱 부추기게 된다.

13 계속 자신의 귀에서 누군가가 대화를 하는 내용이 들린다고 말하며 이런저런 대답을 하고, 갑자기 화내다 울다 웃다 반복하고 있는 대상자에게 치료적 접근법으로 가장 옳은 것은?

① "지금 재미있는 드라마가 하는데 같이 볼래요?"
② "지금 들리는 소리는 진짜가 아닙니다. 정신을 집중해 보세요."
③ "많이 피곤하신 것 같은데 침상에서 안정하며 휴식을 취해보세요."
④ "저도 어디서가 무슨 소리가 들리는 것 같아요. 일나와 있느시겠어요. 무슨 소리가 들리나요?"
⑤ (수용적이고 따뜻한 태도로) "같이 이야기해도 될까요?"

해설 환청이 있는 대상자를 간호할 때는 먼저 수용적이고 따뜻한 태도로 접근하여 신뢰관계를 형성하며 지지적인 환경을 통해 안정감을 느끼게 하는 것이 중요하며 직접적, 명확하게, 구체적인 의사소통을 하고 현실에 근거한 대화를 한다. 불안 유발 환경은 바꾸어 주고 자해, 타해의 환청 내용을 잘 탐색한다.

14 조현병스펙트럼장애로 위축행동양상을 나타내는 대상자에게서 나타나는 사고 장애의 특성은?

① 사고의 비약이 있다.
② 비논리적이고 무관심하며 괴상하여 이해하기 어렵다.
③ 신뢰와 정직성이 없고 거짓이 많다.
④ 남들을 의심하고 피해망상을 나타내는 현상이다.
⑤ 지나치게 불안한 상태를 보인다.

해설 위축행동은 조현병스펙트럼대상자에게 나타나는 흔한 증상으로 위협이 되는 환경에서 피하는 신체적 위축과 무감동, 의욕저하, 좌절, 패배감 등의 심리적 위축 등의 양상을 나타낸다. ②번과 같은 사고를 보이는 이유는 자기만의 해석과 행동을 하기 때문이며 결국 타인으로부터 고립되게 된다.

15 방에서 나오지 않고 주위에 관심이 없으며, 단편적이고 괴이한 말을 하여 입원한 여고생이 종종 옷도 갈아입지 않고 씻지도 않고 양치도 안할 때 제공하는 중재로 적절한 것은?

① 억지로라도 할 수 있도록 지켜본다.
② 하고 싶은 마음이 들 때까지 기다려준다.
③ 간호사가 일일이 다 씻겨주고 갈아입혀주는 등 전인적 간호를 시행한다.
④ 일생생활기술과 어느 정도 할 수 있는지 기능 정도를 사정, 교육, 긍정적 피드백으로 지지한다.
⑤ 가족에게 설명해주고 면회를 올 때마다 씻겨 주도록 설명한다.

해설 자가 간호 결핍이 있는 대상자는 개인위생을 잘 수행할 수 있도록 도와 환자의 자존감 안녕을 증진시키며 일상생활의 기능정도가 어느 정도 인지 사정이 먼저 이루어져야 된다. 적절한 방법에 대한 교육과 지지를 통해 자가 간호 수행이 향상되도록 지지하며 독립적으로 스스로 수행할 수 있도록 한다.

16 망상을 가진 조현병스펙트럼장애 대상자의 증상 중 '폭력의 잠재성'을 사정할 수 있는 행동 특성으로 옳은 것은?

① 사회적 고립, 무감동
② 주위 환경에 대한 무관심
③ 경직된 자세, 위협적인 언행, 자해위험성
④ 초조, 사고연상의 지연
⑤ 지리멸렬한 언어, 와해된 행동, 함구증

> **해설** 조현병스펙트럼장애를 가진 대상자의 10%가 자살을 시도한다고 보고 있다.
> 과다한 긴장, 흥분, 초조, 경직된 자세 등은 폭력의 잠재성을 사정할 수 있는 행동특성이다.
> 안전하고 보호적이며 조용한 환경조성, 허용적인 태도를 유지하는 것이 중요하며 자극에 민감하므로 지나친 자극과 스트레스는 금지한다.

17 조현병스펙트럼장애가 있는 대상자가 망상이 심하고 사고의 비약이 있으며 주의력이 떨어지고 무감동, 무쾌감 등의 증상을 나타낼 때 효과적인 약물은?

① prozac
② zoloft
③ olanzapine(zyprexa)
④ valproic acid(valproate)
⑤ lithium

> **해설** 문제에 제시된 증상은 조현병스펙트럼장애의 양성, 음성증상에 해당되며 ③은 비정형적 약물로 양성, 음성 증상에 효과적이다.
> ①② 항 우울 약물, ④⑤ 기분안정제로 주로 조증치료에 사용

18 항정신병 약물을 8개월 복용한 조현병스펙트럼장애가 있는 대상자에게 제공하는 복약지도 내용으로 가장 옳은 것은?

① "부작용이 나타나면 즉시 복용을 중단하세요."
② "증상이 나빠지면 임의로 약을 증량하세요."
③ "상태가 좋아지면 복용을 멈추어도 됩니다."
④ "항정신병 약물을 계속 복용하면 중독이 생길 수 있습니다."
⑤ "약물 복용을 중단하면 재발할 수 있으므로 계속 복용하세요."

해설 ① 주치의와 먼저 상담한다.
② 임의로 증량하지 않는다.
③ 임의로 중단 혹은 감량하지 않는다.
④ 간혹 부작용이 생길 수도 있으나 중독되지는 않는다.
부작용 혹은 증상이 악화될 때는 주치의와 상의하도록 한다.

19 조현병스펙트럼장애를 가진 대상자가 처방약은 독약이라며 완강히 투약을 거부하며 행동화할 때 가장 우선적으로 적용하는 중재로 옳은 것은?

① 구강투여 대신에 혈관 혹은 근육 주사로 바꾼다.
② 잠시 중단하고 안정시킨 후 간결하게 투약의 이유를 말한다.
③ 투여하는 이유에 대해 단호하게 설명해주고 이해시킨다.
④ 불가피하게 발생할 수 있는 약물의 부작용을 설명하고 복용하도록 한다.
⑤ 환자가 눈치 채지 못하도록 음식에 섞어서 준다.

해설 완강히 투약을 거부하며 행동화 한다는 것은 적대 행동을 보이는 것이며 의심이나 피해망상의 경우 수치심, 손상된 자존심에 대한 방어로 더 심하게 나타날 수 있다.
이때는 ②번과 같은 중재를 하는데 편안한 환경을 제공하고 환자에게 숨기거나 거짓말하지 않고 투약을 해야 되는 이유를 부드럽고 정직하게 말해주도록 한다.

20 39세의 한씨는 조현병스펙트럼장애를 진단받고 clozapine(clozaril)을 처방받았다. 담당간호사가 반드시 교육해야 하는 내용은 무엇인가?

① "과도한 진정작용이 일어날 수 있습니다."
② "기립성 저혈압이 생길 수 있으므로 천천히 일어나세요."
③ "체중 증가와 관련되어서 대사 장애가 생길 수 있습니다."
④ "광선 과민증이 생길 수 있으므로 긴팔 옷과 자외선 차단제를 바르세요."
⑤ "무과립혈증이 생길 수 있으므로 18주 동안 주기적으로 혈액검사를 받으세요."

해설 ①②④ chlorpromazine(thorazine)의 주요 부작용 및 특징
③ olanzapine(zyprexa)의 주요 부작용 및 특징
※ clozapine(clozaril) : 비전형적 약물로 추체외로 증상은 거의 없고 침흘림이 심함, 체중증가, 무과립혈증(치명적)의 부작용이 발생할 수 있으며 항정신병 약물의 최종 선택약물이다.

정신간호학

[021 ~ 023] 다음 사례를 참고하여 질문에 답하시오.

김씨는 누가 봐도 이상한 생각, 말, 행동, 감정 등을 나타내며 특히 병실에서 누군가가 자기를 부르며 이쪽으로 오라고 외친다고 호소하여 약물이 처방되었다.

21 김씨에게 처방된 약물은 무엇인가?

① haldol
② zyprexa
③ lithium
④ clozaril
⑤ rispedal(risperidone)

> 해설 김씨는 조현병스펙트럼장애의 양성증상을 가지고 있으며 양성증상에 효과가 있는 전형적인 약물은 ①이다.

22 약물치료를 하는 과정에서 주의깊게 관찰해야 되는 약물의 부작용 혹은 주의사항으로 옳은 것은?

① 급성 근긴장이상, 정좌불능증, 지연성 근긴장이상
② 심하게 침 흘림, 무과립혈증
③ 대사장애와 체중증가
④ 광선과민증
⑤ 간 기능장애나 체중증가

> 해설 ① haldol(haloperidol)은 문제에서 제시된 추체외로 증상여부 관찰이 중요하다.
> ② clozaril 관련
> ③ zyprexa 관련
> ④ thorazine 관련
> ⑤ seroquel(quetiapine)

23 김씨에게서 목이 뻣뻣해지고 가만히 앉아있기 힘들면서 계속 안절부절 못하고 왔다갔다 하는 등의 증상을 보일 때 투여할 수 있는 약물은?

① valproate
② prozac
③ cogentin
④ multi-Vitamin
⑤ normal saline

> 해설 haldol복용 시 나타날 수 있는 추체외로 증상이며 급성근긴장이상, 정좌불능증에 대한 내용이다. 이때는 치료목적으로 benztropine(cogentin)을 투여한다.

21. ① 22. ① 23. ③

24 조현병스펙트럼장애가 있는 대상자들은 다른 사람과 관계에서 좌절이나 갈등을 경험하면 행동, 인지수준이 발달과정 이전으로 되돌아가는 양상을 보이는데 이때 주로 사용하는 방어기제는?

① 고착
② 퇴행
③ 투사
④ 해리
⑤ 신체화 장애

> **해설** 조현병스펙트럼장애를 가진 대상자가 주로 사용하는 방어기제는 퇴행, 철회, 투사 등이며 특히 어떤 갈등과 스트레스 상황 시 그것과 상관없이 이전의 상태로 되돌아가는 것을 퇴행이라고 한다.

25 심한 환청과 망상으로 입원치료를 받게 된 급성 조현병스펙트럼장애 대상자의 치료방법으로 가장 옳은 것은?

① 오락요법
② 활동요법
③ 작업요법
④ 약물요법
⑤ 인지요법

> **해설** 현실감 장애 및 현실검증이 곤란하며 장애를 보이는 심한 급성단계의 대상자들에게 가장 우선시되어야 하는 것은 증상조절과 안정화이다. 심한 정신증적인 상태를 보일 때는 약물요법을 우선순위로 하여 증상을 완화시키도록 한다.

정답 24. ② 25. ④

CHAPTER 02
양극성관련 및 우울장애 간호

UNIT 01 양극성관련장애(bipolar & related disorder)

1) 종류(DSM-5) ★

(1) 양극성 Ⅰ형(bipolar Ⅰ disorder) ★
① 조증과 우울증 교대발생, 혹은 반복적인 조증 발생
② 1주 이상 지속되는 한번 이상 되는 조증, 혼재성 삽화
③ 기분의 변화, 활동, 에너지의 변화가 동시에 동반될 경우
④ 조증삽화 증상(3가지 이상이 1주 동안 지속) : 과도한 자존심과 과대성, 수면요구 감소, 평상시보다 많은 말, 계속 말해야 된다는 압박, 사고 비약, 분주한 사고의 주관적인 경험, 정신 운동성 초조, 주의산만, 부정적인 결과가 나타날 쾌락활동에 과한 몰두

(2) 양극성 Ⅱ형(bipolar Ⅱ disorder)
① 조증이 심하지 않고 한 번 이상 주요 우울증 삽화와 적어도 한 번의 경조증 삽화 동반, 우울이 주를 이룸
② Ⅰ형 양극성 장애보다 조기 발병, 10~15%자살시도

(3) 순환성 장애 ★
① 경조증, 경우울 상태가 최소 2년 이상 연속적으로 교대로 수차례 발생(가벼운 상태의 제Ⅱ형 양극성 장애)
② 10대 또는 20대 초기에 서서히 발생, 만성적,지속적, 15~50%는 Ⅰ형 및 Ⅱ형 양극성 장애로 발전

2) 원인 ★
① X-linked 우성 유전 가능성(양극성 정동장애)
② 조증 : catecholamines(노에피네프린) / serotonin / 도파민 과다
③ 정신역동이론 : 발단단계에서 대상 상실 등 심한 애도로 내재된 우울에 대한 방어작용

3) 조증 행동 특성 ★★★

정서적	신체생리적	인지적	행동적
다행감, 의기양양, 익살, 자존감고조, 비난에 참지 못함, 수치심과 죄의식, 기분동요가 심함	탈수, 부적당한 영양, 수면요구 감소, 체중감소	야심적, 주의산만, 현실감 부족, 사고비약, 과대망상, 연상의 장애, 고양감, 주의판단력 저하, 착각	신체활동증가, 다변증, 과다행동 흥분, 논쟁적, 성욕 항진, 조종, 도발, 참견, 무책임, 공격적, 과도한 돈 낭비 ★

4) 약물치료

(1) Lithium ★★ - 양극성 및 관련 장애 치료에 우선적으로 사용

① 치료농도 0.8~1.4mEq/L 유지 (독성 범위 : 1.5mEq/L 이상 시 ∴ 정기검사 필수)
  → 기전 : 신경과 근육세포 내 염분의 이동 변화시킴(노에피네프린, 세로토닌, 도파민의 정상화 및 안정화, 갑상선 호르몬 분비 억제, 세포내 전해질 균형)
  ㉠ 부작용 : 갈증, 다뇨, 체중증가, 피로, 구강건조(초기) → 혈중 농도 2.0 이상 시 치명적, 거친 손떨림, 심한 설사, 구토, 졸림, 운동실조, 이명, 현기증, 발작, 혼수, 심부건 과잉반사 → 즉시 중단 장기 복용 시 갑상선 비대 발생
  ㉡ 혈중농도 증가 원인 : 염분 섭취 저하, 신기능 저하, 의학적 질병, 이뇨제, 설사, 탈수로 인한 수분전해질 상실, 과량복용
  ㉢ 치료 시작 전 신기능 검사 : 신장을 통해 배설되어 신기능과 관련된 부작용이 많음
    → 신기능, 심전도, 갑상선 및 전해질 검사로 리튬 치료의 안전성과 부작용 감시
② 기타 약물
  sodium valproate(valproic acid), Topamas, Tegretol, carbamazepine

5) 간호진단 ★★

상해위험성, 폭력위험성(자해/타해) ★, 영양장애, 사고과정장애 ★, 감각지각장애, 수면양상의 변화, 비효율적 개인대처

6) 간호중재 ★★★★★★★★★

① 침착한, 지지적인, 일관적인 간호사의 태도 유지 ★
② 조증대상자 내면에 우울감이 깔려있음을 대상자가 부정하고 있다는 것을 이해, 어떤 상황에서도 격분하거나 항의, 논쟁을 벌이지 말 것
③ 치료적 환경 ★ : 비도전적, 조용하고 편안한 분위기 조성, 소음을 최소화 하고 자극물 없애기, 병실은 필요한 시설 외에 제한
④ 환자의 질문에 간결하고 진실한 대답해주기, 간호 적용 시 미리 설명한 후 시행
⑤ 행동 조정 ★★ : 바람직하지 못한 행동 시 사무적이고 무관심한 태도 유지, 바람직한 행동 시 칭찬과 격려, 행동에 대한 제한 설정 ★ 타인의 의견을 존중 및 경청하고 이해하는 태도를 갖도록 분위기 조성

⑥ 활동 : 건설적인 목적으로 이용되도록 돕기, 복잡한 일보다는 단순하고 빨리 끝낼 수 있는 활동 권장,매번 타인과 어울리도록 권장하기보다 가끔 혼자 있거나 혼자 걷게 하기
⑦ 스스로 감정을 표현할 수 있는 수단 제공
⑧ 신체적 간호 ★★★
체중 관리, 영양 공급, 식사할 시간이 부족할 정도로 바쁜 경우 간편하게 들고 다니면서 먹을 수 있는 음식(고단백질과 고칼로리) 제공, 충분한 수분 섭취권장, 소량씩 자주 먹도록 하기, 식사과정 감독, 조용하고 어둡게 하여 수면을 촉진
⑨ 휴식 : 방문객 제한, 방문 후 환자 관찰, 조증환자끼리는 분리
⑩ 공격환자 : 공격적인 에너지 발산 위해 운동 (예) 샌드백 치기, 비경쟁적 운동 권장)
공격의 위험성 사정, 의료진 안전 고려, 공격행동을 언어로 표현하도록 격려, 최소한의 억제, 공격행동 시 과민반응 금지, 환자의 신체적 공간을 고려해 넓은 장소 제공
※ 공격행동은 약한 권력/권위/자존심 상실에 대한 방어반응으로 발생함을 이해할 것

UNIT 02 우울장애(depressive disorder)

1) 종류와 진단기준(DSM-5)

(1) 주요우울장애

① 우울한 기분, 흥미(재미)상실, 수면변화, 체중변화, 피로, 에너지감소, 정신운동변화, 무가치감, 집중력 감소, 자살사고 중 최소 5개 증상이 2주간 지속
② 약 5~10% 조증, 경조증을 경험하며 양극성 장애로 진행

> **갱년기 우울**
> - 40대 후반(여성), 50대 후반(남성) 호발
> - MAO의 활동성 증가, 자율신경계 균형이 깨짐, 초조성 우울, 심한 절망, 질병불안장애, 사소한 일에 심한 후회 등
> - 병전 성격 : 강박적, 양심적, 융통성이 적음, 강한 책임감, 급하고 예민

(2) 지속성 우울장애(기분저하증) ★

① 식욕부진 또는 과식, 불면 또는 과다수면, 기력의 저하 또는 피로감, 자존감 저하, 집중력 감소 또는 우유부단, 절망감 중 2가지 이상 나타나는 경우
② 조증 삽화는 없고 거의 매일, 하루 종일 지속되는 우울감이 적어도 2년 이상 지속 시, 2년 동안 주요우울장애 증상이 없는 기간이 2개월 넘지 않아야 됨
③ 주요우울장애보다 덜 심각함

(3) 파괴적 기분조절 부진장애

감정적, 행동적 심각한 문제가 있는 소아, 청소년(6~18세), 상황에 비해 너무 지나친 언어적, 행동적 폭발로 이어지는 습관성 분노발작

(4) 월경 전 불쾌감 장애

(5) 물질-약물로 유발된 우울장애

(6) 달리 명시된 우울장애

(7) 기타 우울장애

2) 원인 및 정신역동 ★★

① 정신역동이론 : 소중한 애착 대상과 분리(대상상실 이론), 죄의식을 일으키는 분노가 내부로 향하는 함임(공격심의 내재화이론)
② 학습된 무력감 이론 ★ : 대상자가 환경에서 강화요인을 통제할 수 없다고 믿는 성격 경향과 행동상태
③ 인지이론 : 부정적인 사고와 평가
④ 행동이론 : 긍정적 강화의 부족
⑤ 신경전달물질 : 노에피네프린 감소, serotonin감소, 도파민 결핍, 코티졸 과다 분비
⑥ 촉진요인 : 스트레스 원

3) 우울장애의 행동특성 ★★

정신적	신체적	인지적	행동적
슬픔, 죄의식, 낙담, 무력감, 절망감, 비관, 고립, 외로움, 피로, 우울, 무가치감, 분노, 불안	무월경, 식욕 및 체중변화, 수면장애, 피로, 불면, 허약, 소화불량, 성욕감퇴 등	흥미, 동기 상실, 자기비하, 자해사고, 자살사고, 집중력장애, 사고의 지연, 자기의심, 신체망상, 강박사고, 염세적사고, 자기 의심 등	정신운동지연, 편협정서, 개인위생 불량, 위축, 고립, 의존, 무기력, 슬픔, 공격성, 인내심 부족, 낮은 자존감, 안절부절, 언어의 빈곤, 침묵, 말수감소, 단조로운 억양 등

4) 약물치료 ★★★

(1) SSRI(선택적세로토닌재흡수억제제) : Prozac, Zoloft, paxil, luvox, celexa

→ 세로토닌 재흡수 방지 효과
- 부작용 : 세로토닌 증후군(불안, 수면방해, 떨림, 성 기능장애, 긴장성 두통), 위장관계(오심, 구토, 복통, 설사 등)

(2) TCAs(삼환계 항우울제) : tofranil(imipramine), Elavil(amitriptyline), Anafranil

→ 노에피네프린, 세로토닌 재흡수 차단
- 항콜린성 부작용 : 진정, 구갈, 변비, 소변장애, 시력장애, 기립성저혈압, 하루 권장량의 10~30배 복용 시 치명적이므로 대상자가 약물을 모으고 있는지 여부 확인이 꼭 필요함, 심전도장애유발(심장병, 노인은 주의)

(3) MAO억제제(모노아민 산화효소 억제제) ★ : nardil(페넬진), parnate(tranylcypromine sulfate)

→ 노에피네프린, 세로토닌, 도파민 분해 및 비활성화시키는 모노아민산화 단백질을 비활성화하여 뇌 안의 신경전달물질 증가

- 부작용 : 기립성 저혈압, 신경계 자극 효과(흥분, 불면, 걱정 등), 티라민 함유식품과 병용 시 고혈압 위험 ★

> 티라민 함유 식품 : 치즈피자, 신맛의 크림, 요구르트, 크림치즈 제외한 모든 치즈
> 육류와 단백질 식품 : 훈제 연어, 훈제 어류
> 야채와 과일 : 녹색 콩, 아보카도, 소금에 절인 양배추
> 알코올성 음료

5) 간호진단 ★★★★

자해가능성, 기능장애적 비통, 자존감 저하 ★, 사회적 고립, 무기력, 사고과정장애, 영양장애, 수면장애

6) 간호중재 ★★★★★★★★★★

(1) 의사소통

가. 간호사의 태도
　① 온화하게, 안정되게, 조용하게, 쾌활한 태도, 지나친 낙천성이나 명랑성 피함
　② 환자를 이해하는 태도 유지
　③ 쉽게 반응이 없어도 환자 옆에서 일반적인 대화하기
　④ 빨리 결정하도록 재촉(x)
　⑤ 제시간에 참여 하도록 권장, 늦어도 있는 그대로 수용
　⑥ 억지로 활동 참여 권유(x)
　⑦ 지나친 동정, 위로와 관심(x) → 환자의 죄의식 증가

나. 감정표현의 촉진
　공감 ★, 질문, 진술 유도, 피드백, 직면, 적극적 경청을 통한 감정표현 촉진

다. 자존감 증진 ★★
　① 사생활 보호유지, 한 개인으로서 대상자의 중요성, 가치감에 대한 지지
　② 대상자 수용, 강점과 성취에 초점, 실패는 최소화
　③ 간단한 작업 → 성취감, 능력↑ ★
　④ 목표 설정 및 문제해결 전략에 동참
　⑤ 자기 표현기술 교육

라. 인지적 재구성
　① 왜곡된 사고 → 자신과 세계를 현실적으로 보도록 동기부여
　② 부정적 사고 → 현실적 사고가 되도록 격려
　③ 긍정적 사고 증진 (대상자의 장점, 강점, 업적, 기회를 평가)

마. 집단중재
  ① 집단치료
    ㉠ 구성원들의 피드백을 이용하여 자신의 행동형태 인지
    ㉡ 외로움, 소외감 완화 → 무력감, 절망감 감소, 죄의식 감소
    ㉢ 집단과 연계하여 사회적 지지 증진
  ② 사회기술훈련
    사회기술 전략 제공 → 사회적 위축과 상반되는 경험 제공 → 우울증 교정
바. 가족중재
  ① 우울하지 않은 행동 → 긍정적 강화
  ② 역기능적 우울행위 → 무시
  ③ 양극성 장애 대상자 : 심한 기분변화, 행동변화, 가족에게 영향 → 가족지지 필요

(2) 환경요법

가. 안전 → 자살예방이 중요!

> **[자살예방간호] ★★★★★**
> ① 심한 우울에서 어느 정도 회복될 때 자살위험 최대화
> ② 심한 우울증의 갑작스런 호전 → 죽음에 대한 양가감정의 해결로 자살시도↑ ★
> ③ 죽음에 대한 양가감정 : 희망(나를 구해줄 것이다) vs 절망(아무도 안 구해줄 것이다)
> ④ 약물복용 관찰, 불규칙적인 병실순회, 잠들기 전까지 혼자두지 않음, 수동적 자살예방
> ⑤ 1대1 관찰 및 간호, 위험한 소지품 제거(외출 후 환자가 가져오는 소지품 확인)
> ⑥ 자살계획 및 시도에 대해 직접적 대화 → 자살위험 및 불안이 감소 됨
> ⑦ 따뜻하고 수용적, 희망적으로 대하기, 인내를 가지고 대하기, 믿음의 관계, 감정표현 촉진
> ⑧ 거짓 안심, 부적절한 낙관적 태도(절대금기) → 자존감 증진, 인지적 재구성 촉진

나. 환경자극의 감소
    온화한 조명, 소음감소, 단순한 장식
다. 환경제한
  ① 요구적, 조종적, 공격적, 적대적 행위를 제한
  ② 행동이 타인에게 미치는 영향을 객관적으로 말하고 교정하도록 피드백
  ③ 적절한 행동엔 긍정적 강화, 부정적 행동 시 무시 혹은 최소한의 반응제공

(3) 자가간호활동 ★★

가. 식사 ★
  ① 먹는 것에 대해 흥미(x), 무감각
  ② 식사욕구저하(∵ 무가치, 허무, 빈곤, 피해망상)
  ③ 조정된 식사 필요
  ④ 높은 칼로리의 식사, 간식 제공
  ⑤ 영양 불균형이 심할 경우에 먹여주며 마지막에는 위관영양 고려
  ⑥ I&O 측정

나. 개인위생
① 개인위생에 무관심(∵ 개인생각에 몰두)
② 자세기형, 피부간호
③ 스스로 목욕 못하면 시켜줌
④ 옷의 선택 돕고 예쁘게 옷 입도록 격려, 빨래, 다림질 시행

다. 활동 및 수면
① 옥외활동(주로 오후시간 권장)
② 편안한 환경 제공(소음이나 자극적 광선 제거)
③ 휴식시간과 또 다른 수면에 대해 계획
④ 가벼운 운동으로 피로감 갖게 함, 흡연절제, 신체적 불편제거

라. 배변
① 식사 전후에 배변권유(∵ 배변활동 무관심)
② 변비 예방 : 가벼운 운동이나 산책, 필요시 하제 사용

(4) 신체적 활동 증진
① 현실감을 갖고 사회 활동에 흥미 유발
② 오락요법 : 내부로 향하는 에너지를 감소시켜 증상 완화, 단체운동 → 에너지를 소모시키고 공격성, 분노심을 조절하고 용납하는 돌파구
③ 작업요법 : 간단하고 최소의 집중을 요하는 일 성취로 자존감 증진

7) 기타 우울장애 치료

(1) 전기경련치료(ECT : electroconvulsive therapy)
① 적응증 : 우울증 재발, 약물치료에 효과 없는 경우
② 가족이나 대상자가 치료에 불안, 공포 갖는 경우 많음
③ 부작용 : 두통, 정신착란, 기억력 저하, 경련 후 섬망

(2) 광선(빛)치료(light therapy)
① 정서 장애 특히 계절적 정서 장애에 효과
② 2500~10000Lux, 노출시간 : 30분~2시간

단원별 문제

We Are Nurse 정신간호학

01 기분장애에 대한 내용으로 옳은 것은?

① 기분장애의 대표적인 특징은 기분이 저하되는 것이다.
② 사회적, 직업적, 대인관계의 기능 장애는 없다.
③ 정상적으로 발달해 가는 과정에서 경험하는 객관적인 감정의 변화이다.
④ 주관적인 불편감은 없고 오히려 주변 사람들이 불편해 한다.
⑤ 지속적인 내적 감정의 병리적인 장애이다.

> **해설** ① 모든 기분장애는 주요 우울장애와 양극성 장애도 포함되며 기분의 저하 및 고양되는 특징이 있다.
> ② 사회적, 직업적, 대인관계의 기능장애가 있다.
> ③ 정상적인 발달과정에서 경험하는 슬픔반응은 애도이다.
> ④ 주관적인 불편감을 가진다.

02 우울장애와 가장 관련이 깊은 신경전달 물질은 무엇인가?

① GABA 감소
② 도파민 증가
③ 세로토닌 감소
④ 노에피네프린 증가
⑤ 아세틸콜린 감소

> **해설** ① 불안, 조현병 ② 조현병, 조증 ④ 조현병, 불안 ⑤ 치매
> 우울장애 시 : 노에피네프린 감소, serotonin 감소, 도파민 감소, 코티졸 과다 분비

03 우울증상에 포함되는 것으로 바르게 묶은 것은?

① 피곤함, 자존감 결여
② 다행감, 무아지경
③ 성욕항진, 현실감 부족
④ 매사에 흥미와 동기 왕성
⑤ 즐거움, 무력감, 슬픔, 낙담

> **해설** ②은 조증의 대표적인 증상이다. 이외에도 우울증상에는 흥미, 재미상실, 체중, 수면의 변화(수면과다 혹은 불면), 무가치감, 집중력 감소, 자살사고 등이 있다.

정답 01. ⑤ 02. ③ 03. ①

04 심한 의기소침과 슬픔, 죄의식, 자기 비하 등의 증상을 보일 때 제공되는 초기 간호로 가장 적절한 것은?

① 환자 옆에 조용히 앉아 있는다.
② 경쾌하고 빠른 음악을 틀어주어 분위기를 밝게 한다.
③ 기분 전환 하도록 환경을 정리한다.
④ 논리적 대화로 환자의 우울문제를 분석하고 제거한다.
⑤ 환자의 형편에 맞추어 공감과 동정을 한다.

> 해설 문제에 제시된 특징은 우울증 대상자에 대한 것으로 위축, 무반응을 통해 의료진의 도움을 받아들이지 않으려는 저항을 보인다. 따라서 초기에는 환자가 표현하는 내용에 대해 정직하고 온화한 태도로 공감하고 수용하는 것이 중요하며 동정은 하지 않도록 한다.

05 4번의 대상자를 위한 간호를 계획할 때 가족중심의 현실적 해결방안으로 옳은 것은?

① 대상자의 큰 목표에 관심을 갖는다.
② 대상자의 강점을 먼저 파악하고 나서 문제를 사정한다.
③ 처음 면담 할 때 가족에 대해 가장 자세히 질문한다.
④ 환자의 요구보다는 가족 내에서 문제의 원인 파악을 먼저 한다.
⑤ 가족도 대상자에게 원인을 제공했을 수 있음을 인식시킨다.

> 해설 가족의 역동적인 부분이 우울의 원인이 될 수 있고 배우자 혹은 가족의 생각이 많은 영향을 미치게 된다. 가족중심의 현실적인 해결방안으로 ⑤번의 내용을 인식시키며 의존성 보다는 독립성을 강화하는 것이 하나의 방법이다.

06 부모님과 아내를 교통사고로 잃은 58세의 한 남성이 첫째 아들의 결혼 이후 말수가 줄고 식사를 거부하며, 잠을 잘 못 이루며 초조 증상이 있었는데, 둘째 아들마저 병에 걸리자 증상이 더 심해져 아무도 만나지 않으려 한다. 이때 지역사회 정신보건 간호사가 제공할 수 있는 간호중재로 적절하지 않은 것은?

① 꾸준한 만남의 기회를 통해 신뢰감을 갖도록 한다.
② 환자가 반응이 적더라도 꾸준히 인내를 가지고 대화한다.
③ 낮 동안 여러 활동을 계획하여 불면증 을 예방한다.
④ 성취 할 수 있는 작은 일을 제공하여 자기효능감과 가치감을 경험하도록 한다.
⑤ 식사 거부 시 강요하지 않고 스스로 먹겠다고 요청하기를 기다려 준다.

04. ①   05. ⑤   06. ⑤

해설 갱년기 우울상태로 여성은 40대 후반, 남성은 50대 후반에 호발한다.
원인은 내분비와 생식선이 감퇴되는 시기에 생화학적 변화를 일으켜 다른 정서장애보다 심각하게 초조반응이 나타나며 불면증, 죄책감, 절망감, 망상 등이 동반된다. 침착하고 온화한 태도로 수용하며 공감, 정직한 태도로 인내하며 신뢰관계를 유지하는 것이 중요하다. 먹는 것에 대해 흥미가 없거나 무감각하므로 조정된 식사가 필요하며, 영양 불균형이 심할 경우에 먹여주며 최후의 방법으로 위관영양도 고려할 수 있다.

07 다음 중 가장 중증의 우울 기분을 나타내는 경우는?

① 자신감, 의욕이 사라진다.
② 말투가 느려지며 사고가 지연된다.
③ 피곤함과 식욕부진, 쇠약감을 호소한다.
④ 거의 매일 무가치감과 부적절한 죄책감을 느끼다가 어느 정도 회복되어진 것 같이 느낀다.
⑤ 평소 해오던 일을 수행하면서도 어려움을 느낀다.

해설 매일 무가치함과 부적절한 죄책감을 느낄 때가 가장 중증의 우울기분상태이며 우울에서 어느 정도 회복될 때 기회의 증가와 에너지가 생기면서 자살 위험이 최대가 되므로 지속적인 일대일 관찰이 중요하다.

08 다음 중 자살 위험성이 가장 높아 집중적인 관찰이 필요한 대상자는?

① 자신의 물건을 나눠주고 유서를 쓰며 마치 어딘가로 떠날 것처럼 행동하는 사람
② 대인관계가 전혀 없고 위축되어서 계속 울기만 하는 환자
③ 과거에 자살 시도한 경험이 없는 환자
④ 너무 우울해서 움직이는 것도 힘들어 하고 먹는 것도 없이 누워만 있는 심한 우울 환자
⑤ 짝사랑하던 여성에게 거절당한 충격으로 아무도 만나지 않고 분노하고 있는 남자

해설 자살에 대해 계속 언급하거나 자살경험이 있었던 환자 및 우울에서 어느 정도 회복될 때 자살 위험이 최대로 나타날 수 있다.

09 항우울제 복약지도 내용으로 옳은 것은?

① "SSRI계열의 약물은 아침보다는 저녁에 투여하는 것이 더 효과적입니다."
② "MAOI와 TCA를 같이 사용하면 약물의 효과가 더 좋습니다."
③ "MAOI를 먹는 환자는 치즈, 맥주 등과 같이 발효된 식품을 먹지 않습니다."
④ "TCA를 복용할 때에는 티라민이 많이 함유된 식품은 제한적으로 먹습니다."
⑤ "TCA복용 시에는 햇빛에 노출되는 것을 피해야 합니다."

해설 ① 수면장애를 유발할 수 있어서 아침에 투여하는 것이 더 효과적이다.
② 효과적이지 못하다.
④ TCA가 아니라 MAOI약물에 해당된다.
⑤ 광선과민증으로 항정신병약물의 부작용이다.

10 전기경련치료의 적응증으로 옳은 것은?

① 자주 재발하고 약물에 내성이 있는 경우
② 우울증이 만성적인 때
③ 외인성 우울인 경우
④ 우울증이 처음 발병한 경우
⑤ 항우울제에 잘 반응하는데 더 큰 치료의 효과를 누리기 위해서

해설 전기경련치료는 우울증 치료의 한 방법으로 자주 재발하고 약물에 내성이 있는 경우, 우울이 심할 때, 자살위험이 높을 때 적용할 수 있으며 기억력 감퇴, 두통, 경련 후 섬망 등의 부작용이 발생할 수도 있어 잘 관찰한다.

11 다음 중 양극성 장애 I형에 대한 내용으로 옳은 것은?

① 경조증이 반복
② 우울증이 반복
③ 조증과 우울증이 반복
④ 경조증과 우울증이 반복
⑤ 경조증과 경우울증이 반복

해설 양극성 I형은 조증과 우울증이 교대로 나타나거나 조증이 반복적으로 나타나는 특징이 있으며 기분변화와 활동 및 에너지의 변화가 동시에 있어야 된다.

12 조증의 상태가 심하지 않으며, 한 번 이상의 주요 우울증 삽화와 적어도 한 번의 경조증 삽화가 동반되는 경우로 우울증이 주를 이루는 장애는?

① 순환성 장애   ② 주요 우울 장애
③ 양극성 장애 I   ④ 양극성 장애 II
⑤ 지속성 우울 장애

10. ①   11. ③   12. ④

> **해설** ① 순환성 장애 : 경조증, 경우울 상태가 최소 2년 이상 연속적으로 발생
> ② 주요 우울장애 : 우울한 기분, 흥미(재미)상실, 수면변화, 체중변화, 피로, 에너지감소, 정신운동변화, 무가치감, 집중력 감소, 자살사고 중 최소 5개 증상이 2주간 지속
> ③ 양극성 장애 I : 조증과 우울증 교대로 나타나거나 조증이 반복적으로 발생
> ⑤ 지속성 우울장애 : 식욕부진 또는 과식, 불면 또는 과다수면, 기력의 저하 또는 피로감, 자존감 저하, 집중력감소 또는 우유부단, 절망감 중 2가지 이상 나타나는 경우

13 조증 환자의 행동양상에 대한 설명으로 거리가 먼 것은?

① 사고연상의 증가
② 바빠지고 주의 산만해짐
③ 심한 감정과 선택의 변화
④ 심한 자아도취, 넘치는 자기 확신감
⑤ 과도한 활동과 피곤함 호소

> **해설** 조증 시 피곤을 느끼지 않아 탈진까지 가게 되는 경우가 많다.
> 조증의 3대 대표증상으로 과대적 사고, 고양된 기분, 과다행동이 있다.

14 다른 환자는 쳐다보기도 싫다고 반복적으로 이야기하고, 간호사에게 특별간호 받기를 원하며, tv 시청 및 병동규칙을 무시하며 잠을 자지 않고 계속 바쁜 대상자의 중재로 가장 우선적인 것은?

① 환자의 행동은 무시하면 된다.
② 다른 환자와의 접촉을 일체 제한하고 독방에서 잘 관찰한다.
③ 병동 규칙을 일관성 있게 강화한다.
④ 환자를 위해 직업교육을 받게 한다.
⑤ 일단 환자의 요구부터 들어준 후 신중하게 생각해본다.

> **해설** 조증 환자는 환경 조절과 행동의 제한 범위를 설정하고 그 규칙을 지키게 하는 것이 중요하다. 친절하지만 일관성을 가지고 엄격하게 병실 규칙을 지키도록 강화하며 한계 및 제한을 설정해 놓고 일관성 있는 태도로 대하는 것이 조증환자 간호에 있어 중요한 포인트가 된다.

15 양극성 장애를 가진 대상자가 의기양양하며 비난을 잘 참지 못하고 체중 감소 증상과 함께 과다행동 및 주의산만이 심한 행동 특성을 보일 때 중재로 가장 우선적인 것은?

① 같은 행동특성을 보이는 대상자끼리 함께 있게 하는 것이 통제하는데 더 좋다.
② 개별적인 활동은 제한하고 집단 활동을 계획한다.
③ 사람들과 잘 어울릴 수 있는 환경을 마련한다.
④ 환자의 행동에 대해서는 일관적인 태도로 대한다.
⑤ 환자가 질문을 할 때는 보다 자세하고 장황하게 대답을 해주는 것이 좋다.

> **해설** 양극성 장애 중 조증 행동특성에 대한 것으로
> ① 환경적인 자극을 감소시키기 위해 조증 환자끼리 모아 놓지 않는다.
> ② 집단 활동 보다는 개별적인 활동을 권장하여 환경적인 자극을 감소한다.
> ③ 조용하고 안정된 환경을 제공한다.
> ⑤ 일관성을 가지고 질문에는 간결하게 대답하도록 한다.

[016 ~ 018] 다음 사례를 읽고 알맞은 답을 고르시오.

> 정신과병동에 입원한 장씨는 잠시도 가만히 앉아 있지도 못하고 수시로 돌아다니면서 많은 간섭을 하고 과다행동을 하고 다닌다. 신체활동이 증가했으며 다소 공격적인 모습을 보인다.

16 장씨에게 제공하는 활동요법의 내용으로 옳은 것은?

① 장씨 외에도 여러 명이 단체로 경쟁적인 활동 요법을 하도록 한다.
② 간호사는 대상자가 내면에 우울감이 깔려있음을 부정하고 있다는 것을 인지한다.
③ 성취 수준이 높은 활동에 참여하도록 하여 에너지를 발산하게 한다.
④ 조용히 명상하거나 이완 할 수 있는 요법을 적용한다.
⑤ 복잡하고 시간이 오래 걸리는 작업을 제공한다.

> **해설** ① 경쟁보다는 비경쟁적인 활동요법에 참여한다.
> ③ 성취수준이 낮은 활동에 참여를 권장한다.
> ④ 조증 시 가끔은 혼자 있게 하거나 혼자 걷도록 하기도 하나 조증의 증상이 나타나기 때문에 에너지를 건설적으로 발산하도록 도와주는 활동을 계획하는 것이 적합하다. 조증시 집중이 어렵기 때문에 ④번 같은 활동은 바람직하지 않다.
> ⑤ 단순하고 단시간에 끝낼 수 있는 작업을 제공한다.

17 장씨에게 투여하는 대표적인 약물은?

① zanax　　　　　② enafon
③ valium　　　　　④ lithium
⑤ haldol

> 해설　lithium은 조증에 사용되는 대표적인 약물이며 일정한 혈중농도를 유지하여 부작용을 예방할 수 있다.

18 장씨가 약물을 복용하면서 손이 떨리고 심한 설사, 구토를 호소할 때 간호중재로 가장 우선적인 것은?

① 심전도 검사　　　　② 수분 섭취 제한
③ lithium 용량 감량　　④ 나트륨 섭취 제한
⑤ 지속적으로 관찰

> 해설　lithium은 혈중 농도 0.8~1.4mEq/L를 유지하도록 하는데 1.5mEq/L를 넘어가면 부작용이 발생하게 된다. 장씨의 증상은 lithium 부작용과 관련된 것으로 심하면 사망까지 초래한다. 장기복용 시 갑상선 비대도 발생할 수 있다. 이때는 즉시 ②④ 수액공급을 통해 나트륨이나 전해질 불균형을 개선한다. ③⑤ 약물 투약을 중단하고 주치의에게 보고한다. 또한 심전도와 신체 활력징후를 측정한다.

19 사고비약이 있는 급성 조증 대상자와 대화를 나눌 때의 가장 적절한 방법은?

① 화제를 변경하지 말고 한 가지 사고에 초점을 맞추어 이야기 한다.
② 어떤 목적, 의미가 없는 이야기를 하므로 환자의 대화 내용에 관심을 가지지 않는다.
③ 주의가 산만해지기 쉬우므로 큰소리로 빨리 이야기 하여 주의를 집중시킨다.
④ 환자는 목적 없이 화제를 계속 바꿔가면서 대화하기 때문에 대화 내용에 관심을 갖지 않는다.
⑤ 환자의 사고에 대한 표현보다는 감정 전달에 초점을 맞추도록 한다.

> 해설　사고비약이 있는 급성 조증환자에게는 구체적으로 설명하도록 격려하고 의미하는 것, 표현하고자 하는 것을 분명히 설명하도록 격려한다.
> ⑤번은 과대망상이 있는 급성조증환자에게 적용된다.

20 양극성장애로 치료받고 있는 정씨가 무책임하고 높은 공격성을 보일 때 제공할 수 있는 활동요법은?

① 수놓기　　　　② 운동요법
③ 식물 키우기　　④ 그림 그리기
⑤ 종이접기 공예

정답　17. ④　18. ①　19. ①　20. ②

해설 약한 권력과 권위, 자존심 상실에 대한 방어 반응으로 공격행동을 한다.
바람직하지 못한 행동은 사무적 태도를 유지하며 공격적인 에너지를 발산할 수 있는 샌드백치기 같은 활동을 제공한다.

21 조증의 행동특성으로 거리가 먼 것은?

① 수치심과 죄의식
② 탈수, 체중감소
③ 자기비하, 자살사고
④ 다변증, 성욕항진
⑤ 과도한 돈 낭비, 공격적

해설 [조증의 행동특성]

정신적	신체생리적	인지적	행동적
다행감, 의기양양, 익살, 자존감고조, 비난에 참지 못함, 수치심과 죄의식, 기분동요가 심함, 착각	탈수, 부적당한 영양, 수면요구 감소, 체중감소	야심적, 주의산만, 현실감 부족, 사고비약, 과대망상, 연상의 장애, 고양감, 주의판단력 저하	신체활동증가, 다변증, 과다행동, 흥분, 논쟁적, 성욕항진, 조종, 도발, 참견, 무책임, 공격적, 과도한 돈 낭비

[우울장애의 행동특성]

정신적	신체생리적	인지적	행동적
슬픔, 죄의식, 낙담, 무력감, 절망감, 비관, 고립, 외로움, 피로, 우울, 무가치감, 분노, 불안	무월경, 식욕 및 체중변화, 수면장애, 피로, 불면, 허약, 소화불량, 성욕감퇴 등	흥미, 동기 상실, 자기비하, 자해사고, 자살사고, 집중력장애, 사고의 지연, 자기의심, 신체망상, 강박사고, 염세적사고, 자기의심 등	정신운동지연, 편협정서, 개인위생 불량, 위축, 고립, 의존, 무기력, 슬픔, 공격성, 인내심 부족, 낮은 자존감, 안절부절, 언어의 빈곤, 말수감소, 침묵, 단조로운 억양 등

22 Elavil(amitriptyline, 아미트립틸린)을 복용 시 발생할 수 있는 부작용으로 옳은 것은?

① 오심, 구토
② 변비, 요정체
③ 흥분, 불면
④ 긴장성 두통
⑤ 고혈압성 위기

해설 항우울제 → Tricyclics(TCA) : tofranil(imipramine), Elavil(amitriptyline), Anafranil → 노에피네프린, 세로토닌 재흡수 차단
항콜린성 부작용 → 진정, 구갈, 변비, 소변장애, 시력장애, 기립성저혈압, 하루 권장량의 10~30배 복용 시 치명적이므로 대상자가 약물을 모으고 있는지 여부 확인이 꼭 필요, 심전도장애 위험 있음
①③④는 SSRI 부작용, ⑤ MAOI 부작용

21. ③ 22. ②

23 44세 여성은 어떤 일에도 관심과 흥미가 없으며 가족들에게 미안하다는 말을 많이 하였고 심각한 식욕의 저하가 있어 낮 병동에 입원중이다. 이 여성이 가족들과 외출 후 옷 사이에 면도칼을 숨겨가지고 온 것을 발견하였을 때 간호사의 반응으로 가장 적절한 것은?

① 위험한 물건이므로 빼앗는다.
② 병동의 규칙과 주의사항에 대해 다시 한 번 숙지시킨다.
③ 대상자가 자극받지 않도록 단호하게 설명한다.
④ 일단은 모른척하고 넘어가며 주의 깊게 환자를 관찰한다.
⑤ 자살에 대한 생각이나 충동여부를 직접적으로 물어본다.

> **해설** 우울대상자들에게 제공하는 중요한 간호중재는 안전한 환경을 통해 자살을 예방하는 것이다. 1:1로 관찰하며 위험한 소지품은 제거하고 자살 계획 및 시도에 대해 직접적으로 물어본다. 불규칙적인 병실순회, 잠들기 전까지 혼자두지 않기, 수동적 자살예방이 중요하며 심한 우울증이 갑자기 호전된 경우 죽음에 대한 양가감정의 해결로 자살시도 위험이 매우 높다는 것을 염두해 두고 간호한다.

24 비난을 참지 못하고, 야심적, 주의산만, 다변증, 도발, 공격성을 나타내는 대상자에게 제공하는 환경적 중재로 옳은 것은?

① 병실에 꼭 필요한 시설 외에는 제한하는 환경
② 밝은 조명
③ 화려한 벽지
④ 소음이 많은 곳
⑤ 같은 진단을 받은 대상자들끼리 모여 있는 병실배정

> **해설** 조증대상자에게는 온화한 조명, 소음 줄이기, 단순한 장식을 제공하고 같은 조증 대상자와는 함께 병실을 사용하지 않으며 방문객을 제한한다.

25 양극성장애 대상자에게 간호중재를 제공한 뒤 가지고 있는 문제가 해결되었음을 알 수 있는 경우는?

① 주변 환자들의 반응에 자극을 받는다.
② 현실적인 목표를 설정할 수 있다.
③ 자신의 감정을 행동으로 표현할 수 있게 되었다.
④ 병실의 규칙이 불합리하다는 생각이 들면 산만하게 항의할 수 있다.
⑤ 집단 활동에서 주도적, 공격적으로 표현한다.

> **해설** 양극성 장애 시 ① 주변 환자들의 반응에 자극을 받고 ③ 자신의 감정을 적절하게 말로 표현하지 못하며, ④⑤ 주의산만, 공격성, 도발, 과대적 사고를 나타내 비현실적인 수준일 때가 많다.

26 양극성장애 대상자와 가족을 위한 리튬(lithium) 교육내용으로 가장 옳은 것은?

① 가장 이상적인 혈중농도는 1.5~2.0mEq/L를 유지하는 것이다.
② 손 떨림, 졸림, 현기증은 흔하게 발생할 수 있는 부작용이므로 지켜본다.
③ 과다한 염분 섭취는 리튬의 독성을 유발하므로 염분을 제한한다.
④ 리튬은 신장을 통해 배설되므로 신장기능검사가 필요함을 알려준다.
⑤ 리튬은 체내 수분을 축적시킬 수 있으므로 수분의 섭취를 제한한다.

> **해설** ① 치료농도 0.8~1.4mEq/L 유지 (독성 범위 : 1.5mEq/L 이상 시 ∴ 정기검사 필수)
> ② 독성증상으로 치명적일 수 있어서 즉시 중단한다.
> ③ 염분 섭취 저하 시 독성을 유발한다.
> ⑤ 땀을 많이 흘리거나 탈수 등으로 체내 수분이 부족한 경우 리튬 혈중 농도가 상승하여 독성증상이 나타날 수 있다.

27 주요우울장애 대상자가 "이제까지 살면서 해 놓은 것도 없는 것 같아 힘들어요. 다른 사람한테 피해만 주는 것 같아요, 만사가 귀찮고 나는 쓸모없는 사람 같아요"라고 호소할 때 내릴 수 있는 간호 진단은?

① 자존감저하
② 사회적 고립
③ 자해의 위험
④ 자가간호결핍
⑤ 공격 위험성

> **해설** 우울 대상자의 자존감 증진 간호 : 사생활을 보호하고 한 개인으로서 대상자의 중요성을 이야기해 줌, 대상자를 수용하고 자기 가치감 증진, 강점과 성취에 초점을 두고 실패는 최소화 함, 간단한 작업을 통해 성취감과 능력을 강화, 자기표현기술 교육, 목표 설정 및 문제해결 전략에 동참

28 27번 대상자에게 제공하는 치료적 의사소통으로 적절한 것은?

① "지금까지 잘 살아오셨어요. 힘내세요."
② "이 세상에 쓸모 없는 사람은 없답니다."
③ "아무것도 하고 싶지 않을 만큼 의욕이 없으시군요"
④ "그런 생각이 들 때마다 가족을 생각하셔서 힘내세요."
⑤ "다시 기운을 내세요. 모든 것이 다 좋아질거에요."

> **해설** 온화하고 안정된 태도로 대상자를 이해하도록 한다. 공감, 피드백, 질문과 진술 유도 등과 같은 치료적 의사소통 전략을 사용하며 적극적으로 경험하고 대상자의 말 이면에 있는 감정을 파악하고 지지해주는 것이 필요하다.

CHAPTER 03
불안, 강박, 외상과 스트레스, 신체증상, 해리장애 간호

정신간호학

UNIT 01 불안장애(anxiety disorder)

1) 불안 ★★★★

(1) 정의 ★★

① Freud : 본능과 초자아 사이의 정서적인 갈등에 대한 자아의 위협 ★
② 스트레스에 대해 반응하는 주관적 정서, 내외적 자극에 의함
  내적 조절 능력 상실로 대상은 불확실하나 어떠한 커다란 위험이 닥쳐올 것이라고 압도당함 → 모호함, 막연함, 광범위한
③ 불안장애 시 현실을 인식하는 현실검증의 손상은 없음
④ 잠깐의 불안을 느끼는 것(정상) → 불안 지속, 스스로 대처하지 못해 일상생활, 사회적, 직업적 기능 곤란 시 불안장애로 발전
⑤ 막연하고 임박한 위기에 대한 반응(cf. 공포 : 구체적 위기에 대한 반응)

(2) 불안의 수준 ★★★★★

가. 경미한 불안(mild anxiety) → 일상생활의 긴장 상태
  ① 지각영역 확대
  ② 민첩한 행동, 학습의 동기화(동기부여), 성장과 창조성 유도
  ③ 좀 더 잘보고 잘 듣고 잘 이해, 집중력 증가, 신체 증상 없음, 유용한 감정

나. 중등도 불안(moderate anxiety) ★★★
  → 스트레스를 극복할 수 있으나 지각영역이 좁아져 당면한 문제에만 관심 집중
  ① 지각영역 협소 ★ : 보고, 듣고, 파악하는 능력 저하(다소 감소), 이름을 부르면 다시 집중함 ★
  ② 선택적 부주의 : 이전보다 덜 보고 듣고 파악, 중요한 것에만 초점 그 외는 무시
  ③ 약간의 발한, 근육긴장, 안절부절 못하기 시작, 불평, 논쟁, 안절부절 못함

다. 중증불안(severe anxiety) ★
  ① 위협을 주는 대상에 집중하지 못함, 지각영역 현저하게 축소, 모든 행동은 불안을 감소시키는데 집중, 행동이 자동적이게 됨
  ② 신체적 증상 급격히 증가 : 초조(매우 안절부절), 몸 떨기, 과도한 몸 움직임, 동공 확대, 과도한 발한, 설사, 변비
  ③ 불안 감소 위해 수많은 방어기제 사용, 불안이 심해 근육계통에 영향, 위협을 주는 대상에 집중 곤란
라. 공황(panic) ★ → 불안장애의 극치
  ① 극심한 불안상태, 아무것도 할 수 없을 것 같은 느낌, 성격 분열, 무력감, 순간적인 정신증적 상태, 행동이 이상, 기이함, 난폭 → 즉각적인 중재 필요
  ② 논리적 사고와 의사결정능력이 불가능, 자신/타인 공격성↑

(3) 불안의 원인 ★★★★

가. 신경전달물질 : 노에피네프린 증가, GABA 감소
나. 정신사회적 이론 ★★
  ① 정신역동이론
    ㉠ 이드와 초자아 사이의 내적갈등 결과 자아가 위협 → 위험 경고 신호
    ㉡ 불안은 자아가 건강하여 방어기전으로 충동을 충분히 억압 시 소멸 ★
  ② 행동이론 : 내적인 조건화 반응으로 학습된 행동
  ③ 인지이론 : 잘못되거나 왜곡된 사고형태
  ④ 대인관계이론
    ㉠ 불안 : 외부 환경에 대한 개인 반응
    ㉡ 설리번 : 어머니의 불안이 영아에게 최초로 전달, 인생초기 양육자와의 관계에서 형성된 낮은 자존감과 부정적 자기 개념

(4) 불안의 행동 특성

가. 생리적 반응
  심계항진, 어지러움, 질식할 것 같음, 식욕부진, 설사, 오심, 빈뇨, 안면홍조, 전신 발한, 안절부절 못함 등
나. 행동적 반응
  신체적 긴장, 과다 호흡, 지나치게 조심, 빠른 말투, 회피, 도주, 놀람반응 등
다. 인지적 반응
  판단력 결핍, 지각영역의 축소, 기억력 저하, 악몽, 흔동, 상해/죽음의 두려움, 객관성 상실, 사고단절
라. 정서적 반응
  불편감, 긴장, 두려움, 공포, 변덕, 죄책감, 벼랑 끝에 선 느낌, 신경 예민, 인내심 상실 등

(5) 불안장애의 종류(DSM-5) ★★★★

가. 공황장애(panic disorder) ★★
① 진단기준
 ㉠ 공황발작 : 반복되고 예측이 안 됨 → 결국 사회적 기능장애 유발
 ㉡ 아래 증상 중 적어도 4가지 이상이 최소 1개월 이상 반복적으로 발생할 때
 ㉢ 최소한 1개월 이상 추가적 공황발작에 대한 지속적 염려, 발작 관련 행동에서의 의미있는 비적응을 보일 때, 10분 이내 절정에 이르고 10~30분간 지속되다 소실되는 강한 공포 및 불안
② 증상
 심계항진, 발한, 무서워서 떪, 숨 막히는 느낌, 흉통(혹은 가슴 불편감), 오심(혹은 복부 불편감), 어지럽거나 불안정하거나 머리가 텅 빈 느낌, 비현실감이나 이인감, 조절력상실에 대한 공포감, 사지가 저리고 무감각함, 오한 또는 열감, 죽을 것 같은 느낌
③ 취약성
 가족원 중에 발병경험, 유아기 때 분리불안 경험자
④ 유병률
 호발연령 20대(50%), 여자(2~3배)〉남자
⑤ 치료
 ㉠ 약물 : SSRI(선택적세로토닌재흡수억제, 대표적), 삼환계 항우울제(imipramine), alprazolam(Zanax)
 ㉡ 인지 행동치료 등

나. 광장공포장애(agoraphobia) ★★★★
① 실제적으로 위험이 없다는 것을 알면서도 광장이나 공공장소(극장, 여행, 경기장, 교통 수단 등)에 대해 두려움, 공포를 느낌 ★, 무능력하거나 당황스러운 상황에서 타인의 도움을 받지 못하는 것에 대한 극심한 불안과 공포경험
② 진단기준 : 대중교통이용, 주차장 및 시장 등 열린 공간에 있는 경우, 영화관 및 공연장 등 밀폐 공간에 있는 경우, 줄을 서 있거나 많은 사람 속에 있는 경우, 집 밖에 혼자 있는 경우같이 5가지 상황 중 2가지 이상에서 심한공포 및 불안이 6개월 이상 지속 시
③ 이차적 이득 : 공포를 피할 수 있다는 결과를 가지고 자신이 원하는 무의식적 욕구를 충족
④ 방어기제 : 상징화, 전치
⑤ 평생 유병률 : 0.6~6%, 공황장애(50~75%)
⑥ 호발 : 10대 중반~20대 초반(중년도 발병), 남〈여(2배)
⑦ 취약성 : 어린 시절 분리에 대한 공포 경험자

⑧ 치료 : 방치 시 물질의존, 주요 우울장애 유발
약물치료, 정신사회치료(탈감작 → 대표적, 홍수요법), 인지행동치료, 과호흡이 심한 경우 봉지를 대주어 호흡하도록 함 ★

다. 범불안장애(generalized anxiety disorder) ★★
① 공포증, 공황발작, 강박장애 없이 적어도 6개월 이상 몇몇 사건이나 활동에 거의 매일 과도한 불안, 염려, 일상생활에 장애초래
② 증상 : 특별한 원인, 근거가 없는 불안 심리(부동성 불안) → 비현실적, 불필요한 걱정과 불안, 일상의 모든 일에 끊임없는 걱정, 두려움, 수의근과 자율신경계 긴장증상(근육통, 피로, 짧은 호흡, 어지러움, 불면증 등)
③ 치료 : 약물치료(benzodiazepine, SSRIs), 지지정신치료, 이완법 등

라. 사회불안장애
특정한 대인관계나 사회적 상황에서 타인을 의식하고 긴장하면서 불안이 유발

마. 특정공포증
광장공포증, 사회공포증을 제외한 특정한 대상, 상황에 공포를 느낌(고소, 남성, 배설, 광선, 물, 뱀 공포증 등), 비현실적인 두려움, 불안증세로 이를 극복하지 못하고 그 대상, 행동, 상황을 피해버리는 장애

(6) 간호중재 ★★★★★★★

가. 간호진단
불안, 두려움, 비효율적 대응, 무력감, 자존감저하, 자가 간호 결핍, 사회적 상호작용 장애, 불면, 감각지각장애, 사고과정장애, 신체손상위험성, 폭력위험성(자해/타해), 자긍심저하

나. 목표
① 중증, 공황수준의 불안 : 자해, 타해 예방, 경증-중등도 수준의 불안단계로 감소
② 중등도 이하의 불안 : 불안의 원인, 증상을 알고 바람직한 대처법 학습
③ 공포장애 : 자존감 증진, 사회적 상호작용 증진

다. 간호중재

> [STUDY POINT]
> 불안 단계에 맞는 간호중재 세우기

① 중등도 불안
㉠ 환자의 불안 탐색, 인식(환자의 행동 확인, 불안을 감정과 연결)
㉡ 불안에 대한 병식과 이전의 대처반응 분석, 위협 느낄 시 건설적으로 반응하도록 격려, 바이오피드백, 체계적 탈감작법, 홍수법, 눈 운동, 이완훈련 등
㉢ 행동 수정 및 새로운 스트레스 대처법 교육, 문제해결, 스트레스와 연관된 정서적 고통 조절

② 중증 및 공황수준의 불안 ★★★★★
　㉠ 안정 : 환자를 보호, 안정 보장, 환자 곁에 있어 주면서 경청, 지지 ★★★
　㉡ 지지적, 보호적, 신뢰 관계 수립
　㉢ 자기인식 : 자신의 느낌과 역할을 끊임없이 명료화
　㉣ 환경적 자극 감소, 활동 격려(활동에 대한 관심격려, 환자의 주의를 밖으로 돌리고 감정이완)
　㉤ 항불안제 투여 ★★
　　• 벤조다이아제핀제제 : Zanax, Librium, Valium, Ativan, Serax
　　• 항히스타민제 : Atarax, Benadryl
　　• β아드레날린성 제제 : Inderal
　　• 항우울제 : 삼환계, SSRIs(Prozac, Paxil, Zoloft)
③ 광장공포증, 사회불안장애와 특정 공포증 ★★
　㉠ 신뢰관계유지 : 일관적, 수용적, 무비판적, 공감적 경청
　㉡ 공황 반응을 증가, 감소시키는 요인을 환자 스스로 파악하도록 돕고 통제
　　예 강아지 공포 시 강아지 통제
　㉢ 공포에 대한 인식 증진 : 감정, 인지, 공포의 표현격려
　㉣ 공포상황 직면 : 공포의 자극에 점진적으로 노출(체계적 둔감법, 탈감작법) ★★

UNIT 02　강박 및 관련 장애 ★★★★★★★★★★

강박 및 관련 장애(obsessive-compulsive and related disorder)

1) 개념 ★★★

의지와 무관하게 강박적 사고(스스로 원하지 않고 불필요하다는 것도 알지만 조절이 안 되고 마음속 반복하여 떠오르는 사고, 욕구로 심한 불안, 고통 유발)와 강박행동(반복적인 행동이나 정신적 활동을 통해 불안이나 고통을 줄이려는 목적으로 행하는 행동, 저항 시 불안, 긴장 초래)을 반복함

2) 종류(DSM-5) ★★

강박장애, 신체변형장애, 저장장애(수집광), 발모광, 피부파기 장애

3) 특성 ★★★★

① 강박적 사고나 충동을 중화시키기 위해 다른 사고나 행동을 함(∵ 불안해소) ★
② 자각적인 강박감, 저항, 병식 있음, 강박에 저항하나 억제 할 수 없고 억제 시 불안 상승 ★
③ 방어기제 : 취소, 격리, 반동형성 ★
④ 초자아가 강하고 완벽주의적 성격
⑤ 환자의 50%가 급성 발병, 흔히 스트레스 유발 사건 후에 발생

4) 간호진단

불안, 두려움, 비효율적 대응, 무력감, 자존감저하, 자가간호결핍, 사회적 상호작용장애, 피부손상

5) 간호중재 ★★★★

① 기본욕구 충족 여부 확인(식사, 휴식, 청결 등)
② 강박(의식) 행동을 할 수 있는 적당한 시간 허락 ★, 강박 행동에 대한 환자 욕구 인정과 공감 ★ 허용적인 방법으로 강박행동 받아들임 ★ → 강박 억제 시 불안을 조절할 수 없어 공황상태 유발 할 수 있음, 강박행동이 건강을 해칠 정도로 심할 때는 제한
③ 감정과 강박 행동의 관련성을 이해시킴
④ 서서히 제한하여 강박(의식)행위를 줄여 긍정적인 비의식적 행위(바람직한 대처기전)를 강화
⑤ 단순한 활동, 게임, 과제 마련
⑥ 신체적 보호 : 적당한 음식섭취, 피로예방, 피부보호, 감염예방

UNIT 03 외상과 스트레스관련 장애 ★★★★★★★★★★

1) 종류(DSM-5)

(1) 소아기 반응성 애착장애 ★★

① 타인과 적절한 사회적 관계를 맺지 못함
② 증상 : 지나치게 억제적, 경계적, 양가감정 등 정서발달지연, 신체발달지연, 양육자와 상호작용 시 불안정, 두려움, 슬픔을 보임
③ 원인 : 아이의 신체적, 정서적 욕구 무시 및 소홀, 육아기술 부족, 부모의 정신지체, 사회적 고립, 빈번한 양육자 교체 등
④ 치료 및 중재 : 가족치료, 부부치료, 상담 등, 돌봄 태만으로 인해 발생하므로 주 치료대상자(아이 양육자)를 중재에 포함, 긍정적 환경 유지, 필요시 약물 치료

(2) 외상 후 스트레스장애(post traumatic stress disorder, PTSD) ★★★★★★★

① 극심한 위협적 사건이나 스트레스로 심리적 충격을 경험한 후, 특수한 정신적 증상이 유발되는 장애
② 다음 증상이 1개월 이상 지속되어 일상생활의 장애 초래됨, 외상적 사건에 대한증상, 외상적 사건과 연관되는 자극을 회피하려는 증상, 외상적 사건과 관련된 인지, 기분의 부정적 변화, 외상적 사건과 관련된 각성과 반응의 현저한 변화)
③ 증상 : 사건에 대한 재 경험, 회피, 부정적 인지와 감정상태, 과각성(예민하고 쉽게 분노), 깜짝 놀람, 지나친 경계, 기타(약물남용, 충동적 행동, 알코올 남용 등 병발 가능, 공황 발작 등)
④ 방어기전 : 억압, 부정, 반동형성, 취소

⑤ 치료 ★★ : 감정을 표현하고 지지해줌, 대처 전략을 교육, 플래시백이나 과잉각성이 있는 동안 대상자와 함께 있어줌 ★, 왜곡된 신념에 대한 교정, 조기개입과 일상생활 복귀가 목표

(3) 급성스트레스장애
① 외상을 경험한 후 첫 1개월 내 증상 발생, 2일 이상 ~ 4주 이내 증상 지속
② 증상 : 정서장애, 멍한 상태, 이인증, 현실감 소실, 외상적 사건의 중요한 부분에 대한 기억 상실 등의 해리 증상
③ 증상이 4주 이상 지속 시 PTSD로 진단

2) 치료
① 약물 : 항우울제, 항불안제, 항경련제(충동행위조절)
② 위기중재 : 단기간의 문제해결과정
③ 인지행동치료, 지속적인 노출법
④ EMDR(안구운동 탈감작치료) : 안구운동을 빠르게 좌우로 하며 스트레스 상황을 연상할 때 여러 가지 장면들이 지나가면서 스트레스와 관련된 불안이 사라지게 되는 치료
→ PTSD와 공포증에 적용

3) 간호진단
불안, 두려움, 비효율적 대응, 신체상해증후군, 강간상해증후군, 무력감, 자존감저하, 자가간호결핍, 사회적 상호작용장애, 사회적 고립, 자해 및 타해 폭력위험성

4) 간호 목표
① 사건을 객관적으로 평가하기
② 사건에 대한 자신의 느낌을 수용하기
③ 바람직한 대처전략 적용 및 격려

5) 간호중재 ★
① 신뢰관계 형성 : 접근 시 비위협적이고 전문적 태도유지, 상호작용 시 무비판적, 수용적 태도 유지, 적극적인 경청
② 환자의 감정과 행동은 심각한 외상에 대한 전형적인 반응임을 인식하고 환자도 그렇게 인식하도록 돕기
③ 감정, 특히 분노를 안전하게 언어로 표현하도록 격려 ★
④ 보호자에게 외상성 경험과 행동에 대한 정보 제공
⑤ 지역사회 지지집단 등에 대한 정보 제공
⑥ 스트레스 관리 방법 교육
⑦ 바람직한 대처전략(이완, 운동 등), 인지치료, 체계적 둔감법, 새로운 견해나 관점제공

UNIT 04 신체증상관련 장애 ★★

신체증상관련 장애(somatic symptom related disorder)

1) 정의 ★
① 정확한 병리적 소견 및 병태 생리가 뚜렷하게 드러나지 않으며 심리적 원인에 의해 신체증상들이 특징적으로 나타나는 정신질환 → 정신적 원인이 신체증상의 형태로 발병
② 신체증상 ★ : 개인의 만족(1차 이득 = 증상으로 심리적 불안, 죄책감은 면함)과 타인의 주의를 끄는 우선적 방법(2차 이득 = 증상으로 얻게 되는 부수적 이득, 학교에 안가도 됨, 경제적 보상 등)
③ 만족스런 무관심 : 자신의 신체 기능상실에 대한 걱정 없이 무관심해 함

2) 행동특성 ★
① 여러 가지 복합적인 신체증상 호소
② 증상 호소가 유동적, 모호하나 의도적이지 않음
③ 의학적 치료에 의해 잘 호전되지 않음
④ 기질적 단서 찾기 어려움
⑤ 정신사회적 스트레스원과 관련
⑥ 신경증적 증상 동반 : 우울, 불안, 불면
⑦ 신체 증상이 심인성임을 납득 못함
⑧ 타인의 주의를 끄는 2차 이득 있음
⑨ 약국, 병원, 종교집회 등을 장기간 전전(닥터 쇼핑)

3) 종류(DSM-5)

(1) 신체증상장애(somatic syndrome disorder) ★★
① 정신사회적 스트레스 갈등이 만성적, 복합적인 신체 증상화(감각기관, 수의근제외)
 → 두통, 피로, 알레르기, 쓰러질 것 같음, 호흡곤란, 전신장애 등 호소
② 자신의 증상호소를 과장된 몸짓과 함께 극적 감정적으로 함, 의존적, 자기중심적, 칭찬과 인정 갈망
③ 30대 이전에 시작되고(10대 후반, 여성 호발), 수년에 걸쳐 여러 신체적 호소에 대한 과거력
④ 증상으로 사회적, 직업적 등 중요한 다른 기능의 영역에서의 장애초래
⑤ 방어기제 : 억압, 퇴행
⑥ 초기에 철저한 검사 필요하나 추가 검사는 원칙적으로 피하기, 불안을 말로 표현하게 함 ★

(2) 전환장애(conversion disorder) ★★★★★★
① 무의식적 내적 갈등 → 감각기관, 수의근계 기능상실로 나타남, 목적은 있으나 인위적이지 않음

② 신체적 원인과 무관한 신경학적 증상(마비, 감각이상, 시력마비)이 갑자기 발생
③ 극적으로 심해져서 주의 사람에게 큰 전시효과
④ 만족스런 무관심(la belle indifference) : 심각한 신체증상에 대해 걱정하지 않음
⑤ 1차 이득 ★ : 무의식적으로 심리적 갈등을 상징적으로 해결하고 불안을 감소시킴
　2차 이득 : 증상으로 인해 사회 경제적 이득, 관심, 보호, 체면유지
⑥ 가성 경련(히스테리성 간질) : 다치지 않을 곳에서 남이 볼 때 쓰러짐
⑦ 병전성격 : 수동공격형, 의존성, 반사회적, 연극적 성격
⑧ 방어기제 : 억압, 전환
⑨ 치료 목적 : 증상제거 → 지지적인 정신치료, 항불안제

(3) 질병불안장애/건강염려증(illness anxiety disorder) ★
① 신체적 징후, 감각을 비현실적으로 부정확하게 인식 → 병에 대한 집착, 공포(변화가능성 있음), cf. 망상 : 고정불변의 그릇된 믿음
② sick role : 곤란한 상황과 사회적 책임 회피
③ 공격성, 자기비하가 신체적 호소로 전이(속죄의 수단)
④ 방어기제 : 억압, 퇴행, 상환(신체적 고통은 징벌 혹은 속죄의 수단)

(4) 허위성 장애(factitious disorder) ★
① 신체적, 심리적 징후나 증상을 만들어 의도적으로 아픈 사람의 역할을 함, 2차적 이득이 뚜렷하지 않고 질병 자체를 갖는 것이 목표(cf. 꾀병 : 목표달성 시 증상 소실, 이차적 이득이 뚜렷함)
② 원인 : 사랑과 관심을 배척당한 경험, 정체성 빈약, 피학적 성격 성향
③ 특징 : 의료진과 잦은 충돌, 의료기관 이용경험이 많음, 불필요한 검사, 수술 경험이 많음, 타인의 관심을 끌기 위해 자해 및 타해 시도, 의학용어와 병원의 관례에 대해 광범위한 지식 있음
④ 종류
　Ganser 증후군 : 의도적 망각, 요점을 벗어난 대화, 근사한 대답, 불성실한 의도적인 대답, 교도소의 죄수, 재판 중에 있는 사람에게 흔함
⑤ 치료가 어려움, 갑자기 퇴원하므로 관리차원에서 접근, 치료자가 병을 인지하고 불필요한 치료하지 않음, 지속적 인내 요구됨

4) 신체증상관련 장애의 간호진단 ★
만성통증, 비효율적 대처 ★, 신체손상위험성, 자가간호결핍, 신체상 장애, 감각지각장애, 지식부족

5) 간호중재 ★★★★★★★
목표 : 불안을 신체적 증상이 아닌 바람직한 대응전략으로 사용하도록 격려
① 신뢰관계 형성, 한사람의 일관성 있는 간호 제공, 신체 증상 호소가 실제적임을 인식, 수용적 태도, 대상자의 감정을 존중

② 신체질환을 시인하지 않으나 무시하지 않음, 신체증상의 원인은 심인성임을 인식
③ 신체 증상 및 기능에 초점을 두지 않고 두려움과 불안에 대한 언어적 표현을 경청
④ 대상자의 2차 이득 통제(최소화) → 환자의 장점을 갈등해결 방식으로 이용하게 하고 자신감, 자긍심 갖도록 돕기
⑤ 불안과 스트레스 대처 : 환기요법, 이완요법
⑥ 신체질환이 관심의 초점이 안 되게 함 : 불필요한 약물, 처치, 수술 반복금지
⑦ 집단 활동(오락 및 사회 활동)을 통해 정신적 몰두를 다른 곳으로 전환하여 긴장완화, 치료와 오락의 균형 유지, 경쟁적 자극 감소, 신체적 증상 강조하지 않는 활동제공
⑧ 가능한 독립적으로 활동하도록 격려 ★

UNIT 05 해리장애(dissociated disorder)

의식, 기억, 정체성이나 행동의 정상적인 통합에 갑작스럽고 일시적인 이상이 생긴 상태, 억압된 충동이 무의식적으로 의식에서 분리, 해리된 성격은 의식적인 성격과 전혀 동떨어져 기능

1) 촉진요인
외상과 충격, 역할긴장, 역할갈등

2) 행동특성 ★
① 기억장애 : 관련된 사건/경험의 선택적 회상 및 기억이 불가능
② 지남력 장애 : 외상 현장으로부터 격리 및 외상 경험 분리
③ 이인감 : 자기 자신을 자각하는데 이상이 생김
④ 혼동과 방황 : 자신에 대한 인식과 삶의 목적에 대한 혼란
⑤ 현실감각의 상실 : 외부현실에 대한 감각 손실

3) 종류(DSM-5)

(1) 해리성 기억상실(dissociated amnesia)
① 심인성 기억장애, 기질적 뇌손상 없이 특별히 중요한 시기의 내용을 회생시키지 못함
② 기억상실에는 1차적, 2차적 이득 있음
   기억상실 : 전반적, 선택적(특정시기, 사건), 지속적(특정시기 이후~지금) 기억상실
③ 새로운 학습능력의 장애 없음(치매와 감별)
④ 억압(혼란스러운 충동의 의식 차단), 부정(외부 현실무시)

(2) 해리성 둔주(dissociate fugue) : 전쟁, 천재지변 시
① 자신의 과거나 자신의 신분 및 정체성에 대한 기억을 상실 : 고통회피에 대한 강력한 동기
② 개인의 정체감 혼돈 또는 새로운 정체감의 형성을 동반

③ 대개 외상적, 압박감을 주는 생활 사건과 관련, 대부분 성인기에 나타나고 한 번의 삽화가 대부분 공통적 → 자연히 회복(회복 후에는 둔주기간의 일을 기억하지 못함), 재발은 드묾

(3) 해리성 정체성 장애(dissociate identity disorder)
① 다중 인격 장애
② 반복적으로 개인의 행동을 조절하는 둘 또는 그 이상의 각기 구별되는 정체감, 인격 존재, 한 번에 한 인격이 그 사람의 행동을 지배
③ 광범위하고, 중요한 개인적 정보 회상이 안 됨
④ 변화된 인격에서 원래 인격으로 되돌아갔을 때 그동안 생긴 일을 망각 → 다른 장애보다 나쁜 예후, 만성으로 진행

(4) 이인성 장애(depersonalization)
① 자신이 자신의 실제 모습에서 떨어져 있다고 느끼거나(이인증), 주변 환경이 자신과 분리된 것 같다고 느낌(비현실감) → 이인증, 비현실감 중 1가지 이상을 지속적·반복적 경험
② 자아지각의 변화(depersonalization) : 자기신체가 자기 것이 아닌 듯 생소함
③ 외계지각의 변화(derealization) : 주의가 변하여 로봇같이 움직임
④ 현실검증능력 정상, 기억상실×, 병식○, 자아가 몸에서 떨어져 나왔다는 것을 믿지는 않음

4) 간호진단
불안, 비효율적 대응, 정체성장애, 사고과정장애, 감각지각장애

5) 간호중재
① 신뢰관계유지, 무비판적, 안전한 환경제공, 지지체계 형성
② 억압된 감정이 불안을 유발하므로 자신의 감정, 경험, 행동 표현하도록 격려
③ 익숙한 방법은 문제해결의 열쇠이므로 평상시 대처기전과 활동 파악
④ 스트레스 감소시키기 위해 단순한 일과 활동 계획
⑤ 감정통제 및 표현을 위한 기술 교육 : 적당한 운동, 자신과 대화, 이완/활동요법
⑥ 간호사는 현실을 강조, 현재에 초점
⑦ 항불안제, 항우울제
⑧ 개인요법
  ㉠ 최근 사건에 대해 이야기하기 → 기억력 회복에 좋음
  ㉡ 우울, 대응방법고갈, 자살사고에 대해 사정(특히 다중인격 장애환자는 내면에 있는 다른 인격이 자살 생각을 할 수 있음)

단원별 문제

01 다음 중 불안에 대한 이해로 가장 옳은 것은?

① 불안을 일으키는 뚜렷한 대상이 있으며 위협적인 자극에 지적으로 판단한다.
② 스트레스에 대한 반응이며, 위협적인 상황에 대해 객관적으로 느끼는 정서이다.
③ 내적인 위협보다는 외적인 위협에 의해 일어난다.
④ 불확실하고 무력한 느낌과 관련 있고, 속성이 모호하고 막연한 염려이다.
⑤ 위협적인 상황에 심리적, 신체적으로 노출되었을 때 생긴다.

> **해설** 불안은 애매모호하고 광범위한 염려이며 불확실감, 무력감과 관련되고 고립감, 소외감 및 두려움이 나타나는 것으로 본능과 초자아 사이 갈등, 자아의 기능이 제대로 작동되지 않아 이 두 가지 기능이 깨지며 발생한다. 즉, 자아가 위험에 처했음을 개인에 경고하는 것

02 과도한 스트레스로 인해 완전히 통제력이 상실되어서 어떤 지시도 할 수 없는 상태로 오래 지속될 경우 탈진이나 사망을 초래할 수 있는 정도에 해당되는 것은?

① 공황
② 중증 불안
③ 중등도 불안
④ 경미한 불안
⑤ 기질적인 불안

> **해설** 불안의 수준을 묻고 있는 것으로 불안장애의 극치, 극심한 불안 상태로 즉각적인 중재가 필요한 단계는 공황이다. 공황 시 문제에 제시된 특징과 함께 의사결정능력도 상실되어 순간적으로 정신증적 상태가 되고 자신, 타인에게 신체적으로 해를 입힐 수도 있다.

03 불안장애 환자가 일차적으로 사용하는 방어기전으로 옳은 것은?

① 억제
② 억압
③ 승화
④ 부정
⑤ 투사

01. ④ 02. ① 03. ②

해설 억압 : 용납될 수 없는 생각, 욕구 등을 무의식적 영역에 묻어 버리는 것으로 모든 방어기제의 기초가 되는 가장 보편적이고 1차적인 자아방어기전이다.
① 억제 : 불안하게 하는 상황이나 느낌을 의식적 행동으로 통제, 조절하는 것
③ 승화 : 사회적으로 용인되지 않는 충동이나 행위를 사회적으로 용인되는 건설적인 활동으로 대체하는 무의식적 과정
④ 부정 : 의식적으로 용납할 수 없는 생각, 감정, 욕구 등을 무의식적으로 회피하는 것, 중독성 질환의 주요방어기제
⑤ 투사 : 어떤 행동이나 생각의 책임을 자신으로부터 외부 대상이나 다른 사람에게 돌리는 것, 남의 탓, 조현병의 주요 방어기제

04 집을 떠나는 것이 두려워 외출을 하지 못하고 일상생활에 제약이 심해 병원에 입원한 50대 대상자의 불안을 가중시킬 수 있는 중재는?

① 환자가 가지고 있는 두려움을 잘 경청한다.
② 환자가 거부하더라도 공동생활에 참여하도록 적극 권유한다.
③ 객관적, 수용적인 태도로 접근한다.
④ 비판단적이며 직접적인 감정 표현을 격려하고 지지한다.
⑤ 조용하고 솔직한 태도로 접근한다.

해설 이 여성은 공포장애 중 광장공포증으로 회피 행동을 보이고 있다. ②번과 같이 하면 두려움을 가중시킬 수 있다.

05 불안장애 대상자의 문제를 분명하게 이해하게 하는데 도움이 되는 간호사의 반응으로 옳은 것은?

① 대상자의 눈을 뚫어지게 쳐다본다.
② 불안에 대한 이유를 정확하게 말해준다.
③ 높은 목소리와 음색을 사용하면서 선명하게 말해준다.
④ 조용한 태도로 한계를 설정, 환경적인 자극을 줄인다.
⑤ 불안에 대해서 인식하도록 직접적인 주제를 통해 갈등을 유발한다.

해설 ① 불안이 더욱 증가된다.
② 불안에 대해 이야기 하도록 돕는다.
③ 편안하고 부드럽게 말한다.
⑤ 비 위협적인 주제에서부터 갈등 중심의 주제로 옮겨가면서 개방적인 질문을 한다.

06 밤에 자지 않고 고개를 떨구고 병동을 이리저리 배회하고 있는 대상자에서 간호사가 불안을 인식하였을 때 제공하는 간호중재로 가장 적절한 것은?

① 즉시 수면제를 투여한다.
② 대상자가 그 행동에 대해 이야기하도록 돕는다.
③ 대상자가 느끼는 불안에 대해 충분히 안심시킨다.
④ 어떻게 대응하는 것이 옳은지 대상자에게 알려준다.
⑤ 간호사가 환자를 도와주고자 하며 대상자에게 관심이 있음을 알린다.

> **해설** 불안 대상자는 증상과 관련된 질문을 통해 무엇이 불안을 일으키는지 명료화 하는 것이 가장 우선적으로 필요하므로 불안을 느낄 시 대상자가 주체적으로 본인의 행동에 대해 이야기 하도록 지지하는 것이 필요하다.

07 다른 사람들 앞에서 당황하거나 바보스러울 것 같은 불안을 경험하며 다양한 상황을 회피하게 되고 이로 인해 사회적 기능이 저하되는 장애는?

① 공황 장애
② 사회 공포증
③ 광장공포증
④ 범불안장애
⑤ 분리불안장애

> **해설** 사회불안장애 혹은 사회공포증에 대한 설명이다.
> 사람들 앞에서 발표하는 것을 두려워하고 다른 사람에게 관찰당하는 상황을 두려워하거나 수치심을 느껴 피하기도 한다.

08 공포장애를 가진 대상자들이 주로 사용하는 방어기전은?

① 퇴행, 전환
② 전치, 격리
③ 격리, 상징화
④ 합리화, 격리
⑤ 전치, 상징화

> **해설** 억압만으로는 충분하지 못하므로 불안이 다른 대상으로 옮겨져 전치된다. 그 대상, 상황에 공포를 느껴 공포의 대상을 상징화시킨다.

06. ② 07. ② 08. ⑤

09 고소 공포증이 있는 대상자에 대한 간호중재로 가장 적절한 것은?

① 고소 공포증이 있는 경우 그 어떤 교육도 불필요하다.
② 고소 공포증 치료방법에 대해 함께 상의한다.
③ 고소 공포증을 떨쳐내도록 사무적이고 무뚝뚝하게 대한다.
④ 공포자극에 대해 점진적으로 노출시킴으로 치료를 한다.
⑤ 공포상황이나 자극에 대해 절대 드러내지 않는다.

> **해설** 공포장애는 불안장애의 종류로 공포의 대상은 높이(height)가 된다. 공포를 일으키는 요인에 점진적으로 노출시키는 체계적 둔감법을 사용하도록 한다.
> ① 이완 기법에 대한 교육이 필요하다.
> ③ 수용적, 공감적 경청을 통해 신뢰관계를 맺는 것이 중요하다.
> ⑤ 불안을 일으키는 상황은 통제하나 공포에 대한 표현을 격려하여 인식을 증진시키는 것이 필요하다.

10 46세의 김씨는 건물 붕괴사고 때 건물 더미에 깔려 1주일을 지낸 뒤 구조되었다. 그 후 사고 장면이 떠올라 자주 놀라고, 기억력 감퇴, 피로, 두통, 근육통을 호소하며 사고 나던 당시의 기억이 계속 떠올라 힘들어 하고 있다. 김씨의 정신의학적 진단으로 옳은 것은?

① 공포장애
② 공황장애
③ 강박장애
④ 범불안장애
⑤ 외상 후 스트레스 장애

> **해설** ⑤ 외적 상황으로 인해 스트레스를 받고 이 스트레스의 반응증상이 나타나는 것, 외상사건에 대한 반복적인 회상, 악몽, 재경험, 과민상태 등이 나타난다.

11 외상 후 스트레스 장애를 진단받고 정신과적인 치료를 받고 있는 여성이 타인에게 많이 의존하고 자신의 감정을 표현하려 하지 않을 때, 간호사가 내릴 수 있는 적절한 간호진단은?

① 불안
② 비효율적인 대처
③ 자가간호 결핍
④ 신체손상 위험성
⑤ 사회적 고립

> **해설** 불안장애의 간호진단을 묻는 것으로 의존적이고 자신의 감정을 표현하지 않으려고 회피하고 있으며 사건의 공포감에서 벗어나기 위해 에너지를 소모하는 비효율적인 대처 반응을 보이고 있다.

12. 대학입시를 준비하고 있는 고3 아들을 둔 어머니가 '수능시험에서 올해도 떨어질 것 같다'라고 말하고 6개월 동안 불안을 호소하며 안절부절 하지 못할 때 내려질 수 있는 정신의학적 진단으로 옳은 것은?

① 강박장애
② 공황장애
③ 공포장애
④ 범불안장애
⑤ 외상 후 스트레스 장애

해설 범불안장애 : 개인 생활 중 두서너 사건이나 상황에 대해 비현실적인 걱정과 불안을 만성적, 광범위, 지속적으로 느끼는 장애로 보통 6개월이나 그 이상 지속된다.

13. 자신의 의지와는 상관없이 반복적인 사고와 행동을 되풀이하는 장애에 대한 설명으로 옳은 것은?

① 특정 대상에 대한 공포가 있다.
② 애착 대상과의 이별, 분리될 때 나타나는 심한 불안증상이다.
③ 매우 위협적인 사건이나 상황을 경험한 후 1개월 내 증상이 나타나 2일 이상 4주 이내로 증상이 지속된다.
④ 의식에서 지워버릴 수 없는 반복적으로 떠오르는 생각을 말한다.
⑤ 객관적으로 위험하지 않은 사물이나 상황에 계속적으로 두려움을 느낀다.

해설 [강박장애에 대한 질문]
①⑤ 공포장애 내용 ② 반응성 애착장애 내용 ③ 급성 스트레스장애 내용

14. 머리감기에 대한 집착과 강박장애가 있는 대상자에게 적용할 중재로 가장 우선적인 것은?

① 적극적인 관심을 표현한다.
② 대상자의 반복적인 행동에 대해 비판하지 않는다.
③ 반복행동을 중단시키기 위해 강하게 제한한다.
④ 그 행동을 반복하게 되는 근본 원인에 대한 이야기를 나눈다.
⑤ 머리감기에 대한 집착과 강박은 부적응 행동인 것을 깨닫게 해준다.

해설 어떤 충동이나 감정으로 인한 자존감의 손상을 막고 표현을 증진하여 불안을 감소하는 것이 강박충동관련 장애의 간호중재 목표이다. 강박적으로 반복하는 행동은 불안을 감소하기 위한 행동이므로 그 행동에 비판, 제한 시 더욱 불안이 증가할 수 있다. ②번이 가장 우선시 되고나서 ④⑤번 내용을 시행한다.

15 다양한 신체증상이나 징후를 보이나 확실한 병리적 문제가 없고 심리적 원인에 의해 감각기관, 수의적 운동의 극단인 기능상실이 나타나는 대상자들을 간호할 때 바르게 이해하고 있는 내용으로 옳은 것은?

① 신체증상들은 이차적인 이득과 관련이 있다.
② 무의식적인 갈등과 상관없다.
③ 처한 상황에 적절하게 대처하는 반응이다.
④ 신체증상은 의도적이다.
⑤ 우울, 불안, 불면 등의 신경증적 증상과 함께 결국에는 병리적 결함이 발견된다.

> **해설** [전환장애]
> ② 무의식적인 갈등과 관계있다.
> ③ 부적절하게 대처하는 반응이다.
> ④ 신체증상은 의도적인 것은 아니다.
> ⑤ 병리적인 문제가 드러나지 않는다.

16 15번 대상자들의 이차적 이득에 대한 설명으로 옳은 것은?

① 책임감이 더 강화될 수 있다.
② 타인의 관심을 받을 수 있다.
③ 이차적 이득으로 인해 공포가 심해진다.
④ 명백한 기질적인 단서를 찾을 수 있다.
⑤ 갈등 상황에서 벗어나게 만든다.

> **해설** 이런 대상자들은 마음 깊은 곳에 내재하고 있는 우울, 불안, 적개심 등 고통을 주는 심리적 갈등을 부정하고 신체적 증상 때문이라고 스스로 위로하며 자신의 문제로부터 도피하는데 신체증상은 개인의 만족인 1차 이득과 타인의 주의와 관심을 받는 2차 이득이 우선적인 방법이 된다.

17 50세 된 중년 남성은 회사에 출근하고 나면 항상 머리가 아프고 어지럽고 속이 울렁거리며 입이 말라서 한 달 동안 거의 먹지 못했다고 한다. 건강 검사 상 이상소견이 발견되지 않았으나 증상이 계속 악화되어 정신과 병동에 입원하였을 때 간호중재로 가장 적절한 것은?

① 음식섭취는 중요하기 때문에 환자에게 밥을 먹도록 권유한다.
② 병리적 문제가 없는 걸로 봐서는 꾀병이므로 관심을 주지 않는다.
③ 환자에게 다시 한 번 더 검사를 받도록 권유한다.
④ 환자가 호소하는 신체적 증상에 초점을 맞추지 않는다.
⑤ 환자에게 검사 상 아무 문제없이 정상이라는 것을 주지시킨다.

정답 15. ① 16. ② 17. ④

해설 신체증상장애 대상자의 간호목표는 불안을 신체적 증상으로 처리하기보다 건전한 대응전략을 사용하도록 격려하는 것이다. 환자의 신체적 증상에 초점을 맞추지 않는 것이 중요하나 호소하는 증상을 무시하지 않도록 한다. 스트레스로 인한 감정을 말로 표현하고 수용하여 효과적인 정서적 표현을 증진시키도록 돕는다.

18 5대 독자 집안의 맏며느리가 시댁식구들과 제사를 준비하고 있었다. 갑자기 우측팔의 마비를 호소하여 병원에 오게 되었고 검사 결과 이상소견은 없었다. 평소 시어머니와 갈등이 많고 이전에도 비슷한 증상으로 정신과에서 치료받은 사실이 있었으며 우측팔이 마비가 되어 움직이지 못할 정도인데도 걱정을 하지 않는다. 이런 행동특성을 보이는 대상자를 간호할 때 가장 중요한 것은?

① 대상자를 무조건적으로 수용한다.
② 대상자의 기능장애의 호전여부에 대해 계속 물어본다.
③ 다른 병원에서 재검사를 통해 의학적인 진단을 다시 받아본다.
④ 대상자의 신체적 기능장애에 지나친 관심을 두지 않는다.
⑤ 대상자의 발병과 중요한 관계가 있는 환경으로부터 격리시키고 휴식시킨다.

해설 팔의 마비가 왔다고 호소함에도 걱정을 하지 않는다는 것은 만족스러운 무관심을 의미하며 이런 증상은 심인성이므로 심리적 문제에 초점을 두고 접근하는 것이 중요하다.

19 의식, 기억, 정체성이나 행동의 정상적인 통합에 갑작스럽고 일시적인 이상이 생긴 상태로 이들 기능의 일부가 상실되거나 변화된 상태를 보이는 대상자를 간호할 때 이해하고 있을 내용으로 옳은 것은?

① 자신과의 대화, 적당한 운동은 증상을 더욱 악화 시킬 수 있어 당분간 금지한다.
② 지남력장애와 현실감각에는 이상이 없다.
③ 간호의 궁극적인 목적은 자신의 잠재력을 깨닫고 최대한으로 자기실현을 하도록 돕는 것이다.
④ 완고하고 융통성이 없는 성격을 가진 사람들에게 많이 나타난다.
⑤ 비합리적이고 과도하다 싶은 정도의 불안이나 걱정이다.

해설 [해리장애]
① 자신과의 대화, 적당한 운동은 자신의 감정통제 및 표현을 위한 기술 교육에 해당되는 것이므로 시행해야 된다.
② 지남력장애와 현실감각의 이상이 있다.
④ 강박장애 내용
⑤ 범불안장애 내용

18. ④ 19. ③

20 다음 내용이 설명하고 있는 것으로 옳은 것은?

> - 신체적이거나 심리적인 징후나 증상을 만들어 의도적으로 아픈 사람의 역할을 한다.
> - 의학용어와 병원의 여러 가지 관례에 대해 광범위한 지식을 가지고 있다.
> - 외적인 2차적 이득을 추구하지 않는다.
> - Ganser증후군이 해당된다.

① 건강염려증　　② 허위성장애
③ 전환장애　　　④ 신체증상장애
⑤ 해리장애

해설 허위성장애는 집중적인 검사를 통해서 아무런 문제가 없음이 판명된 이후에도 다른 심리적이거나 신체적인 문제들을 호소하는 등 더 많은 허위성 증상들을 만든다.

21 중증 불안 단계에서 나타나는 특징으로 가장 관계가 적은 것은?

① 지각영역의 현저한 축소　　② 모든 행동이 불안을 경감시키는데 집중됨
③ 급격한 신체 증상 증가　　　④ 행동이 자동적으로 됨
⑤ 선택적 부주의

해설 ①②③④와 같은 증상이 나타나는데 이외에도 심리적으로 극도로 고통스러워하고, 위협을 주는 대상에 집중 할 수 없다. 수많은 방어기전을 이용하며, 불안이 심하여 근육까지 영향을 미치며 동작이 안절부절 못하고 상당히 초조해진다. ⑤은 중등도 불안 단계에서 나타나는 특징이다.

22 불안과 관계있는 신경전달물질로 옳은 것은?

① 노에피네프린 감소, GABA 감소
② 도파민 증가, 노에피네프린 감소
③ 노에피네프린 증가, GABA 감소
④ 도파민 증가, 아세틸콜린 감소
⑤ GABA 증가, 도파민 감소

해설 불안은 주로 노에피네프린 증가, GABA 감소와 관계가 있다.

23 불안시 나타나는 반응과 관계가 적은 것은?

① 심계항진 ② 식욕증가
③ 신체적 긴장 ④ 과다호흡
⑤ 두려움

> 해설 | 불안의 생리적 반응으로 <u>식욕부진</u>, 음식 혐오감, 복부 불편감, 복부동통, 오심, 가슴앓이, 설사 등이 나타날 수 있다.

24 중증 및 공황수준의 불안 장애를 보일 때 간호중재로 옳은 것은?

① 환자 곁에 있어주면서 경청하고 지지한다.
② 담당간호사를 자주 바꾸어준다.
③ 다양한 환경적 자극을 주어 환기시킨다.
④ 공포의 대상에 맞서도록 강요한다.
⑤ 혼자서 편안하게 쉬도록 한다.

> 해설 | ②③ 환경적 자극을 감소시킨다. ④ 공포의 대상에 맞서도록 강요하지 않는다. ⑤ 혼자두지 않고 환자 곁에서 경청하고 지지한다. 신뢰관계를 확립하며 자신의 느낌과 역할을 끊임없이 명료화한다. 감정을 이완하도록 환자의 주의를 밖으로 돌리며 활동에 대한 환자의 관심을 격려한다.

25 다음 중 강박장애에 대한 내용으로 거리가 먼 것은?

① 초자아가 강하고 완벽주의적 성격에서 호발한다.
② 강박적 사고는 억압, 적대적, 공격성, 성적인 충동에 기인할 수 있다.
③ 강박행위나 사고를 유발하는 상황을 회피하려하여 사회적, 직업적 장애를 초래한다.
④ 대상자는 불합리하다는 것을 모르고 있으며 의식적으로 노력하면 억제할 수 있다.
⑤ 강박행위는 내면의 불안을 막기 위한 하나의 방법으로 나타난다.

> 해설 | 강박 대상자는 불합리하다는 것을 알고 있으며 이에 저항하려고 하나 억제할 수 없고 억제하려고 노력하면 불안이 상승되는 특징이 있다.

26 외상 후 스트레스 장애 대상자가 주로 사용하는 방어기전으로 거리가 먼 것은?

① 억압 ② 부정
③ 취소 ④ 반동형성
⑤ 투사

23. ② 24. ① 25. ④ 26. ⑤

해설 ① 억압 : 용납될 수 없는 생각이나 욕구 등을 무의식의 영역에 묻어버림
② 부정 : 의식적으로 용납할 수 없는 생각, 감정, 욕구 → 무의식적으로 회피
③ 취소 : 용납될 수 없는 자신의 생각이나 행동에 대한 책임을 면제받고자 어떤 행위(ritual)를 하는 것
④ 반동형성 : 받아들일 수 없는 감정/행동을 반대로 표현함으로 의식화를 막음
⑤ 투사 : 어떤 행동이나 생각의 책임을 자신으로부터 외부 대상이나 다른 사람에게 돌리는 것, 남의 탓, 조현병 환자의 주요 방어기제

27 해리성 기억상실에 대한 내용으로 옳은 것은?

① 주로 사용하는 방어기전은 억제, 최소이다.
② 특별히 중요한 시기의 내용을 기억하지 못한다.
③ 개인의 정체감 혼돈 또는 새로운 정체감의 형성을 동반한다.
④ 다중인격장애라고도 하며 반복적으로 개인의 행동을 조절하는 둘, 그 이상의 각기 구별되는 정체감을 갖는다.
⑤ 자신이 자신의 실제 모습에서 떨어져 있다고 느낀다.

해설 ① 주로 억압, 부정을 사용한다.
③ 해리성 둔주에 대한 내용이다.
④ 해리성 정체성 장애에 대한 내용이다.
⑤ 이인증에 대한 내용이다.

28 광장공포증을 진단받은 대상자의 행동특성으로 옳은 것은?

① 지속적이고 광범위하게 극심한 불안을 경험한다.
② 다른 사람이 자신을 쳐다보는 상황에서 지속적으로 발생하는 두려움이다.
③ 집 밖을 나가면 공황발작이 나타날까봐 두려워한다.
④ 공황장애와는 별개로 나타난다.
⑤ 10대 대상자의 경우 자조집단은 큰 도움이 되지 못하고 오히려 불안을 가중시킨다.

해설 ① 실제 위험이 없다고 알고 있으나 개방된 장소에 대한 두려움으로 혼자 있거나, 도망치기 어려운 공공장소에 있거나, 도움을 받을 수 없을 때 나타나는 공포증이다.
② 사회불안장애의 특성이다.
④ 공황장애와 함께 나타나는 경우가 대부분이다.
⑤ 10대 환자들은 자조집단이 도움된다.

정답 27. ② 28. ③

29 다음 중 외상 후 스트레스 장애가 발생할 가능성이 높은 대상자는?

① 1주 전 이사로 초등학교를 전학한 여학생
② 친구가 집단 폭행을 당하는 장면을 목격한 15세 남학생
③ 1년 전 첫 아이를 출산 후 우울증을 앓고 있는 20대 여성
④ 남편과 육아문제로 부부싸움을 하고 집나간 지 1주일된 아내
⑤ 최근에 화재 사건 현장을 방송 중계로 시청하는 40대 남성

> **해설** 외상 후 스트레스 장애는 죽음, 심각한 신체 손상, 성폭력, 외상적 사건과 같이 극심한 위협적 사건이나 스트레스로 심리적 충격을 경험한 후, 특수한 정신적 증상이 유발된 장애를 말한다. 외상적 사건에 노출 후 외상적 사건에 관한 침입적 증상, 외상적 사건과 연관되는 자극을 지속적으로 회피하려는 증상, 인지 기분의 부정적인 변화, 각성과 반응의 현저한 변화와 같은 증상이 1개월 이상 지속되어 일상생활에 장애를 초래하는 경우에 진단내릴 수 있다. ⑤번과 같이 방송, 영상에 일시적으로 노출되는 것과는 상관없다.

30 강박장애 대상자들에게 주로 사용하는 방어기제로 옳은 것은?

① 투사, 전환
② 격리, 주지화
③ 해리, 합리화
④ 반동형성, 취소
⑤ 취소, 전환

> **해설** 강박장애 대상자들은 주로 용납될 수 없는 생각, 행동에 대한 책임을 면제받고자 어떤 행위를 하는 취소, 고통스러운 경험에 대한 감정을 의식에서 분리시켜 무의식에 두는 격리, 받아들일 수 없는 감정, 행동을 반대로 표현함으로 의식화를 막는 반동형성을 사용한다.

29. ② 30. ④

CHAPTER 04
성격장애 간호 (personality disorder)

정신간호학

UNIT 01 정의

① 성격 : 개인의 유일한 생물학적, 정신사회적 특성의 총체
② 건강한 성격 : 초자아와 본능 사이에서 자아의 균형으로 확고한 자아정체성을 유지
③ 성격장애 : 인간의 내면의 융통성이 없고 부적응적인 사고, 행동방식, 기괴한 행동특징 등이 고통과 갈등을 일으키는 장애

UNIT 02 특성(Millon & Davis) ★★

① 스트레스에 대한 비융통성과 부적응적인 반응 → 부적응적, 유연성 없음
② 관계 맺는 것을 잘 못함, 대인관계갈등, 타인을 화나게 하는 반응 조장

UNIT 03 원인 ★★

① 생물학적 : 뇌기능 이상, 변연계의 민감성 저하, 도파민, 세로토닌 이상, 독성 화학물질 등
② 심리적(Freud) : 부모와의 관계에서 미숙한 초자아 발달
③ 사회 환경적 : 일관적이지 못한 양육과 훈육, 애정결핍, 가정불화 등
④ 학습이론 : 부정적인 반응의 학습
⑤ 인지이론 : 극도의 불안으로 생각이 왜곡되어 형성

UNIT 04 종류(DSM-5) ★★★★★★★★★★★

1) A집단 ★★★★
   ① 비상식적, 기이함, 괴벽스러움
   ② 편집성, 조현성, 조현형

(1) 편집성 성격장애 ★★★★★
가. 임상양상
① 다른 사람에 대한 불신, 의심 ★
② 화를 잘 냄, 유머가 없고, 감정적이지 않음, 경계적이며 적대적
③ 방어적, 습관적 소송, 투서
④ 의부증/의처증
⑤ 방어기제 : 투사

나. 간호 시 주의점 ★
① 일관적, 중립적, 치료적 태도유지, 환자의 인격 존중 ★
② 솔직하고 포용적인 태도유지, 신뢰 관계 구축
③ 너무 잘해주거나 관심을 나타내면 동기를 의심받으니 주의

(2) 조현성 성격장애 ★★
가. 임상양상
① 사회적 관계에서 고립, 정서 표현 제한, 대인관계 무관심
② 감정을 분리함, 사회적 관계형성 제한, 혼자 하는 일에 불편 못 느낌(능동적인 사회적 고립 선택)
③ 밋밋함, 무감동, 감정이 빈약하여 공감이나 상처받는 일 적음, 사회적 관계 형성 능력 결함, 철회 양상
④ 무기력, 칭찬, 비난, 타인시선에 무관심함, 단조로운 사고, 대화 시 시선회피
⑤ 방어기전 : 주지화

나. 간호 시 주의점
① 자신을 나타낼 때 까지 인내하며 기다리기
② 거리감(정서적, 신체적)을 존중하고 드러나는 세세한 감정을 잘 알아채기

(3) 조현형 성격장애 ★
가. 임상양상
① 망상이나 환각 없이 사고, 지각, 언어, 행동 등에 기이한 증상, 조현병 병전 성격
② 관계가 가까워지면 급성불안이 발생하고 인지, 지각의 왜곡, 괴이한 행동을 보임
③ 사회적 관계에서 격리, 정서 제한, 부적절, 대인관계 장애
④ 편집성 사고, 자칭 도사, 사이비종교의 교주
⑤ 방어기전 : 취소

나. 간호 시 주의점
지지, 엄격한 접근, 집단치료(사회화 형성에 효과적)에서 구조적이고 직접적인 방식이 좋음, 왜곡 생길 시 명확히 할 것

2) B집단
① 감정적, 극적, 변덕스러움
② 반사회적, 경계성, 히스테리성, 자기애적 성격장애

(1) 반사회적 성격장애 ★★★★
- 가. 임상양상
  - ① 주기적으로 반사회적 행동(타인의 권리, 사회규범 무시), 관계 형성 부족, 통찰력이 부족한 행동, 충동적 행동, 반복적인 불법행위, 겉으로는 매력적이고 타인의 기분을 잘 알아주는 것 같음(인상과는 달리 신의가 없고 내면에 거짓이 가득 차 있는 성향)
  - ② 초자아 미숙 : 자신의 행동에 대해 잘못했다는 느낌이 전혀 없음
  - ③ 극도로 자기중심적, 범법자, 상습탈세자, 전형적인 사기꾼
  - ④ 방어기제 : 합리화
- 나. 간호 시 주의점
  공감과 사회적 책임감의 부족이 치료의 장애요인으로 작용

(2) 경계성 성격장애 ★★★
- 가. 임상양상
  - ① 대인관계 및 자아상, 정동이 불안정, 버림받는 느낌을 피하기 위해 대인관계 형성에 필사적
  - ② 여러 방면에 일관성 없고 끊임없이 변화, 행동이 심하게 폭발적, 충동적, 예측불가
  - ③ 심한 기분 변동(정상적 기분에서 우울, 분노 사이를 반복), 만성적 허무감, 권태, 자제력 결여, 대인관계 불안정
  - ④ 빈번하게 자해(자기 파괴적 행동)를 시도, 타인의 행동 조정(자해 및 자살 위협)
  - ⑤ 타인을 전체로 통합하지 못함 → 모두 좋다 혹은 모두 나쁘다라고 양극단적으로 분열(이분법적 사고), 극적인 이상화와 평가절하를 반복
  - ⑥ 방어기전 : 퇴행
- 나. 간호 시 주의점
  - ① 주요 우울증, 우울 신경증으로 발전하기 쉬움
  - ② 치료 시 역전이 주의(치료자에 일관성 없음, 치료자를 이상화하다가도 평가 절하함, 공격적) → 사무적인 태도유지 ★
  - ③ 환자의 무의식 보다는 현실에서 매일 경험하는 대인관계상의 문제를 중심으로 해석하는 것이 효과적

(3) 히스테리성(연극성) 성격 장애 ★★★
- 가. 임상양상
  - ① 과도하게 감정적, 관심을 끌기 위해 과장된 행동을 하나 실제는 변덕스러움, 의존적, 무능, 외부에 대한 반응이 지나치게 빠르고 자기를 과시, 상대방 의사를 자기 환상대로 해석, 상대방 조종
  - ② 인간관계에서 불성실하며 피상적임, 지속적으로 깊은 인간관계를 못 맺음
  - ③ 방어기전 : 해리

나. 간호 시 주의점
- ① 내적인 감정 상태 명료화
- ② 치료 과정 중 환자의 거짓감정에 반응하지 않기
- ③ 극적인 가성 병식 유의

(4) 자기애적 성격장애

가. 임상양상
- ① 자신의 중요성과 성취에 대한 과대평가, 칭찬에 대한 욕구, 공감부족, 협소하고 착취적인 대인관계
- ② 타인의 존경과 관심, 성공욕구에 집중, 자기중심적, 주위사람들의 존경과 관심을 끌려고 애씀, 상대를 지나치게 과대평가하거나 경멸
- ③ 수치감, 경쾌하지만 스스로의 열등의식, 허무감이 많음
- ④ 방어기제 : 합리화

나. 간호 시 주의점
환자의 예민함과 실망에 대한 공감, 자신의 취약성에 직면하여 과대성 및 비적응적 결과를 인식시키기, 자기애를 포기해야 하므로 치료가 어려움

3) C집단
- ① 불안, 근심이 많음
- ② 회피성, 의존성, 강박성

(1) 회피성 성격장애 ★★

가. 임상양상
- ① 타인의 거부에 대한 두려움 → 확고한 보장 없는 인간관계나 사회활동 철회 ★
- ② 낮은 자존감, 거절에 대한 예민성
- ③ 타인이 자신을 평가하는 것에 집착 : 부정적 평가에 대한 과민성을 보임
- ④ 우울증, 불안장애, 타인에 대한 분노가 함께 나타남
- ⑤ 타인과 관계형성을 원하나 해내지 못함, 사회공포증 유발 가능
- ⑥ 방어기전 : 환상

나. 간호 시 주의점
면담 시 불안 느끼므로 공감, 지지적 접근요함, 해석 및 명료화 시 비난으로 오인할 수 있음

(2) 의존성 성격장애

가. 임상양상
- ① 보살핌을 받고자 하는 과도한 욕구소유 → 결정을 남에게 맡기고, 의존, 순종적임 (마마보이, 파파걸), 관계가 끝나면 신속히 대체물을 찾음
- ② 자기에 대한 확신 결핍(자신을 나약하다고 생각함), 자기 능력 과소평가, 남이 하라는 대로 따라하고 만족함
- ③ 방어기전 : 함입

나. 간호 시 주의점

　　치료자의 지시 속에서 자신의 행동 내면에 잠재된 원인 탐색하기, 의존적 행동 시 부드러운 태도를 유지하여 재치있게 허용하지 않음

(3) 강박성 성격장애 ★

가. 임상양상
① 정리정돈, 완벽성, 통제에 대한 과도한 집착, 경직, 긴장, 완고, 엄격
② 인정이 없고 질서, 규칙, 조직, 효율성, 정확성, 완벽함, 세밀함에만 집착 → 전체적인 양상을 볼 능력이 결여됨
③ 실수가 두려워 우유부단함, 융통성이 없음, 대인관계의 기쁨과 무관하게 일에만 열중
④ 지나친 완벽주의자, 지나친 도덕주의자
⑤ 항문기적 성격
⑥ 방어기제 : 격리, 전치, 반동형성, 취소

나. 간호 시 주의점 : 현실을 직면시키기(우유부단함 감소됨), 장기간의 치료가 필요

4) 기타 성격장애

(1) 수동 – 공격성 성격장애

① 타인에게 간접적, 내성적(수동적)으로 공격성 표현하여 갈등, 스트레스 해결
② 겉으로 드러나지 않는 방해, 지연, 다루기 힘든 완고성, 비능률성
③ 결단성이 없는 우유부단함, 양가감정
④ 방어기제 : 합리화, 부정, 섭취

UNIT 05 간호

1) 간호진단 ★

본인/타인 지향 폭력 위험성, 자해 위험성, 불안, 슬픔, 사회적 상호작용장애, 자아정체성장애, 방어적 대처, 만성적인 낮은 자긍심, 비효율적 대응 ★, 지식부족

2) 간호목표

① 장애가 있는 인격(성격)자체가 교정되지 않음
② 이탈된 행동을 자제, 자기행동에 책임을 지는 능력을 키우는 것

3) 간호중재 ★★★★★★★★★

(1) 일반적인 간호 중재 : 자해로부터 보호

① 지속적 관찰로 예방
② 강한 의존 욕구가 분리개별화 과정과 관련된 것임을 인지
③ 치료 계획에 환자 참여 유도

④ 사회에서 용납될 수 없는 행동 → 일관성 있고 확고한 제한 설정 ★★
⑤ 위험한 물건이 있는지 잘 관찰

(2) 간호사의 태도 ★★★★★
① 내적 갈등의 표현을 격려하고 수용, 경청, 편견 없애기
② 치료적 관계를 통해 상호 작용 증진, 자존감 증진
③ 행동이 일어난 후에는 사무적인 태도를 유지, 엄격하고 단호한 태도 유지
④ 사회에서 용납될 수 없는 행동은 일관성 있고 확고한 제한 설정
⑤ 심한 꾸중, 설교형태의 이야기는 삼가

(3) 환경치료 ★
① 일관적, 신뢰적인 따뜻하고 안정된 환경 조성, 잦은 1:1 접촉을 위한 환경
② 한계를 설정 : 환자가 자신의 행동에 책임지도록 설명 ★
③ 새로운 행동반응을 시도할 때 격려, 건설적 에너지 분출 위해 다양한 치료적 활동 권장
④ 타인과 관계를 맺을 수 있는 기회 제공, 가족과 동료의 칭찬으로 긍정적 상호작용 격려

(4) 인지행동전략
① 역기능적 신념 수정 : 반사회적 행동 경감
② 확고한, 일관적인 규칙 → 바람직하지 않은 행동 조정
③ 바람직한 행동 시 반드시 긍정적 보상 제공

(5) 신체활동
① 긴장 완화, 억압된 감정을 드러낼 수 있는 활동 제공(예) 운동요법)
② 집단 활동 시 임무를 맡기고 책임감 부여 및 격려 → 성취감, 자존감 촉진
③ 건설적 에너지 발산을 위해 다양한 치료적 활동 권장

(6) 투약 및 입원
① 항정신병약물 : 충동억제와 진정작용(예) 리스페리돈, 올란자핀)
② 항우울제 : 대인관계 시 과민성, 우울증 동반 시(예) SSRI)
③ 항불안제 : 과도한 불안 경감
④ 입원치료 : 심각한 자해/타해, 자살위험 시 고려

(7) 문제행동에 대한 중재
① 교묘하게 속이는 행동 ★ : 바람직하고 수용 가능한 대상자의 행동을 수립하도록 교정, 대상자와 함께 행동에 관한 중요성, 관심사 논의, 처벌대신 행동 결과를 대상자와 의사소통, 결과에 대한 타협, 논쟁 피하기 등
② 공격적인 행동 : 적응적이며 비폭력적인 방법으로 분노 표현하도록 교정, 위험물 제거, 운동, 노래, 글쓰기 등으로 분노 배출구 제공, 분노의 부적절한 결과 확인
③ 충동적 행동 : 멈추고 생각하기를 스스로 암시하도록 가르침, 칭찬, 보상, 자기 보상

단원별 문제

We Are Nurse 정신간호학

01 다음 중 성격장애에 대한 설명으로 옳은 것은?

① 지능의 결함을 나타낸다.
② 자신이 사회적인 역할을 감당해내지 못하는 것이다.
③ 행동과 정서 및 사고에 있어서 심각한 퇴행을 나타낸다.
④ 환경에 적응하지 못하고 사회적인 책임도 완수하지 못한다.
⑤ 지속적인 행동 양상으로 인한 현실적응과 대인관계에 장애를 나타낸다.

> **해설** ① 사회관계에서 부적응적이다.
> ② 자신이 사회적인 관계를 맺는 전략을 못 얻어 타인을 괴롭힌다.
> ③ 행동과 정서, 사고에 있어서 고정적인 양상이다.
> ④ 사회적인 책임도 완수하지 못하는 것은 아니다.

02 상식에서 벗어나서 기이하고 괴벽스러운 양상을 보이는 성격장애에 해당하는 것은?

① 편집성 성격장애
② 회피성 성격장애
③ 강박성 성격장애
④ 반사회적 성격장애
⑤ 자기애적 성격장애

> **해설** ① A군 성격장애를 묻는 것으로 편집성, 조현성, 조현형 성격장애가 해당된다.
> ②③ C군 성격장애, ④⑤ B군 성격장애

03 의처증, 의부증, 습관적 소송, 투서 등의 특징을 보이는 성격장애의 특성으로 옳은 것은?

① 여러 방면에 일관성이 없고 끊임없이 변화하며, 치료자에게도 일관성이 없다.
② 인간관계에서 피상적이며 다른 사람의 관심을 끌기 위해 과장된 표현을 한다.
③ 사회적으로 고립되어 있고 정서적 표현이 빈곤하며 가까운 친구가 없다.
④ 자칭 도사나 사이비교주의 특징을 보이며 조현병의 병전성격이다.
⑤ 타인에 대한 전반적인 부인과 의심을 가지고 있으며 투사의 방어기제를 많이 사용한다.

정답 01. ⑤ 02. ① 03. ⑤

해설 [편집성 성격장애에 대한 문제]
① 경계성(B군) ② 연극성, 히스테리성(B군) ③ 조현성(A군) ④ 조현형(A군)

04 성격장애 대상자들이 스트레스 상황일 때 주로 사용하는 방어기제는?

① 퇴행
② 투사
③ 동일시
④ 승화
⑤ 합리화

해설 성격장애 대상자들은 사회적으로 적절하지 못한 행동에 대한 책임을 남의 탓으로 돌리는 투사라는 방어기제를 주로 사용한다.

05 다음이 설명하고 있는 성격장애는 무엇인가?

- 사고, 지각, 언어, 행동 등에 기이한 증상을 나타낸다.
- 반복되는 착각, 이인증, 비현실감이 있다.
- 사회적 관계에서 격리되고 정서가 제한, 부적절, 대인관계 장애가 있다.

① 조현형 성격장애
② 조현성 성격장애
③ 회피성 성격장애
④ 반사회적 성격장애
⑤ 히스테리성 성격장애

해설 A군 성격장애 중 조현형 성격장애에 대한 내용으로 자칭 도사나 사이비 종교 교주들이 해당된다. 조현형 성격장애는 조현병의 병전성격이 된다.

06 여러 방면에 일관성이 없고 끊임없이 변화하는 특징을 보인다. 기분 변동이 심해 정상적 기분에서 우울, 분노 사이를 반복하고 자제력이 떨어지는 특징을 보이는 성격장애는?

① 분열형 성격장애
② 의존성 성격장애
③ 회피성 성격장애
④ 경계성 성격장애
⑤ 강박 행동성 성격장애

해설 경계성 성격장애에 대한 내용으로 주변의 관심을 받기 위해 잦은 자해를 시도하고 행동이 폭발적이어서 예측이 불가하다. 치료자에 대해서도 우상화하다가도 반대로 평가 절하하고 공격적이 될 수 있으므로 치료자 자신의 역전이에 주의한다. 경계성 성격장애는 B군 성격장애에 해당된다.

04. ② 05. ① 06. ④

07 다음 중 위 6번의 성격장애 대상자가 호전되는 양상을 보이는 것은?

① 과장된 표현이 감소하고 변덕이 사라진다.
② 괴이한 말과 행동이 좋아지고 현실감이 생긴다.
③ 완벽하고 고집스러움이 감소되고 융통성이 생긴다.
④ 자신의 일을 과대평가하고 외톨이로 지내는 시간이 줄어든다.
⑤ 자해 행동이 없어지고 대인관계가 안정되며 두려움이 감소된다.

해설 ① 연극성(B군) ② 조현형(A군) ③ 강박성(C군) ④ 회피성(C군)

08 다음 중 히스테리성 성격장애의 내용으로 옳은 것은?

① 경쾌하지만 스스로 열등의식, 수치감, 허무감에 사로잡힌다.
② 믿음이 없고 내면에 거짓과 의심이 가득 차 있는 성향이다.
③ 표정 또는 몸짓이 과장되고 특정 사건에 대해 과장된 감정표현을 한다.
④ 인정이 없고, 질서, 규칙, 정확성, 완벽함, 세밀함에만 집착한다.
⑤ 성공욕구에 차있고, 사람들의 존경과 관심을 끌려고 애쓴다.

해설 ① 자기애적(B군) ② 편집성(A군) ④ 강박성(C군) ⑤ 자기애적(B군)

09 반사회적 성격장애시 가장 전형적으로 나타내는 행동 양상은?

① 사회적 활동에 위축되어 있다.
② 자칭 도사나 사이비교주를 일컫는다.
③ 병동 일과에 대해 기계적으로 복종한다.
④ 사회규범, 가치를 무시하고 특권만을 얻으려 한다.
⑤ 불안을 완화시키기 위해 반복적, 의식적 행동을 한다.

해설 초자아의 미성숙으로 인해 자신의 행동에 대해 잘못했다는 느낌이 전혀 없다.
① 회피성(C군) ② 조현형(A군) ③ 의존성(C군) ⑤ 강박적(C군)

10 한 여성은 무슨 일이든지 남편이 해주기를 바라며 '내가 과연 남편과 떨어져 생활할 수 있을지 모르겠습니다'라고 말하며 남편 없이는 혼자서 아무것도 하려고 하지 않을 때 해당되는 성격장애는?

① 편집성 성격장애
② 경계성 성격장애
③ 수동 공격성 성격장애
④ 의존성 성격장애
⑤ 회피성 성격장애

정답 07. ⑤ 08. ③ 09. ④ 10. ④

해설 의존성 성격장애는 C군 성격장애에 해당되며 근심, 불안과 두려움이 많다. 타인의 도움과 보살핌에 의지하는 욕구가 강하며 결정을 남에게 맡기고 남이 시키는 대로 하는 역할에 만족한다.

11 C군 성격장애 중 하나로 지나친 완벽주의자, 지나친 도덕주의자의 특징을 보이는 성격장애 대상자들에 대해서 잘못 이해하고 있는 것은?

① 자기 확신이 부족하고 자신의 능력을 과소평가하여 타인의 도움과 보살핌에 의지하는 욕구가 강하다.
② 면담 시 경직되어 있고 공식적이며 융통성이 없는 태도를 유지한다.
③ 전체적인 양상을 볼 능력이 떨어지고 완벽, 세밀함에만 집착한다.
④ 만사를 실수없이 철저히 하려하다 보니 오히려 결정을 잘 내리지 못한다.
⑤ 융통성이 요구되는 직업에는 실패하고, 정확, 반복행위가 요구되는 직업은 성공할 수 있다.

해설 문제에 제시된 내용은 C군 성격장애 중 강박성 성격장애에 대한 것으로 ①은 의존성 성격장애의 특성이다.

12 타인에게 거부당할 것에 대한 두려움이 높아 확고한 보장이 없이 인간관계나 사회적 관계를 맺지 못하며 자존감이 낮고 타인이 자신을 평가하는 것에 집착을 많이 한다. 우울증, 불안장애, 타인에 대한 분노가 섞여서 나타나는 특징을 보이는 성격장애로 옳은 것은?

① 편집성 성격장애
② 경계성 성격장애
③ 조현형 성격장애
④ 강박성 성격장애
⑤ 회피성 성격장애

해설 C군 성격장애 중 회피성 성격장애와 관련된 질문
①③ A군 ② B군 ④⑤ C군

13 오씨는 성공 욕구에 차있고, 사람들의 존경과 관심을 끌려고 애쓰며 자기중심적인 특징을 보이는 양상으로 성격장애 진단을 받았다. 다음 중 오씨와 같은 집단에 포함되는 성격장애는 무엇인가?

① 편집성 성격장애
② 조현형 성격장애
③ 강박성 성격장애
④ 회피성 성격장애
⑤ 히스테리성 성격장애

해설 문제에 제시된 것은 자기애적 성격장애에 대한 내용이다. 자기애적 성격장애는 B군에 해당되며 감정적, 극적, 변덕스러운 특징이 있다. 보기 중 B군에 해당되는 성격장애는 히스테리성 성격장애이다.
①② A군 ③④ C군

14 사람들이 자신을 거절할 것 같아 사람들과 관계 맺는 것을 회피하는 경향과 사회공포증이 심하여 치료중인 대상자에게 내릴 수 있는 가장 적절한 간호진단은?

① 불안
② 낮은 자존감과 사회적 상호 작용의 장애
③ 자해 위험성
④ 슬픔
⑤ 감각지각 장애

> 해설 자존감이 낮고 사회적으로 위축되며 사회적 상호작용이 부족하다.

15 인간 내면에 깊이 박힌 사고, 감정, 행동의 고정적인 양상으로, 의미있는 관계를 유지하고 충족을 느끼며 삶을 즐기는 능력을 방해하는 일련의 패턴이나 특징을 보이는 대상자를 대할 때 행동전략으로 바람직하지 않은 것은?

① 환자의 지나친 요구는 되도록 들어주면서 수용적인 태도를 취한다.
② 바람직하지 않은 행동에 관심을 주지 않는다.
③ 대인관계 기술, 분노관리 기술을 교육한다.
④ 경계성 대상자에게 인지행동치료는 효과적이다.
⑤ 반사회적 행동은 감소시킨다.

> 해설 [성격장애대상자를 위한 행동전략을 묻는 문제]
> 일관되고 확고한 태도유지가 중요하며 수용적인 태도를 취한다. 한계를 설정하고 제한하여 환자들도 자신의 행동에 책임을 져야 함을 설명해준다.

16 의심이 많고 투사를 사용하는 성격장애 대상자들과 관계 형성 시 우선적으로 고려할 것은?

① 특정한 시간을 정하지 않고 자주 대화한다.
② 간호사 자신을 소개해서 신뢰관계를 형성한다.
③ 의심과 투사가 강한 환자이므로 당분간 완전히 무시해 버린다.
④ 환자의 요구를 무엇이든지 수용하고 동의하는 태도를 보인다.
⑤ 환자의 질문이나 부탁을 들어주지 않는다.

> 해설 편집성 성격장애(A군)대상자의 간호 중재로 너무 잘해주거나 관심을 표시하면 동기를 의심받을 수 있으니 주의하면서 대상자와 신뢰관계를 형성하는 것을 우선으로 한다.

정답 14. ② 15. ① 16. ②

17 병원에 새로 입원한 김씨가 쇼파에 드러누워 다른 환자들에게 위협적인 행동을 하고 다른 환자들에게 시비를 걸며 괴롭힐 때 중재로 바람직하지 않은 것은?

① 적극적으로 중재한다.
② 객관적이고 확고한 태도를 유지한다.
③ 일관성 있는 태도로 제한을 설정한다.
④ 일단 환자가 안정될 때까지 행동을 허용한다.
⑤ 충분한 인력을 동원하여 중재한다.

> **해설** 김씨는 반사회적인 성격장애(B군)에 해당된다. 일관성 있고 확고한 규칙으로 바람직하지 않은 행동을 조절해 주며 환자들도 자신의 행동에 책임을 져야 함을 설명해 준다. 엄하지만 부드러운 태도를 유지한다.

18 모든 일을 엄마에게 의존하여 해결하려는 성향을 가진 사람이 병원에 입원하였다. 의존성을 감소시키기 위한 중재로 적절하지 않은 것은?

① 신체활동 프로그램 참여를 적극 권장한다.
② 대상자에게 가능한 선택권을 많이 준다.
③ 간호사의 의무와 환자의 책임을 확실하게 구분한다.
④ 자립행동을 칭찬한다.
⑤ 의존할 때의 부정적 감정과 긍정적 감정을 분명하게 말한다.

> **해설** 긴장을 완화하고 억압된 감정의 표출을 위해 신체활동 프로그램을 계획할 수 있으나 의존성과는 무관하다.

19 성격 장애 환자가 충동 조절이 잘 안 되고 있을 때 간호사의 태도로 부적절한 것은?

① 충동적인 행동에 대한 경험과 결과를 알려 준다.
② 정면에서 낮고 안정된 목소리, 침착하고 진실한 방법으로 접근한다.
③ 충동적 상해를 피할 수 있는 방법을 교육한다.
④ 충동 이전에 나타났던 감정, 불안 등을 인식하도록 도와준다.
⑤ 감정 촉발 자극에서 실제 충동적 행동으로 진행을 지연하는 전략을 전수한다.

> **해설** 충동조절이 안 되는 환자의 경우 공격가능성이 있어 위험하므로 정면에서 중재는 주의해야 된다.

17. ④ 18. ① 19. ②

20 성격장애의 원인에 대해 잘못 이해하고 있는 것은 무엇인가?

① 뇌기능 이상, 변연계의 민감성 저하, 세로토닌 부족과 관계가 있다.
② 부모와의 관계에서 자아 발달의 미숙으로 발생한다.
③ 애착대상 상실과 관련이 있다.
④ 관리와 양육의 일관성 부재로 발생한다.
⑤ 가정불화, 유년기 학대 등과 관련 있을 것으로 본다.

해설 성격장애를 유발하는 심리적 요인으로 부모와의 관계에서 초자아 발달의 미숙과 관련이 있다고 본다.

21 조현성 성격장애의 주된 특징으로 옳은 것은?

① 자기파괴적인 행동, 타인의 행동 조정, 자살 위협
② 타인의 관심, 주의를 끌기 위한 과장된 행동, 변덕스러움
③ 규칙, 순서, 인내심, 완고함, 완벽주의적 경향
④ 타인에 대한 불신과 의심, 경계적
⑤ 대인관계 무관심, 공허감, 능동적 사회적 고립 선택

해설 조현성 인격장애는 대인관계 형성 및 반응 능력에 심각한 장애가 있으며 무감동, 냉담한 정서를 갖는다. 고독함을 즐기고 자폐적 사고, 자기만족을 하며 칭찬, 비난, 타인시선에 무관심하다. 주지화의 방어기전을 주로 사용한다. ① 경계성 성격장애 ② 히스테리성(연극성)성격장애 ③ 강박성 성격장애 ④ 편집성 성격장애

22 다음 중 같은 유형의 성격장애로 연결이 바른 것은?

① A집단 : 강박성, 편집성, 조현형
② B집단 : 조현성, 자기애적, 경계성
③ C집단 : 강박성, 회피성, 의존성
④ A집단 : 연극성, 반사회적, 경계성
⑤ B집단 : 편집성, 조현성, 조현형

해설 ① 강박성 → C집단 ② 조현성 → A집단 ④ B집단 ⑤ A집단

23 성격장애 대상자에게 활동요법을 적용할 때의 주의사항으로 옳은 것은?

① 책임감을 배울 수 있도록 주어진 활동을 반드시 수행하도록 지지한다.
② 주어진 임무를 완수 할 수 있도록 지지한다.
③ 규칙에 심하게 저항하는 경우 성격장애의 악화를 방지하기 위해 일정시간 그냥 둔다.
④ 특히 B집단 대상자의 활용요법에 주로 신규 직원(관리자)들을 배치한다.
⑤ 사회성 발달이 미숙하므로 집단 활동의 참여는 배제한다.

> 해설 사회성 발달이 미숙하지만 집단 활동에 참여하여 맡겨진 임무를 완성하도록 지지하고 격려하는 것이 필요하다. ④번 대상자들에게는 경험이 풍부하고 일관성 있는 직원을 배치하도록 하며 참여를 회피할 경우 잘 통제하는 것이 필요하다.

24 성격장애 대상자의 신뢰감 증진을 위한 치료적 환경을 제공하는데 있어서 가장 중요하고 우선적인 것은?

① 언어, 태도 등에서 일관성을 유지한다.
② 충분한 인내심을 가지고 대한다.
③ 따뜻하고 지지적인 태도를 유지한다.
④ 대상자의 행동 하나하나를 해석하고 판단한다.
⑤ 갈등을 명확히 하고 진단하여 고칠 수 있도록 제시한다.

> 해설 언어나 비언어적인 측면에서 일관성을 유지하여 신뢰감 형성의 치료적 환경을 조성한다.

25 교묘하게 속이는 행동을 하는 대상자들의 간호중재로 거리가 가장 먼 것은?

① 대상자와 함께 행동에 관한 중요성, 관심사를 논의한다.
② 확인된 행동 결과를 이해하기 쉽게 언어로 대상자와 의사소통하며 처벌한다.
③ 바람직하고 수용 가능한 대상자의 행동을 수립하도록 교정하는 것이 목표이다.
④ 행동 결과에 대해 대상자와 타협하거나 논쟁을 피한다.
⑤ 바람직하지 못한 행동을 확인한다.

> 해설 처벌하지 않는다. 이외에도 필요시 대상자의 합리적 상황변화에 순응할 수 있도록 기대 행동과 결과를 수정한다.

23. ② 24. ① 25. ②

26 강박성 성격장애와 강박장애를 구별하는 가장 중요한 기준은 무엇인가?

① 강박 사고의 종류와 빈도
② 자신의 증상에 대한 불편감
③ 공감능력, 자기 평가
④ 정리정돈에 사용하는 시간
⑤ 대인관계 형성

해설 강박성 성격장애의 주요 특징은 규칙, 순서, 인내심, 완고함, 완벽주의, 감정표현의 인색함이며 긴장되고 경직, 완고, 엄격한 정서를 갖는다. 우유부단하고 융통성이 없으며, 인정이 없고, 규칙, 완벽, 효율, 세밀함에 집착한다. 즐거운 감정이 느껴지면 무시하고 계획적이고 능률적이어야 한다고 생각한다. 강박장애는 대상자가 불합리하다는 것을 알고 있으며 이에 저항하려고 하나 억제가 안되고 억제할수록 불안이 상승되는 특징이 있다. 강박성 성격장애는 강박장애와 행동특성이 유사하나 자신의 강박적 행동에 대한 통찰력이 없다는 것이 강박장애와의 차이점이다.

27 30대 여성이 직장에서 대인관계를 갈망하나 타인의 거절이 두려워 극도로 예민해지고 대인관계 접촉이 필요한 모든 상황에서 회피하고 걱정이 많다. 관계형성을 원하나 원만하게 해내지 못하며 사회불안장애까지도 염려되는 상태이다. 이 여성에게 제공한 간호중재로 가장 적절한 것은?

① 지금, 여기 등 현실을 직면시켜 우유부단함을 감소시킨다.
② 복용하던 약물을 모두 중단하고 인지행동치료를 제공한다.
③ 대인공포를 줄이기 위해 사회기술훈련을 제공한다.
④ 혼자 명상하는 시간을 늘려준다.
⑤ 대상자 곁에서 떠나지 않고 계속 같이 있어준다.

해설 ① 강박성 성격장애 시
② 적절한 약물을 복용하도록 한다.
④⑤ 집단치료, 인지-행동치료 등을 제공한다.

정답 26. ① 27. ③

CHAPTER 05
물질 및 중독 관련 장애 간호

UNIT 01 용어 정리 ★★★

오용(misuse)	의학목적, 의사 처방에 의하지 않고 임의사용 처방된 약을 지시대로 사용하지 않는 것
내성 (tolerance) ★	약물사용 시 효과가 감소하여 점차 용량을 증가시켜 약물 효과를 누리고자 하는 상태
교차내성 ★	특정 약물 지속적 사용 시 유사 종류 약물에도 내성이 생기는 것 벤조다이아제핀 : 알코올의 교차내성 약물
남용(abuse)	상식, 법규, 관습에 의하지 않고 쾌락을 목적으로 약물을 사용하거나 과잉 사용
의존 (dependence)	약물을 지속적 사용으로 정신적, 신체적 변화를 유발하여 약물중단이나 조절이 어려워지는 상태로 생물학적, 행동적 증상에 초점 신체적 의존 : 인체가 반복적인 물질 유입에 적응하고 습관된 상태 사용 중단 시 금단 증상 발생 심리적 의존 : 정상적인 기능을 유지하기 위해서는 약물이 필요하다고 느끼는 주관적인 경험, <u>정서적인 강박 충동</u>
갈망	약물의 양성적 강화로 약물 관련 단서에 의해 조건화되고 장기간 지속되는 욕구반응, 간절해지는 상태
중독 (addiction)	약물사용에 대한 강박적 집착과 사용하기 시작하면 조절 불능, 해로운 결과를 예측해도 강박적으로 사용, 심각한 신체적, 심리적 의존상태
금단증상 (withdrawal symptom)	약물사용을 줄이거나 중단하는 경우 손 떨림, 불안, 초조, 다한, 심계항진, 빈맥, 불면, 오심, 구토, 환각 등의 증상이 나타남
플래시백 (flashback) ★	환각제 사용 중단 후 환각제 중독 때 경험했던 지각 장애 증상을 동일하게 경험
관문약물 (gateway drug)	다른 불법 약물을 사용하게 하는데 다리 역할을 하는 약물 예 주로 담배, 술, 마리화나

마약류	마약, 향정신성의약품, 대마를 통칭
과정중독 (process addiction)	물질 중독은 아니나 개인적, 사회적으로 폐해가 많고 통제력을 잃고 반복하는 행동 (예) 쇼핑/도박/인터넷/일/성/음식 중독 등)

UNIT 02 원인 ★

1) 소인

(1) 유전 생물학적
① 가족적 성향, 마약중독자 자녀에게서 높은 발생률
② 신경전달물질의 유전적 경향, 뇌의 보상중추 및 약물로 인한 생화학적 변화

(2) 심리적 ★
① 의존적, 자신의 의지로는 만족감을 얻을 수 없는 사람
② 정신분석이론 : 구강기 고착, 퇴행
③ 행동주의 및 학습이론 : 과도한 학습, 부적응적 행동의 학습
④ 가족체계이론 : 다세대 간 물질남용 대물림
⑤ 성격이론 : 의존적 성격, 수동적, 내성적, 신경증적 장애(예) 불면, 불안, 우울 등)

(3) 사회문화적 요인
① 환경 : 개인이 속해 있는 종교, 법, 가족배경 등 사회적 환경에 의해 개인의 약물에 대한 태도, 가치, 규범이 차이 남
② 매스컴 및 광고 : 사람들을 매혹
③ 사회적 활동 증가에 의한 물질 노출 증가

2) 물질 관련 장애 유발 요인
① 과도한 스트레스, 심리적 갈등
② 호기심, 어른에 대한 동경, 동료들과의 동질감
③ 권위에 대한 반항

> **청소년 물질남용의 특징**
> 1. 심리적 원인 : 심한 기분 변화, 높은 사회적 민감도, 자율적 주체성 확립시기로 외로움 고통 경험 → 이 과정에서 장애 발생 시 남용 증가
> 2. 사회학적 원인 : 사회 부조화로 인한 절망, 고립감, 또래의 영향
> 3. 환경적 원인 : 어릴 적부터 대중매체에 노출로 기회 증가
>   → 저렴하고 쉽게 구할 수 있는 알코올, 본드, 부탄가스 등 사용

UNIT 03 물질 관련 장애의 종류(DSM-5) ★★★★★★★★

중추신경 흥분제	담배, 카페인, 암페타민, 코카인
중추신경 억제제	본드, 부탄가스, 술, 신경안정제, 수면제, 아편
환각제	대마초, LSD, PCP

1) 알코올 관련 장애 ★★★★★★ : 중추신경억제제

[WHO : 세계보건기구]
과도한 알코올 섭취로 알코올에 의존성이 생겨 뚜렷한 정신장애가 있거나 혹은 신체적, 정신적 건강, 사회적, 직업적 기능, 대인관계에 장애가 있거나 이것으로 치료를 요하는 상태

(1) 알코올 장애 특성 ★★

- 지속적인 음주 : 신체, 심리, 사회적 문제 유발
- 환자의 술 → 가족기능의 손상과 가족구성원에게 영향을 미치는 가족병
- 방어기제 : 부정, 합리화, 투사
- 만성적 알콜사용 시 Werniche-Korsakoff's syndrome발생 ★
- 알코올 1g 당 약 7kcal이지만 영양가가 없어 지속 노출 및 다른 영양 보충 없으면 영양결핍 위협

가. 혈중 알코올 농도와 행동장애 ★

혈중 농도	증상	음주량
0.03%	• 약간의 항진, 음주운전 처벌기준(2019년 6월)	2잔
0.05%	• 사고력, 판단력, 자제력 약화 • 수의적인 운동기능의 부조화s	3잔
0.08%	• 어두울 때 적응 곤란 • 식별능력 저하, 주의력 감퇴	5잔
0.10%	• 운동에 이상, 사고 위험성 10배 증가	7잔
0.20%	• 전운동영역의 기능이 어느 정도 억제 • 감정조절 영역까지 영향 • 급성 중독 진행성 마비 증상	10잔
0.30%	• 혼돈, 지각마비, 혼미상태	14잔
0.40%	• 깊은 혼수상태	20잔
0.50%	• 호흡 및 심장박동 조절의 문제로 사망 가능함	21잔↑

나. 종류
　① 알코올 중독
　　　어눌한 말투, 운동조절장애, 불안정한 보행, 안구진탕, 집중력과 기억력 손상, 혼미, 혼수 등
　② 알코올 금단증상(alcohol withdrawal symptom) ★★★★★
　　　㉠ 지속적인 알콜 사용자가 과음을 갑자기 중단하거나 감량 후 발생
　　　㉡ 증상 : 손, 혀, 눈꺼풀의 거친 경련, 피로감, 허약감, 오심, 구토, 초조, 혈압과 맥박상승, 불안, 불면증, 손 떨림 증가 등
　③ 알코올 진전(금단) 섬망(delirium tremens) ★★★★★★
　　　㉠ 지속적인 과음자가 갑자기 음주 중단, 감량 시 발생하는 급성 정신증적 상태
　　　㉡ 발생 : 알코올 중단 후 24~72시간 사이 ★, 48~72시간 사이 가장 심함, 1주간 지속
　　　㉢ 증상 : 섬망, 환각(주로 환시, 상징적 동물, 벌레 같이 작은 생물체가 보임), 진전, 혼돈, 불면, 동공확대, 고혈압, 발열, 심계항진, 발한, 지남력 상실, 간질 발작 등
　④ 알코올성 환각
　　　㉠ 발생 : 술을 끊거나 감량 후 48시간 이내, 지속적인 환청, 환시 동반
　　　㉡ 증상 : 기억력 장애, 관리기능(계획하거나 조직하는 일 등)장애, 감각기능 정상이어도 시공간 능력 장애 등 발생 → 섬망과 같은 의식 장애와 신체적, 정신적 장애는 없음
　⑤ 알코올성 기질장애 증후군 ★★
　　　㉠ 베르니케 증후군 ★
　　　　• 원인 : Thiamine(비타민 B₁) ★ 및 영양 결핍
　　　　• 증상 : 섬망 및 의식 장애, 기억상실, 운동실조, 보행실조, 근심, 걱정, 혼수
　　　　• 치료 : 응급으로 티아민 투여, 금주 시 3개월~1년에 걸쳐 서서히 호전
　　　㉡ 코르사코프 증후군
　　　　• 베르니케 징후의 잔재로 오는 만성적 장애
　　　　• 증상 : 만성 중독 시 티아민과 니아신 결핍으로 대뇌와 말초신경의 퇴행성 변화, 혼란, 기억손상(최근 기억), 작화증, 사지의 다발성 신경염(발, 사지의 통증이 심해 발뒤꿈치로 걸음), 지적황폐 등
　⑥ 알코올성 치매
　　　오랜 기간의 과음으로 치매증상이 나타나는데 술을 중단한 후 치매 증상이 적어도 3주 이상 지속됨, 성격와해, 감정불안, 치매로 발전

2) 아편(opioid) : 중추신경억제제 ★
　① 종류 : 생아편(opium), morphine, heroin, codein, mepedrine(demerol), methadone
　② 진통효과 : heroin > morphine > codein (진해제)

③ 약물효과 : 진통, 진정, 기분변화, 기침억제
④ 경구, 흡입, 주사(정맥, 피하)
⑤ 특징 ★ : 야윔, 창백, 수척, 무반응, 동공축소, 서맥, 저온, 청색증, 기운 없음, 주사자국 등
⑥ 중독여부 검사 : 24시간 내 소변검사에 검출, naloxone(마약길항제) SC 후 금단증상 시
⑦ 마약금단증상
  약물 중단 후 12~16시간 발생, 48~72시간에 최고조, 7~10일이 지나면 증상 완화
  → 하품, 재채기, 눈물, 심계항진, 고혈압, 흥분, 동공 확대, 경련 발작
  → Methadone 치료 : 아편 중독자의 금단증상 억제 위해

3) 진정 수면제(barbiturates) ★ : 중추 신경 억제제

① pentobarbital, amobarbital, secobarbital, phenobarbital 등
② 불안, 불면 해결목적으로 사용하다 내성 생기면서 중독
③ 중독 증상 : 호흡저하, 혈압저하, 동공산대, 보행 장애, 주의력 장애, 기억력 장애, 대발작 경련, 혼수, 사망 등
④ 내성이 가장 심한 물질, 신체적/심리적/정신적 의존 심함, 바비튜레이트산염과 알코올은 교차 내성이 있어 함께 섭취 시 중추신경계 억제 가중, 금단증상 ★, 태반통과

4) 암페타민류(amphetamines) ★ : 중추 신경 흥분제

① 종류 : dextroamphetamine(dexdrine), methamphetamine(히로뽕), methylphenidate (Ritalin), 메세드린, 엑스터시
② 형태 : 경구, 흡입, 주사, 흡연
③ 약물 효과 : 다행감, 식욕감퇴, 진통, 피로감 해소 등
④ 부작용 ★ : 불안, 초조, 불면, 흥분 → 혼수, 사망
⑤ 의학적 효과(FDA승인) : 수면 발작, 주의력 결핍장애, 비만 치료
⑥ 중독 : 과도사용 시 피해망상, 망상형 정신분열증 초래
⑦ 강한 정신적, 신체적 의존

5) 코카인 : 중추 신경 흥분제 ★

① 형태 : 주로 비강흡입(비중격 궤양 위험), 정맥 주사
② 특징 : 다행감, 자신감 향상, 쾌감, 사교적
③ 강한 정신적 의존, 신체적 의존(심박동 변화, 혈압상승/하강, 동공확대, 발한, 오한, 오심, 구토 등), 갈망, 금단증상, 진전, 재발률 높음, 사망위험
④ 코카인 중독 : 행복함, 사교성, 불안정, 관계망상, 이명, 피해망상, 환촉(cocaine bug), 살인 충동

6) 환각제(hallucinogens)

(1) LSD(lysergic acid diethylamide) : 중추 신경 흥분 또는 억제

① 무색무취, 소화되는 약물로 음료수나 음식에 첨가하여 사용,

② 플래쉬백(flash-back)효과(재현현상) → LSD 사용하지 않아도 환각을 반복 경험
③ 특징 : 유쾌한 감정 유발, 과장된 감각(화려한 색깔, 냄새와 맛 강화, 공감각 상태), 감각교차현상(음악이 보이거나 색깔이 들린다고 호소) → 지각왜곡 및 지각 강화
④ <u>신체적 의존 및 금단현상은 없음</u>, 정신적 의존 잠재성 및 내성있음, 정신이상 및 영구적 정신 이상 유발 가능

(2) 대마, 마리화나(marijuana), 해시시 ★★ : 중추 신경 흥분 또는 억제
① 내성과 신체적 의존 없으나 심리적 의존이 마약성 약물 의존의 디딤돌 역할(청소년 남용시 마약, 필로폰 등 욕구 유발 = 관문역할), 다량 장기간 사용 시 <u>무동기증후군(amotivational syndrome)</u> ★ : 무감동, 무기력, 의욕상실, 무관심, 집중력 감소
② 형태 : 주로 담배, 봉으로 흡입, 구강 복용
③ 특징 : 색깔과 소리에 과장되게 반응하고 다행감과 동공이상, 공간지각착오, 음식갈망, 시간 왜곡 등
④ 대마계는 내성이 거의 없고 있어도 서서히 발생, 심리적 의존 있음

7) 기타물질 ★

(1) 흡입제(inhalants) ★ 중추 신경 억제
① 종류 : 본드, 부탄가스, 시너, 페인트, 니스, 스프레이 등
② 청소년의 접근이 용이함 ★ ∵ 값이 싸고 쉽게 구입
③ 효과 : 즉각적, 빠른 쾌감 느낌(5분 후 효과 발생) → <u>정신적 의존</u>에 쉽게 빠짐
④ 중독 증상 : 다행감, 황홀감, 환각, 착각
⑤ 사망원인 : 연수 중추 마비, 급성신부전, 질식

(2) 니코틴(nicotine) 중추 신경 흥분
① 대부분 흡연에 의함
② 도파민 유리 자극, 효소대사와 MAO 억제하여 도파민 작용 연장, 산화질소 발생증가
③ 금단증상 : 근심, 흥분, 니코틴 의존, 초조, 식욕증가, 체중증가 등

(3) 카페인(caffeine) 중추 신경 흥분
① 각성상태 증가, 혈압상승, 신경과민
② 다량 사용 시 신체적 의존, 금단증상 발생

8) 도박중독(Gambling disorders)
병적 도박(pathologic gambling)은 반복적으로 지속, 개인, 가족, 직업적 활동에 차질을 초래할 정도로 병적으로 진행되는 경우
① 유병율 : 전체인구 1~3%(평생 유병율 1~3%)
② 치료를 받는 환자 중 20%가 자살시도, 도박은 보통 청소년기에 시작 → 성인기(충동적 행동) → 노년기에도 발생, 조기 도박장애는 충동성과 물질 남용에 관련됨

③ 방어기제
　㉠ 부정 : 자신이 잃은 돈을 충분히 찾을 수 있다는 생각으로 자신을 속이고 근거 없는 자신감으로 현재의 상황을 부정
④ 치료 : 정신치료, 약물치료 : 항우울제(SSRI), 인지행동치료, 자조모임

UNIT 04　약물남용 검사

1) 약물남용 선별검사(B-DAST)
총 20문항, 총점 6점 이상 시 약물남용 의심

2) 혈액과 소변검사 : 가장 많이 사용하는 방법
① 혈액검사 : 약물의 양이 과도처치, 응급실에서 합병증이 있을 때
② 소변검사 : 비침습적, 자주 선택되는 방법

UNIT 05　간호

1) 간호진단
신체손상, 부정반응, 비효율적 대처, 영양 불균형, 자존감저하, 지식부족 등

2) 간호중재 ★★★★★

(1) 알코올 의존 대상자 : 개입, 해독, 재활 치료

① 개입, 직면 ★ : 환자가 병식을 갖도록 함, 문제를 부정하는 환자의 저항을 넘어 치료 동기부여, 알코올 의존의 부정적 결과를 환자가 직시 할 수 있도록 도움
② 해독 : 증상에 대한 정확한 관찰, 평가를 통한 중재 제공
　A. 급성기 간호
　　㉠ 지지적 치료, 수분, 영양, 비타민(Vit-B$_1$, C), 과다 발한 시 체온유지
　　㉡ 금단증상 관찰 및 금단 후 V/S check
　　㉢ 금단증상에 따른 중재 제공 ★ : 체온증가 시 수분공급, 구토 시 수분 전해질 공급, 맥박/혈압상승 시 조용한 환경 제공
　B. 약물요법
　　진전이 심할 시 마그네슘 투여, 환시나 망상이 심할 시 항정신병약, 혐오요법
　C. 간호사-환자 관계
　　간호사는 먼저 자신의 느낌과 태도 확인, 계약(술을 끊고 다시는 마시지 않기로 약속), 신뢰 관계 형성
　D. 영양관리
　　고단백, 고비타민식이 제공, 소량의 음식 자주 제공, 빨리 에너지화 할 수 있는 음식으로 신체적 갈망 감소, I/O측정(수분 - 전해질 균형 확인)

　　　　E. 충분한 수면
　　　　　　적정온도 유지 및 소음 감소
　　　　F. 경련 및 진정 예방, 억제 금기(심한 저항으로 탈진 및 심장마비 우려)
　　　　G. 불안 감소
　　　　　　방안에 불 켜 놓기(왜곡된 지각 및 공포를 제거하기 위함), 조용한 환경 유지, 간호에 대상자 포함시키기
　　③ 재활 : 술 마시지 않는 새로운 생활 습관 형성, 재발 예방, 심리/가족 치료, 지역사회 프로그램
　　　　㉠ AA(alcoholic anonymous) : 알코올 중독자 자조모임 ★
　　　　㉡ Alanon : 알코올 중독자 가족모임, 배우자, 친척, 친구 부모 등
　　　　㉢ Alateen : 10대 청소년의 알코올 관련 우울증, 성격문제, 정신과 문제 다룸
　　　　㉣ ACOA : 알코올 중독자 자녀 친목 모임

(2) 물질의존 환자
　　① 약물치료
　　　　㉠ 길항제 : 남용약물의 약 효과 차단(naloxone, narcan)
　　　　㉡ 대체제 : 남용약물과 유사한 약리작용을 가진 약물 투여
　　　　　　　　(헤로인 중독 → 메사돈, 담배중독 → 니코틴 패치)
　　　　㉢ 유지치료 : 일정한 용량으로 안정시키는 장기치료, 경구 투여
　　　　㉣ 대증치료 : 약리적으로 남용약물과 무관하나 약물남용의 증상을 변화시킬 수 있는 약물 치료, Benzodiazepine계, 수면제, 정온제
　　② 간호중재 ★★
　　　　㉠ 해독기간 중에 나타나는 증상 관리
　　　　㉡ 약물이 자존감을 고양시키고 좌절에 내성, 자기주장성을 일으킨다는 것을 인정시키기
　　　　㉢ 적절한 영양 공급, 고혈압과 심계항진 관찰
　　　　㉣ 필요시 금단 시 나타나는 증상을 완화시키는 약물 투여
　　　　㉤ 우울, 자살경향 관찰, 지지집단 참여 권유, 가족 지지 촉진, 지역사회 연계
　　③ 금단증상 및 진전 섬망 간호 ★★★★
　　　　㉠ 금단증상이 심할 경우 동일계통 대체 약물 처방
　　　　　　아편-methadone, barbiturate-benzodiazepine
　　　　㉡ 약물금단으로 인한 경련, 발작에 대비
　　　　㉢ 지지적, 조용한 환경조성
　　　　㉣ 탈수예방 – 수액공급 ★
　　　　㉤ 비타민 투여

단원별 문제

01 의존성 약물을 스스로 주입하는 가장 흔한 원인은?

① 사회 집단무리에 함께 하고 싶은 마음에서
② 문제 회피, 긴장해소를 위해서
③ 육체적인 불편과 고통을 감소시키기 위해
④ 운동 기술을 증진시켜 보려는 시도 때문에
⑤ 약물 효과의 극치감 등을 경험하기 위해

> **해설** 물질 및 중독 관련 장애는 의존적이며 자신의 의지로는 만족감을 얻을 수 없는 사람에게 발생율이 높으며 의존적인 성향은 스트레스로 인해 발생되는 문제회피, 사회생활로 인한 갈등, 긴장에서 벗어나고자 하는 것과 관련이 있다.

02 청소년들에게서 흡입제 남용이 다른 종류보다 높은 이유는?

① 환청 등 환각 증상이 없어서
② 금단증상이 없어서
③ 친구들이 많이 사용하므로
④ 합병증이 없어서
⑤ 값이 싸고 어디서나 손쉽게 구할 수 있기 때문에

> **해설** 본드, 부탄가스, 시너, 페인트 등의 물질을 사용하며 5분 후에 즉각적이고 빠른 쾌감효과가 나타나고 연수 중추 마비, 급성신부전, 질식 등으로 사망할 수 있다.

03 약물사용 시 효과가 감소하여 점차 용량을 증가시켜 약물의 효과를 누리고자 하는 상태는?

① 약물의 내성   ② 약물의 금단증상
③ 약물의 플래시백   ④ 약물 부작용
⑤ 약물에 대한 환자의 심리적 의존

01. ②   02. ⑤   03. ①

해설
① 내성 : 약물사용 시 효과가 감소하여 효과를 얻기 위해 점차 용량을 증가시켜야 하는 것
② 금단증상 : 약물의 사용을 줄이거나 중단하면 나타나는 신체적, 심리적 증상
③ 플래시백 : 환각제 사용을 중단해도 환각제 중독 때 경험했던 지각장애 증상을 경험하는 것
⑤ 의존 : 약물사용 시 신체 변화를 일으키며 약물을 중단하거나 조절하는 것을 어렵게 하는데 신체적, 심리적 의존이 있음

04 상식, 법규, 관습에서 벗어나 쾌락추구의 목적으로 약물을 사용하거나 더 많은 용량을 사용하고 있는 것을 의미하는 것은?

① 약물의 내성
② 약물의 오용
③ 약물의 남용
④ 약물의 중독
⑤ 약물의 금단 증상

해설 약물의 남용에 대한 개념을 묻는 문제이다.

05 마약을 남용하던 최씨가 돈이 없어 약을 구하지 못하게 되자 갑자기 손이 떨리고 불안 및 초조해지면서 불안정해지는 증상을 보이며 안절부절 하고 있는 것을 무엇이라고 하는가?

① 약물의 내성
② 약물의 오용
③ 약물의 남용
④ 약물의 중독
⑤ 약물의 금단 증상

해설 ★ 물질관련 용어정리는 반드시 공부해 두기
② 오용 : 의학 목적으로 사용하나 의사의 처방을 받아 사용한 것이 아닌 임의로 사용하는 것, 혹은 처방된 약물을 지시한 용법대로 사용하지 않는 것
④ 중독 : 약물사용에 대한 강박적인 집착으로 일단 사용하기 시작하면 조절불능, 해로운 결과가 예상됨에도 강박적으로 사용하게 되는 것으로 심한 심리적, 신체적 의존상태

06 정신과병동에 입원한 문씨가 마약중독 증상과 비슷한 증상을 보이고 있으나 본인은 마약을 하지 않았다고 주장한다. 이 대상자가 마약을 했다는 가장 중요한 단서가 되는 것은?

① 주삿바늘 자국
② 호흡감소
③ 체온상승, 청색증
④ 수척한 외모
⑤ 동공확대

해설 마약중독 시 특징 : 야위고 창백, 무반응, 동공축소, 서맥, 저온, 청색증, 기운 없음, 주사자국 등

07 약물을 중단하였음에도 약물 사용 시 경험했던 지각장애 증상을 계속 경험하게 되는 물질은?

① 니코틴
② 암페타민
③ 흡입제
④ LSD
⑤ 아편제제

해설 플래시백에 해당되는 내용으로 환각제(LSD)와 관련 있다.

08 다음 중 다행감과 자신감이 향상되고 사교적으로 되며 신체적인 의존, 갈망이 높으며 사망 위험률이 높은 물질로 옳은 것은?

① 마리화나
② 니코틴
③ 암페타민
④ 코카인
⑤ LSD

해설 코카인은 중추신경 흥분제로 주로 비점막 흡입 혹은 흡연, 주사를 통해 사용한다. 코카인 중독 시 행복감, 사교성, 불안정, 관계망상, 이명, 피해망상, 환촉(cocaine bug), 살인충동 등의 증상이 나타날 수 있다. 의존, 갈망이 높다는 것은 재발하기 쉽다는 의미를 포함한다.

09 약물중독 대상자들을 간호하는 정신 전문 간호사가 치료의 성공과 실패에 가장 큰 영향을 미치는 요인으로 바르게 이해하고 있는 것은?

① 치료목적의 처방되는 약물의 종류
② 약물중독에 대한 사회적 인식
③ 약물중독에 대한 간호사 자신의 태도
④ 환자를 바라보는 가족의 이해정도
⑤ 약물중독 관련된 습관을 변화시키려는 본인의 욕구와 의지

해설 약물중독 치료에서 심리적 중재를 적용할 때 개인정신치료가 제공되는데 이때 중요한 것은 환자 중심적 동기를 조성하는 것이며 해결중심치료, 스트레스에 대처하는 새로운 방법을 학습하도록 지지한다.

10 약물의존 대상자들을 위한 중재로 거리가 먼 것은?

① 운동요법
② 약물요법
③ 전기경련요법
④ 지지요법
⑤ 집단상담

07. ④   08. ④   09. ⑤   10. ③

해설 전기경련요법은 치료되지 않는 우울증 즉, 약의 내성이 있거나 약물치료에 효과 없는 환자, 우울증 재발 환자에게 선택적으로 적용할 수 있는 치료법이다.

11 다음 중 알코올 관련 장애의 특징에 대해 잘못 이해하고 있는 것은?

① 알코올은 요산이 증가하여 통풍을 유발할 수 있다.
② 알코올 중독 시 불분명한 말투, 운동조절장애, 불안정한 보행, 안구진탕 등의 특징이 있다.
③ 장기간 음주로 성격와해, 감정불안이 유발되며 알코올성 치매로 발전할 수 있다.
④ 알코올은 사고, 정서, 행동을 조절하고 통합하는 뇌 부위를 흥분시키게 한다.
⑤ 알코올 금단 섬망은 24~72시간 사이에 발생하며 48~72시간 사이에 가장 심하다.

해설 알코올은 중추신경을 흥분시키는 것이 아니고 억제시킨다.
중추신경흥분제 : 담배, 카페인, 암페타민, 코카인
중추신경억제제 : 본드, 부탄가스, 술, 신경안정제, 수면제, 아편

12 장기간의 지속적인 음주 중 갑자기 술을 중단하였을 때 섬망, 환각, 초조, 간질 발작을 유발할 수 있는 상태를 무엇이라고 하는가?

① 알코올 금단증상
② 알코올 중독
③ 플래시백
④ 알코올 진전 섬망
⑤ 알코올 남용

해설 알코올 진전 섬망에 대한 설명으로 알코올 금단 후 48~72시간에 가장 심각하며 혼돈, 망상, 환각, 혼동, 불면, 동공확대, 고혈압, 발열, 심계항진, 발한 등의 증상을 동반하는데 보통 1주일 지속된다.

13 알코올 남용으로 인한 비타민 B_1(티아민)의 심한 결핍으로 시신경 마비와 복시, 운동실조, 졸림과 의식의 혼탁이 발생할 때 내릴 수 있는 진단은?

① 알코올 중독
② 알코올성 치매
③ 코르사코프 증후군
④ 알코올 진전섬망
⑤ 베르니케 증후군

해설 [베르니케 증후군]
원인 : Thiamine(비타민 B₁) 및 영양 결핍
증상 : 시신경마비, 복시, 운동실조, 졸림, 의식혼탁 → 혼수상태
[코르사코프 증후군]
증상 : 만성 중독 시 티아민과 니아신 결핍으로 대뇌와 말초신경의 퇴행성 변화, 혼란, 기억손상(최근기억), 작화증, 베르니케 징후의 잔재로 오는 만성적 장애, 사지의 다발성 신경염(발, 사지의 통증이 심해 발뒤꿈치로 걸음)

14 알코올 의존으로 치료를 받고 있으나 악화와 호전을 반복하고 있는 대상자의 양질의 삶을 위해 제공하는 간호의 궁극적인 목표는?

① 혐오제 사용을 권유한다.
② 금단 증상을 조정할 수 있다.
③ 알코올 의존이 아닌 사교적 용도로 사용하는 것이다.
④ 알코올을 완전히 끊게 하는 것이다.
⑤ 가정적, 직업적, 사회적 적응능력을 개선하는 것이다.

해설 지지체계 구축과 선택할 수 있는 대처기술 발달을 위해 학습하는 것이 중요하며 집단치료를 통해 사회적 기능을 회복시킬 수 있도록 한다.

15 물질 및 중독 관련 장애 대상자의 간호중재로 바람직하지 않은 것은?

① 환자가 자존감을 증가시키도록 돕는 것이다.
② 알코올 의존은 병이 아니라는 인식을 갖게 한다.
③ 자해/타해의 우려가 있고 안전을 유지하기 위해서 필요시 입원하여 치료적 환경을 제공한다.
④ 환자의 알코올의존에 대해 비판적 태도를 취하지 않는다.
⑤ 물질 및 중독관련 장애에 관련된 간호사 자신의 인식, 편견, 태도를 조사한다.

해설 '알코올 의존은 병이 아니다'라는 인식은 잘못된 것으로 명백하게 알코올 의존은 질환(병)의 일종이지 도덕적 문제가 아니라고 이해시켜 부정을 제거하고 죄책감을 감소시키도록 한다.

14. ⑤ 15. ②

16 알코올 남용 환자가 지지적 집단 치료에 참여했을 때 얻는 효과에 대해 잘못 이해하고 있는 내용은?

① 대상자들은 집단 안에서 음주사용에 대해 허용 받을 수 있다.
② 자기 자신의 질병을 인식시키게 한다.
③ 다른 사람을 도움으로써 자존감을 증진시킨다.
④ 집단생활은 구성원에게 책임감을 형성시켜 치료를 돕는다.
⑤ 사회적으로 어려운 문제에 적응할 수 있는 능력을 갖게 한다.

해설 집단치료의 목적은 집단 내에서의 정서적 지지 및 대처 능력 향상을 통한 사회적 기능 회복에 중점을 두고 있다.

17 알코올 중독자인 아버지의 심한 폭행으로 어머니가 가출한 이후 친척집을 전전하며 자란 아이가 거짓말을 하고 어린아이들을 때려 돈을 빼앗으며 무단결석이 늘어 정신과 병동에 입원하였다. 매를 맞고 자란 경험과 어린아이들을 때린 과거력과 관련하여 간호사에게 필요한 간호접근으로 가장 옳은 것은?

① 부모이기 때문에 이해하라고 말해준다.
② 침착하지만 위협적인 태도로 아동에게 폭력을 사용하지 못하게 주의시킨다.
③ 입원 초부터 다른 환자들과 함께 시간을 보내도록 한다.
④ 폭력에 맞서 자기 욕구를 강하게 표현하는 방법을 가르친다.
⑤ 안정적인 환경 속에서 용납과 사랑을 지속적으로 일관되게 제공한다.

해설 역기능 가정의 특징을 보여주고 있다. 불안, 분노, 수치심, 두려움, 신뢰감의 부족은 자신을 학대하는 알코올 중독자가 될 가능성이 높다. 따라서 ⑤번과 같은 간호접근과 침착하고 위협적이지 않는 방법으로 대상자에게 다가가는 것이 중요하다.

18 심각한 알코올 남용자가 음주를 중단한 지 3일이 되었고 불면, 망상, 혼돈, 고혈압 등의 증상이 나타나고 있을 때 제공한 간호중재로 가장 옳은 것은?

① 혼자두지 말고 수시로 방문객과 함께 있도록 한다.
② 폭력성이 나타날 수 있어 신체보호대를 적용한다.
③ 자극의 감소를 위해 혼자 있게 한다.
④ 방의 조명을 희미하게 해준다.
⑤ 환자의 상쾌한 기분을 위해 통풍이 잘되도록 환기시키고 일정한 채광을 유지한다.

정답 16. ① 17. ⑤ 18. ⑤

해설 음주 중단 후 발생하는 급성 정신증적 상태인 알코올 진전 섬망의 증상을 보이고 있다.
① 방문객을 제한으로 소음, 자극을 최소화하여 조용한 환경을 조성한다.
② 약물 금단으로 인한 경련, 발작에 대한 대비는 필요하나 폭력성이 우려되어 억제대를 적용하는 경우 증상이 더 악화될 수 있다.
③ 급성 정신증적 상태이므로 혼자두면 더 위험할 수 있어 옆에서 지지적인 환경을 조성해준다.
④ 진전 섬망 시 불안, 공포를 예방하기 위해 조명은 켜둔다.

19 다음 중 알코올 중독자 가족인 배우자, 친척, 친구, 부모 등의 모임은 무엇인가?

① AA
② 금주 동우회
③ ACOA
④ 알라논(ALANON)
⑤ 알라틴(ALATEEN)

해설 ① 알코올 중독자 자조모임
② 민간자조모임
③ 알코올 중독자 자녀친목 모임
⑤ 10대 청소년의 알코올 관련 우울증, 성격문제, 정신과적 문제 등을 다룸

20 다음이 설명하고 있는 약물은 무엇인가?

- 중추신경 억제제이다.
- 불안, 불면의 해결목적으로 사용하다 내성이 생기면서 중독이 된다.
- 약물이 태반을 통과하여 태아에 영향을 준다.
- 내성이 가장 심한 물질로 신체적, 심리적 의존이 심한 특징이 있다.

① baribiturates
② amphetamines
③ 코카인
④ opioids
⑤ 니코틴

해설 진정수면제 baribiturates에 대한 설명이다.
②③ 중추신경 흥분제 ④ 아편, 마약류, 중추신경 억제제 ⑤ 기타물질, 대부분 흡연에 의함

19. ④   20. ①

21 물질관련 및 충동장애를 유발하는 원인에 대한 설명으로 가장 적절한 것은?

① 항문기의 의존 및 고착과 관련이 있다.
② 만족을 늦추는 대상자에게 흔하게 발생할 수 있다.
③ 대개 자존감이 높고 두려움이 없어 자신의 문제를 부정한다.
④ 다세대간 물질남용은 대물림이 잘 되지 않는다.
⑤ 의존적, 수동적, 내성적, 신경증적 장애가 영향을 미친다.

> 해설 ① 구강기의 의존 및 고착과 관련이 있다.
> ② 만족은 늦추지 못하고 효과적인 의사소통을 잘 못하는 사람들에게 흔하다.
> ③ 자존감이 낮고 두려움이 있어 자신의 문제를 일단 부정한다.
> ④ 다세대간 물질남용은 대물림되는 경우가 많다.

22 코르사코프 증후군에 관한 설명으로 가장 옳은 것은?

① 상지의 다발성 신경염이 발생한다.
② 섬망 및 의식 장애가 특징적이다.
③ 티라민과 니아신의 결핍으로 인해 발생하는 말초신경의 퇴행성 변화이다.
④ 오래전의 기억에 대한 상실이 심하다.
⑤ 알코올 중독에서 작화증, 지남력 장애가 나타난다.

> 해설 ① 사지의 다발성 신경염이 발생한다.
> ② Wernicke's syndrome의 특징이다.
> ③ 티라민이 아니라 티아민이다.
> ④ 진행성 기억상실로 최근의 기억 상실이 심하다.

23 수면장애로 진정 수면제를 처방받은 대상자에게 필요한 교육내용으로 옳은 것은?

① "약을 먹어도 수면장애가 지속되면 포도주와 병용하세요."
② "순환기계 부작용을 유발할 수 있으니 잘 관찰하세요."
③ "다른 수면제와 혼용 시 중독 증상이 심해 질 수 있습니다."
④ "단기간 소량으로 사용하면 금단증상이 나타나니 오랜 시간 복용하세요."
⑤ "심리적 의존이나 금단증상은 없으니 안심하십시오."

정답 21. ⑤ 22. ⑤ 23. ③

해설 진정 수면제(barbiturates) : 중추 신경 억제제, pentobarbital, amobarbital, secobarbital, phenobarbital 등
① 바비튜레이트산염과 알코올은 교차 내성이 있어 함께 섭취 시 중추신경계 억제 가중됨
② 불안, 불면 해결목적으로 사용하다 내성 생기면서 중독
③ 중독 증상 : 호흡저하, 혈압저하, 동공산대, 보행 장애, 주의력 장애, 기억력 장애, 혼수, 대발작 경련, 사망 등
④⑤ 내성이 가장 심한 물질, 신체적/심리적/정신적 의존 심함, 금단증상, 태반통과

24 물질 관련 중독 장애가 있는 대상자를 간호할 때 가장 우선적으로 고려할 것은?

① 대상자의 요구를 허용하고 융통성 있게 대처한다.
② 수용가능한 행동과 규칙에 대해 일관성을 가지고 대한다.
③ 남용하는 물질에 대해 언급하여 대상자의 감정을 자극하지 않는다.
④ 금단증상이 나타나면 정신치료를 먼저 권한다.
⑤ 금단증상 시 증상을 완화시키는 약물이라도 투여하지 않는다.

해설 물질 관련 중독 장애가 있는 대상자를 간호할 때는 병동 내의 수용 가능한 규칙, 행동에 대해 알려주고 일관성을 가지는 것이 제일 우선적이다. ⑤필요하다면 금단 시에 나타나는 증상을 완화시키는 약물을 투여할 수 있다.

25 특정 약물을 지속적으로 사용할 경우 유사한 종류의 약물에도 내성이 생기는 것을 의미하는 것은?

① 오용 ② 교차내성
③ 의존 ④ 금단증상
⑤ 갈망

해설 ① 오용 : 의학목적으로 사용하거나 의사 처방에 의하지 않고 처방된 약을 지시대로 사용하지 않음
② 벤조다이아제핀은 알코올의 교차내성 약물이다.
③ 의존 : 약물을 지속, 주기적으로 사용한 결과 정신적, 신체 변화를 일으켜 사용자가 약물중단이나 조절하는 것을 어렵게 하는 상태
④ 금단증상 : 약물사용을 줄이거나 중단하면 나타나는 증상으로 손 떨림, 불안, 초조, 다한, 심계항진, 빈맥, 불면, 오심, 구토, 환각 등이 나타나는 현상
⑤ 갈망 : 약물이 양성적 강화로 약물 관련 장면, 냄새, 상황 같은 단서에 의해 유발되는 순간화되고 상기간 지속되는 욕구반응

26 45세 남성이 알코올 사용 장애로 입원하였는데 사업에 실패하고 밥맛이 없어 술을 마신다고 하며 남에게 피해주는 것도 아닌데 무슨 문제가 되겠냐고 한다. 이 대상자가 사용하고 있는 방어기제는?

① 부정
② 투사
③ 함입
④ 억제
⑤ 주지화

해설 알코올 대상자들이 주로 사용하는 방어기전으로 부정, 합리화, 투사가 있다. 이 대상자는 본인이 물질을 남용하면서 나타나는 문제로 자신과 주변에 미치는 영향을 인정하지 않고 있다.

27 다음 중 중추신경 흥분제로 강한 정신적 의존을 일으키며 주로 비강흡입을 하기 때문에 비중격 궤양 위험성이 높은 물질은?

① 진정수면제
② 코카인
③ 암페타민
④ 필로폰
⑤ LSD

해설 코카인에 대한 내용이다. 코카인은 다행감, 쾌감, 도취감, 즐거움, 불안, 초조, 손떨림, 부정맥 등의 효과와 증상을 일으키며 강한 정신적 의존을 나타낸다.

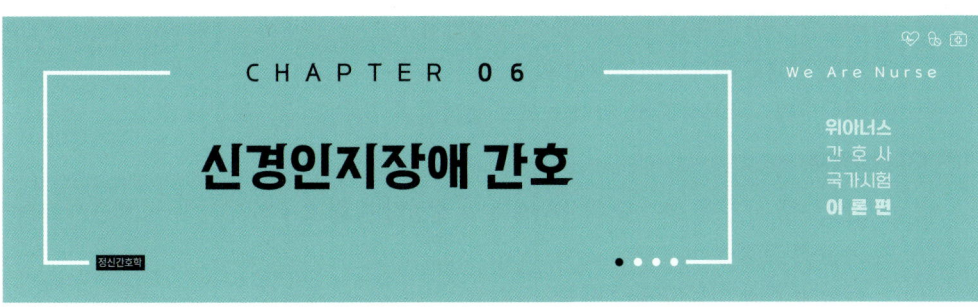

CHAPTER 06
신경인지장애 간호

일시적, 영구적 뇌손상으로 인해 대뇌피질 기능인 의식, 기억, 언어, 판단, 지남력, 지각, 주의력 등을 포함하여 심각한 결손유발

UNIT 01 섬망(Delirium)

1) 정의 ★
① 일과성 기질적 정신장애
② 일시적인 정신기능 장애 : 어떤 신체 질병 혹은 손상 관련
③ 호발 : 어린아이, 노인↑
④ 증상 : 의식장애 → 착란(confusion), 혼미, 혼수(coma)까지 다양
⑤ 발병 : 빠름, 몇 시간~며칠 사이 발생, 주로 밤에 증상 나타나 심해짐

2) 원인
중독, 혈관성질환, 감염, 알코올, 약물중독, 수술 후 상태 등

3) 행동 특성
불안, 초조, 소리나 빛에 과민, 논리적 사고 곤란, 불면, 일시적 환시, 야간에 일어나는 생생한 꿈

4) 섬망환자간호 ★★★★★

(1) 간호진단
외상위험성, 타인지향/본인지향 폭력 위험성, 자가 간호 결핍, 사고과정장애, 감각지각장애, 기능 감지히, 돌봄 제공자 역할 부담감

(2) 간호목표
① 원인 해결을 통해 최적의 신체 건강상태를 유지
(예 고열로 인한 섬망 시 정상체온 유지하는 것이 목표)

② 적절한 영양 상태 및 활동과 휴식, 외상방지
③ 병전 상태로 최적의 기능수준 회복
④ 외상방지 : 의식의 혼탁, 환각 등으로 발생할 수 있는 외상으로부터 보호

(3) 간호중재
→ 간호수행 시 모든 절차를 대상자에게 잘 설명하여 협조 구하기

가. 치료적 환경 조성
  ㉠ 방문객과 치료자 숫자 제한
  ㉡ 쾌적한 환경 유지, 주변에 익숙한 가구와 도구 등의 환경제공
  ㉢ 세심한 관찰, 밤에 완전 소등하지 말 것
  ㉣ 지남력이 상실된 환자 : 혼자 두거나 물리적 억제 금지 ★
  ㉤ 알아보기 쉬운 시계, 달력 걸기
  ㉥ 자주 깨우고 말을 시켜 섬망으로 진행되지 않도록 하고 현실에 적응하며 혼돈 방지

나. 신체적 요구 ★
  ㉠ 삶이 유지되는 신체적 간호중재가 최우선 순위
  ㉡ 고열량, 고비타민 식이, 충분한 수분 섭취, 소량씩 자주 섭취 ★
     섭취량/배설량 측정, 수분 전해질 균형유지(갈증을 잘 못 느낌)
  ㉢ 수면장애 환자는 마사지, 이완, 온수, 우유 등을 제공, 가족이 함께 있도록 허용하기

다. 의사소통
  ㉠ 시간, 장소, 사람에 대한 직접적, 명확한 의사소통
  ㉡ 단순하고 큰 목소리 및 시선접촉 제공
  ㉢ 같은 말 반복 사용에 구체적이고 명확하게 직접적인 용어 사용

UNIT 02 주요 및 경도 신경인지 장애

주요 및 경도 신경인지 장애(major & mild neurocognitive disorders)

1) 주요 및 경도 신경인지 장애(DSM-5, 치매)의 원인 ★

치매 : 학습능력, 기억능력이 현저히 저하되는 인지능력의 손상이 주를 이룸, 새로운 것을 인지하는 능력 저하

(1) 생물학적 관점
① 유전적 결함 : 염색체 19의 apolipoprotein E4결함, 염색체 14, 21의 손상
② 신경전달물질 이상 : acetylcholine의 생성에 필요한 choline acetyltransferase (아세틸콜린 전달효소)의 활성 감소
③ 비정상적 단백질 산물 : β-아밀로이드 단백질이 세포내외의 혈관에 침착
④ 신경섬유 network의 미세한 상실

(2) 뇌의 기질적인 병변이 원인(70~100가지의 원인 질환) ★

① 뇌조직의 퇴행, 변성, 노화
② 중추신경계 감염
③ 뇌손상 : 만성 지주막하 혈종
④ 독성 대사 장애 : 악성 빈혈, 엽산 결핍, 갑상선 기능저하
⑤ 혈관성 장애 : 다발성 경화증, 정상뇌압 수뇌증
⑥ 신경계 장애 : 헌팅톤 무도병, 다발성 경화증, 파킨슨

2) 종류(DSM-5) ★

(1) 알츠하이머 치매 ★ : 성인 치매의 50~60%

① 단순 치매 혹은 일차성 치매
② 후기 단계까지 뚜렷한 전신적 증상 없이 진행하는 전형적 신경퇴행성 질병, 신경세포가 있는 뇌의 피질 파괴
③ 원인 : 환경적 요인, 유전적 요인, 면역학적 요인 등
④ 특징 : 증상이 천천히 진행
⑤ 병리소견 : 뇌의 전반적인 위축, 측두엽, 전두엽에서 혈관내 아밀로이드의 침착이 가장 심함
⑥ 생존율 : 발병 후 5~12년

(2) 혈관성 치매(multi-infarction dementia) : 성인 치매의 20~25%

① 다발성 뇌경색증
② 원인 : 뇌혈관장애(고혈압, 뇌동맥경화증, 당뇨병 등)로 뇌세포에 변성 유발
③ 갑자기 치매현상을 보임, 상당기간에 걸쳐 호전과 악화 반복
　과거에 뇌졸중의 경력이 있거나 국소적인 신경학적 이상(일측성 마비, 실어증 등) 소견을 보이는 것이 특징

(3) 전두엽, 측두엽 퇴행(frontotemporal lobar degeneration)

① 전두엽, 측두엽의 퇴행성 변화↑, 기억장애나 방향감각 소실보다는 성격 변화와 행동 변화가 먼저 발생
② 특징 : 목적 없는 웃음, 목적 없는 배회, 서성거림, 반복행동

(4) 기타 주요 및 경도 신경인지장애(치매)

① HIV에 의한 치매
② 두부 외상에 의한 치매
③ Parkinson's dis.에 의한 치매
④ Huntington's dis.에 의한 치매 : 무도병과 같은 움직임
⑤ Pick's dis.에 의한 치매 : 전두엽과 측두엽의 신경세포에 퇴행성 변화
⑥ Creutzfeldt-Jakob's dis.에 의한 치매

3) 행동특성 ★★★★
① 기억력 장애 : 가장 중요한 증상, 공통적 특성
  단기 기억장애 : 새로운 정보 저장 능력↓, 최근 기억장애, 전진성 기억상실
  작화증 → 과거에 집착 → 최근 화제에서 소외 → 고립
② 언어의 장애 : 실언증, 실어증
③ 추상적 사고장애 : 일반화, 합성화, 감별(구별), 논리적 사고력 및 추리력, 개념 형성 등의 능력 감퇴
④ 시간, 공간, 사람에 대한 지남력 장애 ★ → 시간 개념 없고 화장실 못 찾고, 아들, 딸도 못 알아봄
⑤ 판단력 장애 : 계획을 세우고 결정하는 것 곤란, 돈 관리를 못함
⑥ 성격 장애 : 자기중심적, 수동적 경향 증가, 외부관심 감소, 은둔 생활
⑦ 실행능력 장애 : 정확한 순서에 따라 행동하지 못함(예 옷 입기)
⑧ 기타 : 의심, 망상, 환각, 수면장애, 발작적&충동적 행동, 반복적 행동 등

4) 약물치료
① 콜린성 약물
② acetylcholinesterase억제제
③ Benzodiazepine : 불면과 불안
④ 항우울제
⑤ 항정신병 약물 : 망상, 환각
⑥ Donepezil(Aricept) : 치매진행 억제

5) 간호 ★★★★★★★★★★

(1) 간호진단
타인/본인 폭력위험성, 외상위험성, 감각지각장애, 사고과정장애, 자가 간호 결핍, 자긍심저하, 돌봄 제공자 역할 부담감

(2) 간호중재목표 : 최대기능수준 유지
① 영양, 배설, 활동, 휴식에 적절한 균형을 유지
② 외상으로부터 안전
③ 자신의 주어진 기능 수준에서 최대한 독립적으로 기능
④ 주위로부터 지지받으며 존엄성을 유지
⑤ 주변 환경과 상호작용을 통해 소속감

(3) 간호중재
① 최적의 신체 건강 유지 : 최적 수준의 기능의 촉진
  ㉠ 개인위생을 효과적으로 수행
  ㉡ 적절한 영양섭취와 배설이 이루어지도록

ⓒ 수면유도 : 통증이나 불면을 세밀히 관찰, 낮잠을 줄이고 낮 동안의 활동을 격려, 취침 시 따뜻한 음료, 소량의 안정제/수면제 투여(신중)
② 치료적 환경 조성 ★
　　㉠ 긍정적, 지지적, 자극이 적고 안정된 환경 제공 ★
　　㉡ 대상자의 감각적 자극 조절 : 게시판, 시계(숫자, 큰 것, 디지털 ×), 달력(큰 글씨, 계절 그림) 등
　　㉢ 적정 수준의 자극 : 면회객 제한, 치료자를 동일하게 유지
　　㉣ 조명 ★ : 밤에 소등금지, 환각, 착각으로부터 보호
③ 독립적 기능 증진
　　㉠ 일관성 있고 구조화된 일과 : 기억력과 지남력↑ ★
　　㉡ 충분한 시간을 주어 과업의 성취 격려
④ 의사소통 ★★★★★★★
　　㉠ 분명하고 낮은 목소리, 소음 없는 상태에서 대화
　　㉡ 반복하여 묻는 경우 같은 단어 사용
　　㉢ 폐쇄적 질문 : 이해하지 못할 때 몇 분 후에 반복
　　㉣ 논쟁 및 직면(×)
　　㉤ 꾸며낸 이야기(작화증)에 대한 반응 시 → 환자 표현의 느낌에 먼저 반응할 것
⑤ 사회화 촉진
　　㉠ 현실안내요법 : 현실을 상기시킴
　　㉡ 그림요법 : 색채 → 시각 자극, 방향감각 증진, 최근 기억력 회복
　　㉢ 회상요법 ★ : 과거 경험, 오래된 기억을 활용하여 즐거움과 슬픔이나 분노를 표현
　　㉣ 애완동물 요법 : 진정효과, 위안과 사랑, 애정을 증진, 감각 촉진, 기억력 증진
　　㉤ 음악요법 : 신체적 접촉-춤, 음식(요리요법) : 대상자의 자부심과 재사회화시킴
　　㉥ 작업요법 : 단순한 활동-수건이나 베갯잇을 개는 일
　　㉦ 집단치료(소집단 활동) : 안전하고 긍정적인 분위기, 참여할 동기를 부여
⑥ 가족 중재
　　㉠ 가족지지 : 심리적 지지, 부정, 과잉 반응, 분노, 죄책감 등에 대해 지지
　　㉡ 가족단위 유지 : 가족에게 돌봐야 하는 책임감에서 벗어나도록 가족 구성원, 친척, 간병인, 주간보호센터, 치매건강센터 등 이용
　　㉢ 가족교육 : 기억력 및 인지 기능을 촉진시킬 수 있는 효과적인 방법 교육

※ 섬망 VS 주요 및 경도 신경인지장애(치매)의 차이점 ★

섬망	치매
급성 뇌 기질 장애 인지변화 동반하는 의식장애	만성 뇌 기질 장애 뇌의 기질적 손상, 파괴로 인한 인지기능 손상
증상이 일시적이며 가역적	증상이 영구적이며 비가역적
의식의 변화 있음	의식의 변화 없음
착각, 환각 있음	착각, 환각 없음
주의력 손상 있음	주의력 손상 없음
병식 있음	병식 없음
의식혼미, 현실판단 및 인지기능 장애, 시간에 대한 지남력 상실, 최근 기억장애	기억장애(실어증, 실행증, 실인증), 작화증, 학습장애, 언어능력장애 (부적절, 장황, 횡설수설), 판단력 장애, 행동 및 신체장애(보행), 정신장애, 지남력장애(시간, 공간, 사람 순서)

단원별 문제

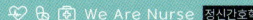

01 신경인지장애의 진단기준이 되는 것에 대해서 바르게 설명한 것은?

① 뇌파 검사 상 신경학적으로 기능 이상은 없다.
② 일시적인 손상으로 인지장애를 유발하는 것을 말한다.
③ 중독이나 감염, 두부외상과 그 외의 원인으로 생기는 것은 제외한다.
④ 뇌질환과 병리적으로 뚜렷한 뇌외상과 밀접한 관계가 있는 기억장애, 지남력 장애를 말한다.
⑤ 뇌조직의 일시적인 손상을 입은 것으로 행동장애와 같은 뇌의 기능적인 장애를 유발한다.

> 해설 ① 기능 이상이 있다.
> ② 일시적 또는 영구적 손상, 인지장애 혹은 행동장애를 유발한다.
> ③ 제외가 아니라 포함한다.
> ⑤ 일시적 또는 영구적 손상, 행동장애와 인지장애를 유발한다.

02 신경인지장애를 가진 환자들의 공통적인 증상으로 옳지 않은 것은?

① 기억장애   ② 청각장애
③ 행동장애   ④ 기질적 손상
⑤ 판단력 장애

> 해설 청각장애는 거의 없다.

03 섬망과 치매의 차이점에 대한 내용으로 옳은 것은?

① 치매는 지각장애를 보이나 섬망은 없다.
② 섬망은 질병과정이 느리게 진행하나 치매는 빠르게 진행한다.
③ 치매는 의식장애가 있으나 섬망은 의식장애가 없다.
④ 섬망은 기능의 감소가 느리나 치매는 기능의 감소가 빠르다.
⑤ 섬망은 급성으로 발병하고, 치매는 만성적이다.

01. ④   02. ②   03. ⑤

해설 ① 치매는 착각, 환각 같은 지각장애가 없고 섬망은 있다.
② 섬망은 질병과정이 급성, 치매는 만성적이다.
③ 치매는 의식장애가 없고, 섬망은 의식장애가 있다.
④ 섬망은 기능의 감소가 빠르고, 치매는 느리다.

04 심장 수술을 받고 회복중인 양씨는 4일 이후부터 갑자기 헛소리를 하고 안절부절 못하며 가족도 알아보지 못하면서 화를 내고 장소나 시간도 전혀 알지 못하는 등 지남력의 장애를 보일 때 생각해 볼 수 있는 것은?

① 분노장애
② 섬망
③ 건망장애
④ 인지장애
⑤ 지각장애

해설 어떤 신체 질병으로 뇌기능에 손상을 받아 일시적으로 정신기능에 장애가 나타나는 것을 섬망이라고 하는데 수술 후 나타날 수 있다. 이런 경우 극적으로 회복될 수 있고 기간이 짧다.

05 정형외과에서 다리 수술 후 밤마다 헛소리를 하면서 침대 아래로 내려오려고 하는 등 행동조절의 문제가 있어서 정신건강 의학과로 전동 온 대상자의 1차적 간호 목표는?

① 손상으로부터 안전하게 보호될 것이다.
② 최적의 기능을 유지할 것이다.
③ 수분과 영양을 유지할 것이다.
④ 활동과 휴식의 균형을 유지할 것이다.
⑤ 지남력이 증가하고 현실 감각이 생길 것이다.

해설 섬망 상태를 말하며 헛소리를 하면서 침대 아래로 내려오려고 하는 등 행동조절의 문제가 있는 경우 2차적 손상 가능성 문제가 있기 때문에 안전과 생명유지가 제일 중요한 간호 목표가 된다.

06 침대에 벌레가 기어 다닌다고 호소하는 섬망 환자의 간호중재로 옳은 것은?

① 신속하게 벌레를 치워주는 척 한다.
② 밤에는 병실을 소등하여 충분하게 수면을 취할 수 있도록 한다.
③ 사지에 억제대를 적용하여 사고의 위험으로부터 보호한다.
④ 원인이 되는 질환의 회복을 위해 영양이 높은 식이 섭취를 권장한다.
⑤ 섬망으로부터 빨리 회복되는데 가족의 잦은 병문안이 효과적임을 알려준다.

정답 04. ② 05. ① 06. ④

해설 섬망 환자의 주된 증상 : 지남력 장애(환각)
① 환각을 인정하는 행위이므로 하지 않는다.
② 밤에 증상이 심해지는 경향이 있고 공포와 불안을 느낄 수 있으므로 소등하지 않고 세심히 관찰한다.
③ 물리적 억제대를 금지하며 익숙한 보호자를 배치한다.
⑤ 자극을 줄이기 위해 방문객을 제한한다.

07 3년 전 치매로 진단받은 대상자에게 나타날 수 있는 문제로 거리가 먼 것은?

① 지남력의 저하
② 최근의 기억상실
③ 오래된 과거의 기억상실
④ 정보의 보유능력
⑤ 기억의 회상능력

해설 오래된 과거의 기억은 남아있고 최근의 기억상실이 발생한다.

08 치매전문 간호사가 치매 환자의 단기기억(즉각 기억)상실로 인식할 수 있는 것은?

① 기념일을 기억하지 못한다.
② 현재 대통령 이름을 기억하지 못한다.
③ 5분 후 3가지 물건이름을 기억하지 못한다.
④ 가족과 자신의 이름을 기억하지 못한다.
⑤ 어제 일어난 사건을 기억하지 못한다.

해설 [단기기억상실 시 꼭 사정할 내용]
3가지 이상의 물건이름을 말하고 즉시 기억하게 하거나, 5분 후에 질문 시 그 이름을 기억하는지 여부로 평가한다.

09 노인성 치매로 치료중인 대상자가 사실에 근거가 없는 일을 마치 있었던 것처럼 확신을 가지고 말하며, 일어났던 일을 위장하거나 왜곡하는 이유로 옳은 것은?

① 자존심을 보호해 주기 때문
② 기억을 되찾게 해주기 때문
③ 타인이 조정이 가능하기 때문
④ 타인의 인상에 남을 수 있기 때문
⑤ 유머 감각을 유지시켜 줄 수 있기 때문

해설 작화증에 대한 내용으로 노인들의 기억상실 부분에 대한 자존심 저하를 숨기기 위한 방어기전으로 볼 수 있다.

07. ③ 08. ③ 09. ①

10 노인성 정신질환자를 간호할 때 가장 우선적으로 고려할 것은?

① 자신의 질환에 대한 교육을 한다.
② 안전하고 보호적이고 지지적인 간호를 제공한다.
③ 좋아하는 활동에 참여시킨다.
④ 신체건강 유지를 위해 운동요법을 제공한다.
⑤ 환자들이 병식을 갖도록 도와준다.

> 해설 노인은 낙상과 안전사고가 많이 발생할 수 있으므로 안전이 우선시 되어야 한다.

11 치매 대상자의 간호목표를 세울 때 고려할 내용으로 가장 우선적인 것은?

① 최대 기능 수준을 유지하도록 한다.
② 작업치료는 인지능력이 떨어져 있으므로 적절하지 않다.
③ 논쟁적인 그룹토의 참여와 생일잔치는 사회성 발달에 큰 도움이 된다.
④ 독창적이고 개별적 간호수행은 도움이 되지 않는다.
⑤ 무능력을 감소시켜 노인의 독립성을 최대한으로 증진시킨다.

> 해설 ② 수건개기, 베갯잇 개기 등 단순한 활동을 제공한다.
> ③ 논쟁적인 그룹토의는 바람직하지 않다.
> ④ 도움이 된다.
> ⑤ 자신이 할 수 있는 기능수준을 바탕으로 노인의 독립성이 최대한 증진되도록 한다.

12 치매로 이미 지남력 장애가 있는 대상자가 담당 간호사를 보고 계속 딸이라고 할 때 반응으로 가장 적절한 것은?

① 딸이라는 소리를 못들은 척 한다.
② "할머니 딸은 집에 있어요."
③ "잘 보세요. 제가 할머니 딸인가요?"
④ "여기는 병원이고 저는 간호사입니다."
⑤ "네, 할머니 제가 할머니 딸이에요."

> 해설 사람에 대한 지남력 장애가 있는 경우로 지남력을 제공하고 환자가 느끼는 감정에 대해 표현하고 격려하도록 지지한다. 지적은 자존심을 상하게 하므로 삼간다.

13 기억상실과 정서적 불안정을 보이는 치매 대상자와 상호작용 시 가장 중요하게 고려할 것은?

① 잘 들을 수 있도록 큰 소리로 외치듯이 말을 해준다.
② 기억상실을 하나하나 지적해서 기억이 회복되도록 돕는다
③ 말보다는 되도록 손짓으로 의사소통하는 것이 좋다.
④ 간단하고 명료하게 말하고 되풀이 한다.
⑤ 대상자가 흥분하기 쉬우므로 낮은 목소리로 한번만 정확하게 말을 한다.

> 해설 ① 큰소리는 불안을 초래한다.
> ② 지적하는 경우 수치심, 자존심 저하, 무력감을 느끼게 된다.
> ③ 비언어보다는 언어적으로 표현한다.
> ⑤ 큰 목소리로 외치듯 말할 때 불안을 초래하며 한번 보다는 몇 번 정도 반복하는데, 너무 자주 되풀이 하면 자존심손상이 우려되니 주의한다.

14 정신병원에서 입원중인 70대 남성이 자신은 지금 별장에 있다고 엉뚱하게 이야기를 하며 장소에 대한 지남력이 없을 때 중재로 옳은 것은?

① 여기는 별장이 아니라고 말해준다.
② 별장이라고 생각하는 이유가 무엇인지 묻는다.
③ 의식사정을 위해 다른 질문을 더 해본다.
④ "별장에 가고 싶으세요?" 라고 물어본다.
⑤ 병원시설을 별장이라고 칭찬해 주어 고맙다고 말한다.

> 해설 [작화증 상태]
> 병원을 별장으로 착각하며 장소에 대한 지남력이 없는 상태이다. 갑작스런 도전, 직면은 혼란이나 불안을 일으킬 수 있으므로 ②번처럼 환자가 표현하는 느낌에 반응하며 질문하는 것이 작화증에 대한 적절한 반응이다.

15 치매 환자를 위한 활동요법으로 비교적 단순하고 반복적인 작업을 시행하는 이유는?

① 잠재능력을 개발하기 위해
② 자발성의 강화를 위해
③ 생산성의 극대화를 위해
④ 불필요한 자극을 주지 않기 위해
⑤ 새로운 자극에 쉽게 반응하지 못하므로

> 해설 치매환자에게 간호중재 시 대상자가 가능한 최고의 신체기능을 유지하도록 만드는데 중점을 둔다. 즉 인지능력이 더 이상 악화되지 않게 하는 것이 중요하다.

13. ④ 14. ② 15. ⑤

16 노인 치매 환자에게 회상요법을 적용하는 이유로 가장 옳은 것은?

① 고립감과 외로움을 줄이며 즐거움, 슬픔, 분노 등을 표현할 수 있다.
② 혼동과 지남력 상실을 감소시킨다.
③ 다른 사람의 마음을 좀 더 이해할 수 있게 된다.
④ 다른 치료적 활동에 참여 시 방해가 된다.
⑤ 자기 생각에 빠져서 다른 사람과의 상호작용을 방해한다.

> **해설** 노인 치매 환자에게서 최근 기억장애와 전진성 기억장애가 나타난다. 회상요법은 과거 경험, 오래된 기억을 활용하여 즐거움과 슬픔이나 분노를 표현할 수 있게 되며 사회화를 촉진시킨다.

17 치매 환자 가족 대상으로 시행하는 교육 내용으로 가장 적절한 것은?

① 지루함을 덜기 위해 간호환경을 자주 새롭게 바꿔주도록 교육한다.
② 동일인이 환자를 돌보는 것이 좋음을 강조한다.
③ 배회증상이 있으면 사고 및 안전에 위험하니 감금하도록 한다.
④ 24시간 환자를 돌보는 것이 필요하므로 항상 상주하도록 한다.
⑤ 같은 처지에 있는 사람들과 대화하도록 한다.

> **해설** ① 오히려 혼돈이 초래되므로 익숙한 환경을 제공한다.
> ②④ 가족이 지칠 수 있다. 돌봄에 대한 책임감에서 벗어나도록 가족 구성원, 친척, 간병인, 보호센터 등 지역사회 자원을 적극적으로 이용하도록 안내하고 지지한다.
> ③ 감금하기 보다는 배회로 인해 발생할 수 있는 안전사고 예방 및 대처에 대한 중재방안이 요구된다.

18 노인에게서 발생하는 질환 중 치매와 증상이 비슷하기 때문에 반드시 감별진단이 필요한 것은?

① 우울증
② 조증
③ 불안장애
④ 알코올 중독
⑤ 해리성 장애

> **해설** 노인 우울증 초기 시 치매와 비슷한 기억력 장애를 주호소로 하기 때문에 감별진단이 꼭 필요하다.

정답 16. ① 17. ⑤ 18. ①

19 치매 환자가 지시사항을 자주 잊어버릴 때 간호사의 중재로 가장 적절한 것은?

① 손짓, 몸짓으로 의사소통 한다.
② 천천히 분명하게 지시사항을 다시 알려준다.
③ 큰 소리로 외치듯이 다시 말해준다.
④ 잊어버린 부분을 하나하나 지적해서 알려준다.
⑤ 지시사항을 암기하도록 시키고 다시 확인받는다.

> 해설 ①④⑤ : 자존감이 손상되고 저하되므로 금지
> ③ 불안감 느끼므로 금지
> 신체간호 뿐만 아니라 정서간호도 중요함을 꼭 기억한다.

20 70대 김씨는 뇌기능의 손상으로 일시적으로 정신기능에 장애가 나타나 특히 밤이 되면 정신착란이 심해지면서 폭력의 위험성이 나타날 때 간호사의 간호로 적절한 것은?

① 가능하면 일상생활에 열심히 참여시킨다.
② 환자에게 조용하고 지지적인 태도를 취한다.
③ 환자가 편히 쉴 수 있도록 병실에 혼자 있게 한다.
④ 방문객은 누구든 언제나 만날 수 있도록 친절을 베푼다.
⑤ 새로운 것으로 자극을 자주 주어 환자가 지루함을 느끼지 않도록 한다.

> 해설 [섬망을 나타내는 대상자의 간호중재]
> 섬망이 심하면 불안, 공포가 증가하고 상해위험성이 커진다.
> ① 조용하고 안정된 환경제공
> ③ 혼자두면 불안이 더 증가하니 함께 있으면서 지지적 태도 유지
> ④ 방문객 제한
> ⑤ 새로운 자극은 불안을 초래하고 자해, 타해 위험성 증가시킴

21 치매환자에게 진행을 억제하기 위해 처방하는 약물은?

① haloperidol   ② benzodiazepine
③ olanzapine   ④ aricept
⑤ lithium

> 해설 치매환자 처방 약물 : 콜린성 약물, acetylcholinesterase억제제, Benzodiazepine, 항우울제, 항정신병 약물(망상, 환각), Donepezil(Aricept) : 치매진행 억제
> ⑤번은 항조증약물이다.

22 섬망 대상자에게 흔한 간호진단으로 거리가 먼 것은?

① 급성혼돈
② 손상위험성
③ 자가간호 결핍
④ 영양불균형
⑤ 영적 고뇌

해설 섬망 환자에게 흔히 내릴 수 있는 간호 진단으로 ①②③④외에 수면변화, 배회가 있다.

23 섬망이 있는 대상자와 의사소통할 때 태도로 가장 옳은 것은?

① 정확한 의사전달을 위해 다양한 동의어를 사용한다.
② 환각이 있는 대상자에게 두려움의 대상이 제거되었다고 확신시켜준다.
③ 이름보다는 애칭을 불러 친근감 있게 대한다.
④ 시간, 장소 등 지남력에 대한 오리엔테이션을 줄 수 있도록 한다.
⑤ 대상자에게 중요한 의사결정을 내리도록 지지하고 격려한다.

해설 [섬망 대상자와의 의사소통 주의사항]
• 시간, 장소, 사람에 대한 직접적이고 명확한 의사소통을 한다.
• 단순하고 큰 목소리 및 시선접촉을 한다.
• 같은 말 반복 사용에 구체적이고 명확하게 직접적인 용어를 사용한다.

24 섬망을 일으킬 수 있는 유발요인으로 거리가 먼 것은?

① 티아민 함유식품 섭취
② 고령
③ 향정신성 물질 남용
④ 고열이 있는 전신성 감염
⑤ 대사 불균형

해설 섬망의 원인 : 중독, 혈관성질환, 감염, 알코올, 약물중독, 수술 후 상태, 대사 불균형 등

정답 22. ⑤ 23. ④ 24. ①

정신간호학

25 섬망이 있는 노인 환자의 간호중재로 가장 옳은 것은?

① 새로운 사회기술을 훈련시킨다.
② 이름을 정확히 부르고 간호절차를 잘 설명한다.
③ 방문객을 늘려서 면회하도록 한다.
④ 어린 시절 이야기를 통해 과거를 회상하도록 한다.
⑤ 지남력이 상실된 경우 안전을 위해 억제하도록 한다.

해설 ①③ 새로운 사회기술 훈련이나 면회, 방문객을 최소화하여 안정감을 주는 것이 중요한다.
④ 섬망 상태에서는 꼭 필요하지 않다. 치매환자에게 적용한다.
⑤ 섬망 시 불안을 더욱 가중 시킬 수 있기 때문에 혼자 두거나 억제하지 않는다.

25. ②

CHAPTER 07
영양/대사 문제를 가진 아동 간호

[STUDY POINT]
① 적절한 식사 : 정신적, 생리적, 사회 문화적 안녕에 필수요소
② 식사는 충족되지 못한 정서적 욕구 만족, 심리적 보상, 스트레스 이완, 징벌 제공
③ 중·상류층의 청년기, 성인 초기 여성에서 호발
④ 식사 조절 능력이 없거나 과식, 식사를 하지 않는 경향은 생물학적, 심리학적, 사회 문화적 요인들과 관계
⑤ 사회 문화적으로 이상적 신체상은 개인의 신체상에 영향

UNIT 01 급식과 섭식장애(feeding & eating disorders)

1) 종류(DSM-5) ★★★

(1) 신경성 식욕부진증(anorexia nervosa, A/N) ★★★

① 체중과 음식에 강박적으로 집착, 체중감소 위한 행동과 독특한 음식 다루기, 저체중임에도 체중 증가에 대한 강한 공포 → 잘못된 자아상, 극도로 날씬해지려는 욕구를 가짐 ★
② 호발 : 12~20세 청소년, 여성(90% 이상)
③ 10~20%가 사망 → 기아, 전해질 불균형, 자살
④ 진단적 증상 : 극심한 체중감소, 무월경, 노란피부, 솜털, 말초부종, 근육약화, 골밀도 감소, 변비, 탈수, 저혈압, 서맥, 빈혈, T3/T4 저하, 저칼륨혈증, 신기능↓
⑤ 병전 성격 : 강박적, 완벽, 이기적, 지적, 젊은 독신여성
⑥ 양상 : 음식에 대한 강박적 집착, 칼로리 소비를 위한 격렬한 운동, 빈번한 자가관장, 구토, 약 50%는 주요우울장애가 공존
⑦ 진단 : 정상 체중의 15% 이상 감소 시

(2) 신경성 폭식증(Bulimia nervosa) ★★★

① 다량의 음식을 단시간 내에 폭식, 멈출 수 없는 식사 조절량의 상실

② 식사삽화 동안 먹는 것에 대한 통제력 상실(섭취 중단이나 양의 조절 불능)
③ 체중 증가를 피하기 위한 반복되는 부적합한 행위 반복(스스로 토하기, 하제사용, 이뇨제 오용, 관장 또는 다른 약물 오용) + 행동 후 죄책감, 우울, 자기혐오감
④ 15~18세, 여성 호발, 높은 성취에도 불구하고 수동적, 의존적, 갈등존재
⑤ 진단적 증상 : 정상에서 약간 낮은 체중, 치아부식, 이하선 종창, 위 확장, 파열, 못 박힌 피부, 손등의 흉터, 말초부종, 근육약화, 전해질 불균형, 저칼륨-나트륨 혈증, 심근장애, EKG변화
⑥ 장기간 폭식 후 단식
　㉠ 배출형 : 정기적으로 구토, 하제, 이뇨제, 관장 오용
　㉡ 비배출형 : 배출 없이 부적합한 보상행동 → 폭식 삽화 동안 과도한 운동

(3) 폭식장애(binge eating disorder)
① 정상보다 훨씬 많은 양의 칼로리를 소비하는 강박적 과식의 변형, 부정적 정서가 흔히 폭식 유발
② 비만 환자의 20~30% 해당
③ 폭식에피소드 : 빨리, 혼자, 많이, 배고프지 않아도, 불편을 느낄 때까지 먹음
④ 체중의 증가 예방위해 구토, 운동, 하제 사용 등의 지나친 보상행동이 없음
⑤ 반복되는 폭식행동에 대한 걱정, 두드러진 심리적 고통 수반, 폭식 후 우울한 기분과 자기 비판적 사고, 신체 크기에 대한 불만족 외 신체상 장애 없음, 4~5kg 이상의 빈번한 체중 변동
⑥ 진단 : 최소 2일/주 ~ 6개월 이상 시

(4) 이식증(pica)
① 유아기 지난 아동이 음식이 아닌 물질(모래, 흙, 머리카락, 낙엽 등)을 지속적으로 섭취
② 지적장애가 동반된 아동에게 많이 발생함

(5) 반추장애(rumination disorder)
① 소화기관 정상이나 반복적으로 음식을 토하거나 역류시키고 다시 씹고 삼킴
② 원인 : 부모 무관심, 정서 자극 결핍

(6) 회피성/제한성 음식섭취장애
① 특징 : 영아나 초기 아동기에 적절하게 먹지 못해 심각한 체중저하 보임, 신체상 왜곡(×)
② 원인 : 부모의 지지 및 교육 부족

2) 원인 ★

(1) 소인
가. 생물학적 요인
　㉠ 가족력
　㉡ 시상하부 기능장애 : 식욕조절 중추에 문제가 생겨 식욕이 억제

ⓒ 코르티졸 과잉분비 : 시상하부 자극하여 식욕을 저하
ⓓ 세로토닌 감소 : 포만감 감소, 음식섭취 증가
나. 심리적 요인
ⓐ 개인의 자아정체성과 자율성의 상실 ★, 성취와 완벽주의에 대한 높은 욕구, 낮은 자존감
ⓑ 지배적인 어머니의 과잉보호 → 분리개별화 갈등, 감정을 참을 수 없거나 지나친 통제
ⓒ 생물학적, 정신적 성숙에 대한 공포, 충동 조절의 어려움, 곤경에서 도피, 사회 공포증, 심각한 청소년기의 혼란 등
다. 환경적 요인
ⓐ 내/외과 질병, 분리, 가족의 죽음
ⓑ 폭식증 여성 : 성적 학대(20~50%)
ⓒ 행동장애 : 약물남용, 자살시도, 무단결석 등 경험
ⓓ 부모의 태도 : 날씬함을 강조, 비만한 사람을 비난
라. 사회문화적 요인
날씬한 것에 큰 가치를 두는 사회적 분위기

(2) 유발요인
① 환경적 압력과 스트레스에 취약, 자신의 감정과 자아개념에 부정적
② 의미 있는 사람의 상실, 생활 스트레스에 민감

3) 간호진단
불안, 비효과적인 개인대처, 영양불균형, 영양부족, 영양과다, 사회적 고립, 손상된 사회적 상호작용, 신체상 장애, 자존감 장애, 무력감, 절망감

4) 간호중재 ★★★★★★★★★★
가. 안정된 영양 : 급식 및 섭식장애의 가장 우선적인 중재 ★, 이후 인지행동치료
① 바람직한 목표체중과 체중 증가, 감소의 조절에 대한 기대비율의 확립
② 구조화된 환경조성 : 식사시간, 일정한 섭취량 유지, 식사 중후 관찰, 체중 측정
③ 적절한 섭식행동에 대한 보상 계획
④ 영양 과부족이 신체에 미치는 영향 교육
⑤ 유동식으로 체중증가가 안 될 경우 비경구(TPN, 비위관영양) 투여할 수 있다고 설명 ★★
나. 인지행동 중재 ★
① 신체상, 체중, 음식에 대한 왜곡된 인지 수정
    예) 건강해 보인다 → 뚱뚱해 보인다(왜곡된 인지)
② 체중감소에 대해 벌주기, 괴롭히는 것 금지
③ 행동 수정 프로그램 효과 : 음식 선택 시 통제력을 기르는 섭식환경 제공
④ 집단 상담, 과식자동우회(OA, overeaters anonymous)

다. 운동
  ① 적절한 운동을 통해 체중 증가(운동의 목표는 칼로리 소모가 아니라 체중 증가에 있음을 인지)
  ② 점진적 운동프로그램 시작
라. 심리적 중재 ★
  ① 대상자의 감정을 표현 하도록 지지, 자기 주장훈련, 나 전달법
  ② 자신의 장점, 자신에 대한 긍정적 사고, 현실적 사고 격려
  ③ 효과적인 대처기술 교육 : 가족 내 갈등을 직면, 직접적, 건설적으로 문제 해결
  ④ 혼돈된 가족 경계와 과잉보호로부터 벗어나 개인적 정체감 확립
  ⑤ 집단치료를 통해 사회적 동맹을 강화, 감정지지 및 격려
마. 약물치료
  ① 폭식증 시 항우울제 사용 : 과식 빈도↓, 구토로 체중을 조절하는 반응↓
  ② TCA(삼환계 항우울제), SSRI(세로토닌 재흡수 억제제), MAO억제제 등
  ③ 약물치료 지침
    ㉠ 하제, 이뇨제, 체중 조절약은 피한다.
    ㉡ 의사의 처방이 없는 약을 복용할 경우 의료인의 자문을 받는다.
    ㉢ 약물 처방을 받을 때마다 식사장애에 대한 정보를 건강 관리자에게 제공한다.

단원별 문제

01 급식 및 섭식장애 원인에 대한 설명 중 잘못된 것은?

① 신체상 왜곡으로 인한 과한 다이어트
② 날씬한 몸매를 강조하는 사회적 분위기
③ 어린 시절 성적 학대로 인한 성주체성의 혼란
④ 신경전달물질 세로토닌과 노에피네프린 관련
⑤ 자녀의 강한 감정표현과 반항심에 대한 허용 분위기

> **해설** ⑤ 자녀의 강한 감정표현과 반항심에 대한 억압 분위기
> 섭식장애는 자율성 상실로 인해 억압된 분노감의 왜곡된 표현이 심리적 원인일 수 있다.

02 신경성 식욕부진증 환자의 특징을 바르게 설명한 것은?

① 체중에 민감하여 전혀 식사를 하지 않으려고 한다.
② 음식 조절이 안 되고 폭식을 한다.
③ 폭식 후에 하제를 먹거나 구토를 한다.
④ 폭식으로 인한 과체중이 된다.
⑤ 가족들에게 말하지 못할 정도로 폭식행동을 수치스러워한다.

> **해설** 신경성 식욕부진증 : 체중과 음식에 강박적으로 집착하고 체중감소를 위한 행동과 독특한 음식 다루기, 체중 증가에 대한 강한 공포로 잘못된 자아상을 갖으며 날씬해지려는 욕구를 가진 질환

03 신경성 식욕부진증의 정신 역동적 요인으로 옳은 것은?

① 갑작스런 불안이나 감정적 스트레스
② 늘 긴장해 있고 성취욕이 강하고 호전적인 A형 성격
③ 모녀 사이에 적개심이 있고 어머니가 과보호적인 경우
④ 의존적 욕구를 계속 억압 시 부교감신경계의 과잉 흥분
⑤ 공격적, 경쟁적, 적대적 욕구 억압 시 교감신경계의 과잉 흥분

정답 01. ⑤   02. ①   03. ③

해설 12~20세 여성에 호발하며 10~20%가 기아, 자살, 전해질불균형으로 사망한다.
모녀 사이에 적개심이 있고 어머니가 과보호적이거나 지배적인 어머니의 과잉보호가 영향을 미친다.

04 늘 '뚱뚱하다'고 생각하며, 살찌는 것에 대한 두려움이 많아 음식을 먹고 나서 계속 토하는 행동을 보이는 체중이 35kg인 여성 환자의 중재로 적합한 것은?

① 비위관 영양을 실시한다.
② 음식을 먹는 것을 지시한다.
③ 의사에게 보고하고 지시를 받는다.
④ 강제로 먹이고, 토하는 것을 막는다.
⑤ 좋아하는 음식을 앞에 두고 소량씩 먹도록 한다.

해설 [신경성 식욕부진]
안정된 영양제공이 주요한 간호중재로 좋아하는 음식을 앞에 두고 소량씩 먹도록 한다. 적절한 섭식행동에 대한 보상계획을 세우고 영양과부족이 신체에 미치는 영향을 교육한다.

05 섭식장애 환자에게 시행할 수 있는 간호중재로 부적절한 것은?

① 처방약 복용을 확인한다.
② 음식을 일관성 있게 제한한다.
③ 영양치료와 정신치료를 병행한다.
④ 자조집단을 만들어 의견을 공유한다.
⑤ 장애 원인이 가족에게 있을 수 있으므로 가족도 중재한다.

해설 ②번과 같은 경우 음식에 대한 집착, 강화 가능성이 있어 환자 스스로가 조절하도록 격려한다.

06 18세 여자가 살을 빼야 한다며 음식을 입에 대지 않다가 한번 먹기 시작하면 엄청나게 폭식을 하고, 먹은 후에는 견디지 못하고 바로 토하는 모습을 보인다. 지난 2개월 동안 14kg의 체중이 감소하였음에도 5kg을 더 빼야 한다며 식사를 거부하고 있을 때 가장 우선적으로 제공할 중재는?

① 신뢰감을 형성한다.
② 영양섭취의 중요성을 설명한다.
③ 계속 식사를 거부할 경우 고칼로리의 수액 공급을 한다.
④ 왜 먹지 않으려는지 그 이유를 찾아낸다.
⑤ 아름다운 외모에 대하여 칭찬을 해준다.

04. ⑤   05. ②   06. ③

> **해설** 영양개선이 가장 시급하다. 조기 사정 후 유동식 제공 혹은 수액으로 영양을 공급하여 더 이상의 악화 방지 및 건강기능을 회복하도록 한다.

07 섭식장애가 있는 젊은 여성의 간호 계획에 자기표현 훈련을 포함시키는 이유로 옳은 것은?

① 공격적 행위, 분노의 감정 표현
② 환청, 망상
③ 경직된 가족 경계선
④ 자아 정체감, 자존감 형성
⑤ 현실감 제공

> **해설** 섭식장애 대상자의 심리적 중재로 대상자의 감정을 표현하도록 지지하기 위해 자기주장훈련, 나 전달법을 적용하여 자신의 장점 및 자신에 대한 긍정적 사고를 하도록 격려한다.

08 최근 18세의 김양은 신경성 폭식증으로 진단받았다. 김양의 특징적인 행동은 무엇인가?

① 소량의 식사를 하루에 여러 번 나눠서 계속한다.
② 항상 음식을 빠르게 먹고 이로 인해 늘 즐겁고 행복하다.
③ 체형에 대한 걱정 없이 많은 양의 식사를 한다.
④ 많은 양의 식사를 하지만 죄책감을 느끼지 않는다.
⑤ 정상 범위의 체중이여도 식사를 많이 한 후 스스로 구토를 유발한다.

> **해설** ① 다량의 음식을 짧은 시간 내에 섭취한다.
> ② 쾌감과 죄책감을 같이 느낀다.
> ③ 걱정이 있어 구토하게 된다.
> ④ 죄책감, 우울감, 자기혐오감을 느낀다.

09 스트레스를 받으면 폭식과 구토를 반복하는 20세 여성 환자에 대한 간호중재로 옳은 것은?

① 1일 1회 체중을 반드시 측정한다.
② 인지적으로 왜곡된 신체상을 교정한다.
③ 신경성 폭식증과 관계된 모든 것에 대해 자세히 설명해준다.
④ 체형에 대한 걱정 없이 많은 양의 식사를 하게 한다.
⑤ 식사 중 혹은 식후에 구토를 막기 위해 항상 환자 곁을 지킨다.

정답 07. ① 08. ⑤ 09. ②

해설 신체상, 체중, 음식에 대한 왜곡된 인지를 수정하는 인지행동 중재를 적용한다. 또한 체중감소에 대해 벌하거나 괴롭히지 않으며 행동 수정 프로그램은 대상자가 음식선택에서 통제력을 기르는 섭식환경을 제공한다.

10 다음 중 폭식장애에 대해 바르게 이해하고 있는 것은?

① 과식 후 죄책감, 혐오감은 안 느낀다.
② 배가 고플 때만 빠르게 음식을 섭취한다.
③ 소량의 식사를 하루 종일 계속 한다.
④ 과한 폭식 후 스스로 구토를 시도한다.
⑤ 체형에 대한 걱정 없이 아주 많은 양의 식사를 한다.

해설 ① 죄책감, 혐오감을 느낀다.
② 배가 고프지 않아도 음식을 섭취한다.
③ 대량의 식사를 종일 계속 한다.
④ 폭식 후 구토 같은 보상행동이 없다.

11 키 165cm, 몸무게 34kg, 4개월 전부터 무월경 상태, 1개월 전부터 거의 아무것도 먹지 않아 입원한 17세 여학생에게 적용한 인지행동요법의 효과를 긍정적으로 평가할 수 있는 기준은?

① 자신의 긴장, 불안 등의 감정을 내재화 한다.
② 체중이 늘어났고 활력징후가 안정적, 월경을 회복한다.
③ 사회적 위축, 퇴행 증상이 증가한다.
④ 타인의 부적응 행동을 관찰하도록 하여 자신의 잘못된 행동에 대해서 교정한다.
⑤ 자신의 행위에 대해서 죄책감, 수치심을 느끼지 않는다.

해설 신경성 식욕부진 대상자의 내용이다.영양상태의 개선, 기아상태를 막는 것이 인지행동요법 효과여부를 평가하는 기준이 된다.

12 25세의 신경성 식욕부진 환자가 운동프로그램인 줄넘기를 열심히 하고 있는 것을 보았을 때 간호사가 시행할 수 있는 적절한 간호는?

① 운동이 끝나길 기다렸다가 운동을 하는 이유에 대해 질문한다.
② 꾸준히 운동을 계속하도록 격려한다.
③ 운동을 중단하도록 지시하고 중단하지 않으면 받게 될 불이익에 대해 알려준다.
④ 운동을 즉시 중단시키고 산책 같은 가벼운 운동을 하도록 권장한다.
⑤ 운동이 건강에 미치는 장점에 대해서 설명한다.

10. ⑤ 11. ② 12. ④

해설 운동프로그램을 적용하는 목적은 칼로리 소모가 아니라 체중증가에 있다. 점진적 운동프로그램으로 시작하는데 강박적으로 운동하는 환자의 경우 치료가 어려운 점이 있다.

13 급식과 섭식장애의 종류(DSM-5)에 대한 설명으로 잘못된 것은?

① 이식증은 소화기관에 문제가 없는데도 반복적으로 음식을 토하거나 역류시켜 다시 씹고 삼키는 행동을 보이는 장애이다.
② 이식증은 음식이 아닌 물질을 지속적으로 섭취하는 것으로 지적장애가 동반된 아동에 흔하다.
③ 신경성 식욕부진증은 정상체중의 15% 이상 감소되면 진단 내린다.
④ 폭식장애는 체중 증가를 예방하기 위한 보상행동이 없다.
⑤ 반추장애는 부모의 무관심이나 갈등, 정서적 자극의 결핍이 원인이다.

해설 ①은 반추장애에 대한 설명이다.

정답 13. ①

CHAPTER 08
수면각성장애 간호

UNIT 01 수면각성장애 (sleep-wake disorder)

1) 수면생리 ★

(1) N-REM(non-rapid eye movement) 수면

골격근의 이완으로 신체에너지 보존, 뇌조직과 상피세포 재생

① 성장 호르몬 : 가장 많이 분비
② 맥박 규칙적이나 감소, 혈압↓, 호흡수↓, 폐동맥압 약간↑, 뇌 온도↓, 뇌 혈류량↓
  ㉠ 1단계 수면 : 가벼운 정도의 수면(전환단계), 소음으로 깰 수 있음, 안검 무겁고 이완
  ㉡ 2단계 수면 : 가벼운 수면, 깨기 쉬움, 이완된 상태, 전체 수면의 50%
  ㉢ 3단계 수면 : 깊은 수면, 깨기 어려움, 혈압과 맥박 감소, 동공 수축, 근육 완전이완
  ㉣ 4단계 수면 : 가장 깊은 수면, 성장 호르몬 분비↑, 신체회복에 많은 도움, 근육이 완전히 이완, 깨기가 매우 어려움, 델타, 저주파 수면, 몽유병, 야뇨증 발현

(2) REM(rapid eye movement) 수면 : 빠른 안구 운동

① 뇌파활동 활발함
② 생리 현상 증가 : 혈압, 맥박, 호흡 증가
③ 전체 수면의 20~25%, 80%는 꿈
④ 피부전기저항 및 근 긴장도↓, 음경발기, 질 분비물↑, 뇌혈류↑, 체온조절기능↓, 농축된 소변 생성
⑤ 나이가 어릴수록(길고) 노인(감소)

2) 수면의 기능

피로감소, 정서적 안정감, 뇌 혈류 공급 증가, 단백질 합성증가, 면역체계유지, 세포 성장 복구 촉진, 학습 능력 및 기억력 증가

3) 수면장애의 원인 ★
① 신체적 : 신체 질환, 중추신경장애 등
② 심리적
　㉠ 불안, 우울, 정신질환, 스트레스, 인지기능 장애
　㉡ 강박적 성격, 완벽주의자, 긴장불안도가 높은 성격
③ 약물의 영향 : 니코틴, 커피, 알코올 등
④ 환경의 변화 : 여행, 낯선 환경, 교대 근무 등

4) 종류(DSM-5) ★★★★

(1) 불면장애(insomnia) ★★★★
① 원발성 불면증
② 뚜렷한 신체적, 정신과적 원인 없이 최소 1개월 동안 입면 및 수면유지곤란, 잠을 자도 회복되지 않는 경우, 수면의 질이나 양과 관련된 장애발생(3일/주, 3개월 이상 지속)
③ 검사 상 특별한 문제없으나 스트레스와 관련하여 두통, 소화 장애, 근육경직 등 발생 ★
④ 유병률 : 15~20%

(2) 과다수면장애
① 수면의 양이 과다하며 주간 졸음이 나타남, 7시간 이상의 수면을 취해도 과도하게 졸리는 경우가 3일/주 이상, 3개월 이상 지속 시
② 기상 후 완전한 각성이 안 되고, 수면 후 상쾌하지 않음, 직업적 기능 및 사회생활 장애 유발

(3) 수면발작(기면증, narcolepsy) ★★★★
낮에 지나치게 졸린 증상과 함께 본인도 모르게 10~20분간 비정상적인 잠에 빠지는 수면발작(갑작스러운 운동근육의 상실 = 탈력발작)이 발생, 저항할 수 없는 졸음, 낮잠이 하루에 반복적으로 주 3회, 3개월 이상 지속됨

(4) 호흡관련 수면장애(breathing related sleep disorder)
수면 중 10초 이상 무호흡이 시간당 5~8회, 총 수면 중 30회 이상 나타남, 폐쇄성/중추성, CPAP(지속적인 양압치료) 적용

(5) 사건수면(parasomnia)
각성 시 볼 수 없는 행동, 이상한 현상이 수면과 각성의 전환시기에 발생
① 악몽장애(nightmare) : 수면(REM)중 생존, 안전, 자존심에 위협을 주는 꿈 때문에 반복적으로 깨는 것
② NREM 수면-각성장애
　㉠ 몽유병(수면 중 보행유형): 수면(NREM) 중 반복적으로 돌아다니는 행위, 뇌간은 깨어있으나 대뇌피질은 자고 있는 상태, 소아(남>여)에 흔함, 사고위험성 있음, 적개심, 경각심을 억압당한 경우 발생빈도 증가

ⓛ 야경증(수면 중 경악 유형): 수면 중 첫 1/3 기간(3,4단계 NREM) 동안 공황상태의 비명을 나타냄, 비명과 함께 소리를 지르거나 울면서 깨어남, 4~12세 발생, 청소년기에 자연히 사라지는 경향보임, 정확히 기억하지 못함
　③ REM 수면행동장애 : REM수면 중 말을 하거나 꿈 내용을 행동화 함, 난폭하고 복합적인 행동
　④ 하지불안증후군 : 잠들 때나 수면 중에 다리의 이상감각으로 수면방해
　⑤ 주기성 사지운동장애 : 수면 중 근육경축이 반복

5) 간호진단
수면양상의 변화(불면, 과수면), 비효율적 대응, 불안

6) 간호중재 ★★★★★★★
→ 증상관리와 삶의 질 향상
① 수면장애 원인 파악과 해결 : 강박적 성격 성향, 정신-신체적 질환, 신체 구조적 결함, 스트레스, 생활주기변화, 약물 또는 기타 물질 사용
② 수면 문제관련 감정의 표현 격려와 수용
③ 수면 위생 준수, 건전한 수면습관형성
④ 수면을 증진시키기 위한 새로운 방법을 시도
　인지 행동 요법, 복식호흡법, 점진적 근육이완법, 명상 등, 음악요법, 수면 체위조절
⑤ 약물치료 및 기타 치료에 대해 교육, 활용
　㉠ 불면치료 : 수면제 benzodiazepine(졸피뎀 ★)약물
　㉡ 과수면 치료 : 중추 신경자극제 amphetamine, 항우울제 fluoxetine
　㉢ 기면증 치료 : CNS 자극제 methylphenidate, amphetamine
　㉣ 호흡 관련 수면장애 : 정신자극제 acetazolamide, clomipramine
　㉤ 일교차성 수면장애(일주기리듬 수면장애)
　　→ 나의 일주기리듬(수면-각성주기)과 수면-각성 일정이 어긋나면서 발생, 야근근무자 or 교대 근무자 25%, 자고 싶어도 못자고 깨어 있어야 할 때 졸리고 자고 일어나고 개운하지 않음, 이때는 목표에 맞추어 단계적 수면각성주기 조정
　　• chronotherapy(시간요법) : 수면각성주기와 일치시킴, 취침시간을 점차 늦추거나 전진 조절하여 수면 질 높임
　　• light therapy : 강한 인공광선에 노출하여 수면위상을 변화시킴, 밤-수면시작 지연, 새벽 - 기상시간 당김

[수면위생법] ★★★★★

- 매일 같은 시간에 잠자리에 든다. 잠잘 때만 침상에 있도록 한다.
- 불규칙한 낮잠은 피하고 아무 때나 눕지 않는다.
- 침실의 소음, 불빛, 냉난방은 적당히 한다.
- 규칙적으로 운동을 한다.
- 저녁시간에 자극적인 것(취침 전 격렬한 운동, 과식)은 피한다.
- 자기 전 따뜻한 목욕, 독서 등 자신에게 맞는 긴장 이완법을 개발한다.
- 식사시간, 약 먹는 시간, 일 하는 시간 등 규칙적인 하루 일정을 보낸다.
- 카페인 음료 섭취나 담배 피우기, 술 먹는 일은 삼간다.
- 자기 전에 물을 많이 마시지 않는다.
- 잠이 안 올 때는 과감히 잠자는 것을 포기한다.
- 적게 자도 기상시간은 일정하게 유지한다.
- 낮에 복잡한 감정, 나쁜 감정이 있더라도 잘 정리하고, 단순하고 편안한 마음으로 침상에들도록 노력한다.
- 자꾸 시계를 보면 치운다.

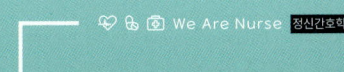

단원별 문제

01 뚜렷한 신체적, 정신과적 원인 없이 최소 1개월 동안 입면 및 수면유지가 어렵거나 잠을 자도 회복되지 않는 수면을 호소하는 경우는?

① 수면발작
② 불면장애
③ 일차성 수면과다증
④ 수면 중 경악 장애
⑤ 일주기성 수면장애

해설 원발성 불면증이라고도 하는데 우리나라의 경우 일반인구의 17% 정도 유병률을 보인다.

02 원발성 불면증에 대해 잘못 이해하고 있는 것은?

① 강박적 성격의 사람들이 많다.
② 뚜렷한 신체적, 정신적 문제가 없이 발생한다.
③ 현저한 사회적, 직업적 기능장애가 유발된다.
④ 뚜렷한 이유 없이 최소한 한 달 이상 입면 혹은 수면유지가 곤란하다.
⑤ 주요 우울증이나 범불안장애 등과 같은 정신질환에서 자주 나타난다.

해설 ⑤번과 같은 경우가 아니어야 한다.

03 김씨는 최근 들어 길을 걷거나 일을 하던 중 자기도 모르게 수면에 빠지게 되는 것을 주호소로 입원하였다. 김씨에게 내려진 진단은 무엇인가?

① 불면증
② 과수
③ 수면발작
④ 수면박탈
⑤ 일차성 수면장애

해설 기면증, 수면발작이라고 하는데 최소 3개월 동안 매일 낮에 지나치게 졸린 증상과 함께 자기도 모르게 잠에 빠지며 수면 후 상쾌함을 느끼지만 1~2시간 후에 자기도 모르게 증상이 다시 반복된다.

01. ② 02. ⑤ 03. ③

04 수면장애의 유형에 대한 설명으로 정정이 필요한 내용은?

① 악몽은 REM 수면 중 끔찍한 꿈으로 인해 반복적으로 깨는 것을 말한다.
② 낮에 지나치게 졸리면서 자기도 모르게 잠에 빠지는 증상이 반복적으로 나타나는 경우 기면증이라고 한다.
③ REM 수면 중 말을 하거나 복합적인 운동성 행동을 보이는 것을 REM 수면행동장애라고 한다.
④ 하지불안증후군은 잠들 때나 수면 중에 다리의 이상감각으로 인해 수면에 방해를 받는 질환이다.
⑤ 몽유증으로 알려진 수면 보행증은 REM 수면 중 잠자리에서 일어나 걸어다니는 삽화가 반복적으로 나타나는 수면장애이다.

> **해설** 몽유증, 몽유병은 수면중(NREM)에 반복적으로 일어나 돌아다니는 행위이다.

05 수면장애로 입원한 환자 초기 면담 시 담당간호사가 수집해야 할 자료에 해당하지 않는 것은?

① 경제력
② 신체 질환
③ 수면장애력
④ 수면 활동력
⑤ 수면위생습관

> **해설** 초기면담 시 수면과 관련되어 신체적 원인, 심리적 원인, 약물의 영향, 환경의 변화 등 근본적인 문제를 파악하는 것이 중요하다. 경제력과 수면은 상관관계가 없다.

06 수면장애를 호소하는 58세 김씨가 밤에 잠을 잘 자지 못하게 되자 주변 사람들, 가족들에게 자꾸 짜증을 내고 화를 내는 일이 많아져 치료를 위해 입원하였을 때 가장 적절한 간호진단은?

① 수면장애와 관련된 사회적 고립
② 수면장애와 관련된 폭력의 위험성
③ 수면장애와 관련된 사회 적응 장애
④ 수면장애와 관련된 역할수행의 장애
⑤ 수면장애와 관련된 비효율적인 대응

> **해설** 정상수면 실패로 '짜증, 화'라는 비효율적인 대응을 하고 있다.

정답 04. ⑤ 05. ① 06. ⑤

07 6번에 제시된 대상자에게 적용하는 간호중재로 옳은 것은?

① 낮 시간 동안의 활동량을 줄인다.
② 주위로부터 받는 환경적인 자극을 늘린다.
③ 불규칙적이라도 수면의 양을 점차 늘린다.
④ 밤에 과격한 운동을 하여 피곤해지도록 한다.
⑤ 수면 증진을 위한 여러 가지 방법을 교육한다.

> 해설 ⑤ 올바른 수면 위생법에 해당됨
> ① 낮 시간의 활동량 늘리기
> ② 자극은 최소화하기
> ③ 규칙적으로 수면의 양 늘리기
> ④ 밤에 과격한 운동 피하기

08 수면장애가 있는 아동에 대한 간호중재로 가장 우선적인 것은?

① 수면제 투여 ② 수면형태 파악
③ 적절한 활동 권장 ④ 충분한 영양식이 공급
⑤ 잠들 때까지 환자 옆을 지킨다.

> 해설 아동의 경우 정신발달지연에서 수면은 중요한 간호문제이다. 수면형태를 파악하는 것이 중요한데 연령과 관련된 변화를 고려하고, 야간수면 및 낮잠 포함하여 24시간의 수면양상에 대한 사정이 잘 이뤄지도록 한다.

09 낮에 수면과잉으로 일상생활에 지장이 많아 수면클리닉에 방문한 대상자에게 제공하는 중재로 가장 우선적인 것은?

① 규칙적인 낮잠을 권유한다.
② 낮에 운전이나 수영을 권장한다.
③ 최근 수면양상의 변화를 파악한다.
④ 카페인, 커피, 녹차 등의 섭취를 제한한다.
⑤ 임피디민과 항우울제의 부작용에 대해 교육한다.

> 해설 수면장애에 대한 간호중재에서 가장 중요한 것은 수면양상에 대한 사정이다. 이후 그 양상에 맞는 방법으로 ②④⑤등의 방법으로 중재하는데 ①번과 같이 낮잠은 권하지 않는다.

07. ⑤   08. ②   09. ③

10 9번의 대상자에게 제공할 간호중재로 잘못된 것은?

① 잠이 안 올때는 과감히 잠자는 것을 포기하도록 한다.
② 침실의 소음, 불빛, 냉난방은 적당히 유지한다.
③ 매일 같은 시간에 잠자리에 들도록 한다.
④ 술이 수면에 도움이 된다면 소량은 마시도록 권유한다.
⑤ 필요한 만큼만 수면을 취하고 규칙적인 수면습관을 유지한다.

> 해설 술은 깊은 수면을 방해하는 등 수면에 도움이 되지 않기 때문에 삼간다.

11 입원실에 같이 있는 다른 환자가 자신을 죽이려 한다고 말하며 심한 수면장애를 호소할 때 가장 적절한 말은?

① "당신도 밤에만 못 주무시는군요."
② "처방된 수면제를 드릴까요?"
③ "낮에 자면 되니까 너무 걱정하지 마세요."
④ "혼자 주무실 수 있는 빈 방으로 옮겨 드릴게요."
⑤ "걱정하지 마세요. 그 누구도 당신을 해치지 않을 거에요. 그리고 피곤해지면 잘 수 있을 거에요."

> 해설 피해망상 대상자는 같은 병실환자를 가해자로 보기 때문에 같이 있으면 망상이 더 악화되고 수면을 이루기 힘들어지기 때문이다.

12 지남력 장애를 보이는 60세 여성이 무엇인가 무서운 것을 보는 듯 창문 쪽으로 몸을 피하는 행동을 보인다. 증상은 밤에 더 심해지고 거의 잠을 이루지 못한 대상자의 간호중재로 적절한 것은?

① 수면제를 처방받아 먹이고 재운다.
② 간병인이 병실을 지키면서 안심이 되는 말을 한다.
③ 평소에 좋아하는 물건을 병실에 두어 환자가 편안함을 가지도록 돕는다.
④ 병실을 소등해서 차분한 분위기에서 수면을 돕는다.
⑤ 방해되지 않도록 조용히 혼자 내버려 둔다.

> 해설 ① 노인환자는 수면제 남용 시 섬망이 나타날 수 있으니 주의한다.
> ② 간병인보다는 익숙한 사람 혹은 개인 소유물을 가까이 두어 안정시킨다.
> ④ 그림자가 생기면 착각할 수 있어 두려움이 더욱 증가되므로 불은 켜둔다.
> ⑤ 지남력이 없으므로 혼자두면 더 위험할 수 있다.

정답 10. ④ 11. ④ 12. ③

13 수면장애를 호소하는 환자에게 benzodiazepine계의 항불안제를 투여하려고 할 때 간호사가 알고 있어야 하는 투여원칙과 금기사항에 해당하는 것은?

① 최소량을 쓰는 경우 장기로 사용해도 된다.
② 약물치료의 의존성은 없다.
③ 가능한 다른 약물이나 빠른 흡수를 위해 소량의 알코올과 함께 투여한다.
④ 전기 충격 치료를 받는 환자에게는 금하는 것이 좋다.
⑤ 카페인이 함유된 음식과 같이 복용하는 것을 권장한다.

> **해설** ① 가능한 최소량을 단기로 사용한다.
> ② 약물치료 의존성에 대해 평가한다.
> ③ 알코올과 함께 투여하지 않는다.
> ⑤ 카페인이 많이 함유된 음식과 함께 복용하는 것을 제한한다.

14 수면장애가 있는 김씨에게 benzodiazepine계의 약물을 처방하는 이유로 옳은 것은?

① 다른 수면제와 비교하여 비교적 중독성이 적다.
② 과다 복용 시 인체에 치명적이다.
③ 가장 효과적이다.
④ 잔류 효과가 없어 불안증이 있는 환자에게 유용하다.
⑤ 노인이나 알코올 등 다른 약물을 복용하는 사람의 경우에도 활동성 대사산물의 축적이 없다.

> **해설** 가능한 최소단위 용량을 단기로 투여하는데 다른 수면제와 비교하여 비교적 중독성이 적기 때문에 불면 치료제로 사용된다. 알코올과의 혼용은 약물 효과를 반감시키거나 부작용을 유발할 수 있다.

13. ④   14. ①

CHAPTER 09
성관련장애 간호 (sexual related disorder)

UNIT 01 성에 대한 개념 ★★

1) 성(sexuality)
생물학적, 인지적, 감정적, 지각적 및 사회적인 통합, 자기표현의 한 형태

2) 유전학적 주체성(sexual identity)
해부학적, 생리학적으로 정의되는 남성, 여성의 상태, 개인의 염색체상의 성으로서의 인식

3) 성적 주체성(gender identity)
자신을 남성, 여성으로 개인이 지각하고 인식, 3세 전후에 결정되고 사회화 통해 강화됨

4) 성적 역할(gender role)
성적 주체성에 어울리는 행동, 태도, 감정 등으로 자신의 성적 주체성을 표현, 사회 문화적 특성에 따라 기대되는 역할 특성

5) 성적 지향(sexual orientation)
남성성, 여성성에 대한 성적 선호나 감정, 매력 등 한 개인이 낭만적으로 매력을 느끼는 성, 이성애, 동성애 ★, 양성애

UNIT 02 원인

1) 소인
① 생물학적 : 유전자(생물학적 요인)
② 심리적 : 아동기, 성인기 성학대, 성적대상과의 관계에서 발생되는 성적대상에 대한 분노, 적대감, 스트레스 등
③ 정신분석학적 : 구강기, 항문기의 고착 혹은 남근기 문제

④ 행동과학적 : 어린 시절의 성학대 결과 성 장애 발생 → 아동을 돌보는 사람의 성행동에 큰 영향

2) 촉진요소
신체질병, 정신질환, 노화, 스트레스, 과도한 공상, 성문제에 대한 투사, 약물복용 등

UNIT 03 종류(DSM-5) ★★★★★★★★

1) 성별 불쾌감(gender dysphoria) ★
① 여성이나 남성의 역할을 거부 → 어린 시절에서부터 인지
② 동성의 부모 부재로 동일시 경험을 못한 경우 성인이 되어 발생 위험 ★
③ 성전환수술을 한 사람(trans-gender)

2) 성도착장애(sexual deviation, paraphilic disorders)

(1) 소아성애(아동성애)장애(pedophilic disorder)
① 사춘기 이전의 아동(보통 13세 이하)을 상대로 성적 공상이나 성행위를 6개월 이상 반복적으로 나타내는 경우
② 특징 : 성 행위에 대해 실패할 것 같은 열등의식과 두려움이 있음, 자신의 행동에 대해 인지 왜곡과 합리화 경향 있음, 자신의 행동에 대한 책임 및 죄의식 결여됨 → 인지행동치료로 책임감을 갖게 함

(2) 성애물 장애, 물품음란 장애 ★
① 무생물인 물건에 대해서 성적흥분을 느끼며 집착하는 경우
② 주로 여성의 내의, 브래지어, 스타킹, 신발, 부츠, 기타 착용물
③ 물건을 만지거나 문지르거나 냄새를 맡으며 자위행위를 하거나 성교 시 상대방에게 착용 요구

(3) 의상전환장애(복장도착장애)
① 이성의 옷으로 바꿔 입음으로 성적 흥분을 하는 경우
② 여자 옷을 수집하며 바꿔 입고 자신을 성적 공상 속의 남자 주인공과 상대 여성이라고 상상하면서 자위행위를 하는 경향, 이성애적인 남자에게서 주로 보고됨

(4) 노출증(exhibitionism) ★
예기치 않은 낯선 사람 이나 이성 앞에서 자신의 성기를 드러내 보이며 성적 만족 추구, 정상적 성행위에 자신감이 없는 경우가 대부분

(5) 관음증(voyeurism)
① 타인의 성행위, 성기를 보면서 성적 만족 추구
② 여관, 목욕탕, 공원, 포르노 영화 등을 이용

(6) 가학증과 피학증
① 샤디즘(sadism) : 성적 흥분을 위해 잔혹한 행동을 먼저 하는 것, 상대방의 심리적, 신체적 고통을 통해 흥분을 느낌, 시간이 지날수록 가학성 심해짐
② 매저키즘(masochism) : 학대를 당하면서 성적 만족 추구, 만성적, 진행적

(7) 마찰도착증(ferotteurism) ★
① 일반적으로 동의 없이 다른 사람을 만지고 문지르는 행위를 통한 성적 만족 추구
② 복잡한 대중 교통수단, 장소 이용

(8) 기타 성 변태
음란전화, 동물성애, 시체애, 기구 이용, 성적 흥분을 위해 소변, 대변을 만지기, 강간 등

3) 성기능장애(sexual dysfunction) ★★

(1) 성적 욕구 장애
성적 욕구 저하(남 < 여)

(2) 성적 혐오장애
파트너와 성관계 중 성기접촉에 대한 혐오, 적극적 회피

(3) 성적 흥분장애
① 성 행위 시 지속적인 흥분의 억제 시
② 여성 : 흥분 장애, 남성 : 발기 장애 ★

(4) 성적 절정감 장애
① 흥분기에 이어 지속적이나 혹은 반복적으로 절정감(orgasm)이 억제
② 여성 절정감 장애, 남성 절정감 장애, 조루증 ★(premature ejaculation)

(5) 성교 통증 장애
① 기능성 불쾌감 : 성교 전후 통증(지속적, 반복적)
② 기능성 질경련 : 질의 반복적, 불수의적 근육경련, 성행위 방해

UNIT 04 간호 ★★★★★

1) 간호진단
성문제호소, 성기능 장애, 성 정체성 장애, 자아정체성 장애, 자긍심 저하, 사회적 상호작용장애

2) 간호목표
최대한의 적응적 성 반응 갖도록 함

3) 간호중재

간호사의 태도 : 대상자에 대한 비판단적인 태도 ★, 비지시적인 태도, 대상자가 나타내는 정보에 과소 혹은 과잉반응 보다는 객관적, 사무적으로 내용 경청

(1) 자기인식
① 성에 대한 간호사 자신의 이해
② 자신의 성에 대한 가치관을 인식, 다른 사람이 자신과 다를 수 있음을 인식

(2) 성교육
① 성행위 정보 전달 : 성 장애 환자, 아동, 부모
② 성행위에 대한 가치관, 신념, 태도를 발전시키기 위한 기회 제공
③ 성관계에 대한 책임의식 강화, 성 역할 수행 내용 포함

(3) 인지행동치료
비합리적 행동, 위험스러운 행동을 감소, 적응적 성 반응 촉진

(4) 자기표현 기술과 의사소통 기술 ★

(5) 심리치료와 약물치료 병행 시 효과 큼

(6) 부정적인 성 반응에 대한 중재
① 성적인 관심사 경청
② 환자가 치료에 대한 관심과 동의가 있어야 됨 → 자신의 성에 대한 신념과 가치관, 의문점을 탐색 하도록 돕기
③ 성에 관한 잘못된 정보와 믿음 사정
④ 환자의 긍정적 성적 태도 강화
⑤ 환자와 함께 분명한 목표 설정
⑥ 이완요법, 관심사 전환, 체위변경, 적절한 성적 표현 방식 격려

단원별 문제

01 자신을 남성, 여성으로 개인이 지각하고 인식하는 것을 의미하는 것은?

① 성 역할
② 유전학적 주체성
③ 성
④ 성 지향성
⑤ 성 정체성

> **해설** ① 성 역할(gender role) : 성적 주체성에 어울리는 행동, 태도, 감정, 성적 주체성을 표현
> ② 유전학적 주체성(sexual identity) : 해부학적, 생리학적인 남성, 여성, 개인의 염색체상의 성으로서의 인식
> ③ 성(sexuality) : 생물학적, 인지적, 감정적, 지각적 및 사회적인 통합, 자기표현의 한 형태
> ④ 성적 지향(sexual orientation) : 남성성, 여성성에 대한 성적 선호나 감정, 매력, 한 개인이 낭만적으로 매력을 느끼는 성

02 성기능 장애 대상자의 행동 특성을 설명한 내용으로 옳은 것은?

① 성행위 시 지속적으로 통증을 느끼는 여성
② 발기부전으로 성행위 중 성적 흥분과 쾌락에 문제가 없는 남성
③ 여성의 내의를 만지거나 냄새를 맡음으로 성적 흥분을 느끼는 남성
④ 성행위를 하고자 하는 욕구나 의지가 높음
⑤ 조루증이 없는 남성

> **해설** ② 발기부전으로 성행위 중 성적 흥분과 쾌락을 느끼기 어려운 남성
> ③ 성애물 장애, 물품음란 장애라는 성도착 장애의 일부
> ④⑤ 정상

03 여자관계가 복잡한 김씨는 조루증으로 부인과 성관계를 맺기 어렵게 되었는데 오히려 아내에게 남자관계가 복잡하다며 의심하고 아내에게 폭력을 행사할 때 김씨가 사용한 방어기전은?

① 합리화
② 부정
③ 억제
④ 투사
⑤ 억압

> **해설** 자신의 만족할 수 없는 욕구를 다른 탓으로 돌리며 자신은 그렇지 않다고 생각한다.

04 이성 앞에서 자신의 성기를 드러내 보이며 성적인 만족을 느끼는데 여자가 소리를 지르거나 놀라는 모습을 보면서 큰 만족을 느끼는 성 장애는?

① 노출증
② 관음증
③ 의상전환장애
④ 소아성애(아동성애)장애
⑤ 성애물장애

> **해설** 노출증 시 정상적 성행위에 자신감이 없는 경우가 대부분이다.
> ② 관음증 : 남들의 성행위나 성기를 보면서 성적 만족지향
> ③ 의상전환장애 : 이성의 옷으로 바꿔 입음으로 성적 흥분을 하는 경우
> ④ 소아성애(아동성애)장애 : 사춘기 이전의 아동(보통 13세 이하)을 상대로 성적 공상이나 성행위를 6개월 이상 반복적으로 나타내는 경우
> ⑤ 성애물장애, 물품음란 장애 : 무생물인 물건에 대해서 성적흥분을 느끼며 집착하는 경우, 주로 여성의 내의, 브래지어, 스타킹, 신발, 부츠, 기타 착용물

05 성관련장애 대상자에게 성교육 시 가장 먼저 고려해야 하는 것은?

① 판단하거나 지시하지 않는 태도로 접근한다.
② 소년에게서 동성애가 더 많이 나타난다.
③ 성기능 장애는 정신적인 장애이다.
④ 먼저 간호사 자신의 성적 선입견에 대해 확인한다.
⑤ 성적 정체성 장애 시 치료의 필요성을 인식한다.

> **해설** 성교육에 앞서 자기이해를 통해 간호사 자신의 성적 선입견에 대해 확인한다.

03. ④   04. ①   05. ④

06 청소년 상담센터에서 간호사가 성교육을 실시하고 있다. 성교육 내용으로 가장 관계가 적은 것은?

① 성의 가치
② 성 역할 수행
③ 부모와 의사소통
④ 해부학적 지식
⑤ 자위행위에 대한 편견

해설 성관련 장애 환자, 아동, 부모를 대상으로 성행위에 대한 정보를 전달하며 교육을 통해 성 관계에 대한 책임의식을 강화하도록 한다. ①②④⑤의 내용이 포함되도록 한다.

07 성관련장애 대상자 상담 시 간호사의 태도로 가장 옳은 것은?

① 직접적인 질문을 한다.
② 간호사 자신의 성 개념을 주입시킨다.
③ 종교적으로 해결하도록 유도한다.
④ 부끄러워서 대화를 회피한다.
⑤ 관심은 보이되 사무적인 태도로 듣는다.

해설 대상자가 나타내고 말하는 정보에는 관심을 보이되 사무적인 태도로 듣는다.

08 성도착증 사정 중 간호사가 취해야 할 행동으로 부적절한 것은?

① 개방적이고 정직하게 대답한다.
② 대상자를 있는 그대로 수용한다.
③ 행동치료 중 혐오요법이 효과가 있다.
④ 행동에 대해 과대, 과소반응을 한다.
⑤ 성욕이 과해서 위험성이 보이면 약물을 사용하여 감퇴할 수도 있다.

해설 성도착증 대상자들은 치료에 잘 동의하지 않는 경향이 있어 적절한 치료가 이뤄지기 어려운 측면이 있다.

정답 06. ③ 07. ⑤ 08. ④

09 청소년기에 성폭력을 경험했던 한 여성이 성인이 되어 결혼했으나 불결하다는 생각에 6개월이 넘도록 남편과 성관계를 하지 않을 때의 간호진단으로 적절한 것은?

① 강박관념
② 신체적 망상과 관련된 사고과정장애
③ 남편에 대한 불신과 관련된 성 장애
④ 잘못된 성인식과 관련된 무력감
⑤ 수치심과 관련된 비효율적인 개인대처

> **해설** 성관련장애의 간호진단으로 성문제호소, 성기능 장애, 성 정체성 장애, 자아정체성 장애, 자긍심 저하, 사회적 상호작용 장애 등이 있다.

10 사람이 많이 밀집되고 회선이 많이 겹치는 지하철에서 성추행하다가 잡혀온 김씨에게 제공하는 간호중재로 가장 적절한 것은?

① 주변사람들에게 비밀로 한다.
② 자신의 가해행동에 대한 책임감을 인식시킨다.
③ 잘못된 행동에 대해서 인신공격을 한다.
④ 합리적인 행동과 관련된 인지왜곡을 수정한다.
⑤ 명상이 가장 효과적인 치료법이다.

> **해설** 자신의 행동에 대한 책임감을 인식시키는 것이 가장 우선시되어야 하며 인지왜곡을 수정하는 인지행동치료가 동반되어야 한다.

11 담당 간호사가 어린아이를 성폭행한 45세 의붓아버지인 대상자를 간호하는데 상당한 어려움이 있어 수간호사에게 도움을 요청했을 때 수간호사의 반응으로 가장 적절한 것은?

① 간호사에게 먼저 분노감정을 조절하라고 권유한다.
② 대상자에 감정이입하지 말고 객관적으로 볼 수 있도록 충고한다.
③ 정 힘들면 다른 간호사와 교체해 주겠다고 한다.
④ 그 환자를 불러서 주의를 주겠다고 말하며 안심시킨다.
⑤ 자신의 성에 대한 가치관을 재정립하고 수용한 다음 환자를 간호하게 한다.

> **해설** 간호사는 자기 자신을 질적인 도구로 사용해야 되므로 대상자를 간호함에 있어 편견이나 선입견을 없애는 것이 중요하다.

09. ⑤ 10. ② 11. ⑤

12 성적인 문제를 호소하는 대상자가 상담을 위해 병원에 방문하였을 때 간호사의 태도로 옳은 것은?

① 행동의 변화를 위해 지시적인 태도로 말한다.
② 성적인 내용에 대해 노골적으로 직접적으로 질문한다.
③ 문제 행동에 대해서만 비판하고 잘못된 행동이므로 수정하도록 한다.
④ 권위 있게 대하는 것이 중요하다.
⑤ 개방적, 수용적 태도로 경청, 지나친 반응을 보이지 않고 사무적인 태도를 유지한다.

> **해설** 지시적, 노골적, 권위적, 비판적 태도는 성적인 문제를 가진 환자를 상담하는 간호사의 상담태도로 부적합하다. 비판단적 태도를 유지하며 정직하고 객관적으로 대한다.

13 성적인 흥분을 위해서 자신의 성기를 노출하는 대상자의 중재로 바람직하지 않은 것은?

① 성에 대한 잘못된 믿음과 정보에 대해 사정한다.
② 적합하지 못한 행동에 과잉 반응한다.
③ 긍정적인 성적 태도 강화 교육을 한다.
④ 자신의 성에 대한 가치관을 사정한다.
⑤ 성적인 관심사를 경청한다.

> **해설** 부적절한 행동을 보일 때 과잉반응하지 않는다.

CHAPTER 10

신경발달장애 간호

[아동의 특성]
① 아동은 모든 면에서 미성숙함
② 아동 특유의 감정적 문제가 있음을 이해하여야 함
③ 아동은 정신적 문제와 신체적 반응이 어른보다 더 밀접한 관련이 있음
④ 아동의 상태는 발달 단계와도 관련이 있음
⑤ 아동증상을 이해하는데는 부모와의 관계를 생각할 필요가 있음

UNIT 01 원인

1) 생물학적
유전, 지능, 기질, 뇌성숙 지연

2) 심리적
양육환경과의 상호작용, 말러 분리개별화 과정에서의 장애, 자아-초자아가 발전하는 과정에서 문제가 있는 경우

3) 촉진요소
신체질환, 발달욕구 및 발달과업의 문제, 삶의 변화나 상실, 가족환경, 양육형태, 부모의 부재, 입양아, 별거, 이혼, 부모의 정신장애 등

UNIT 02 종류(DSM-5)

1) 지적장애(intellectual disability)
지능지수(IQ) 70 미만, 인지기능 저하, 적응장애 동반
① 경계선 : IQ 68~85

② 경증 : IQ 52~67(85%) 초등학업수행 가능, 도움으로 업무 수행이 가능한 직업훈련 가능, 교육 가능
③ 중등도 : IQ 36~51(10%) 초등 2학년 학업 능력, 약간 도와주면 자신의 일상생활 및 자기관리 가능, 정상인의 보호 아래 경제성 있는 일 가능, 훈련가능 등급
④ 중증 : IQ 20~35(2~4%) 완전 보호가 필요
⑤ 극심한 : IQ 20 이하(1~2%), 계속적인 보호와 간호가 필요

2) 자폐스펙트럼장애(autistic spectrum disorder) ★★★★★★★★

→ 사회적 상호작용장애와 반복적이고 제한적인 행동을 특징으로 보이는 행동증후군, 영아, 아동기에 발생하는 광범위 발달장애, 주로 30개월 이전에 발생

(1) 사회적 상호작용장애

유아기 미소가 없고, 눈, 신체접촉 외면, 혼자 지냄, 사람이 아닌 대상에 관심(세탁기, 장난감 등) → 의미 있고 중요한 사람이 전적으로 간호

(2) 언어적, 비언어적 의사소통장애

옹알이 없이 언어발달지연, 의사표현가능하나 소통 곤란 → 원하는 것 미리해주기 보다는 원하는 것 표현 시 즉시 해결

(3) 상동행동장애 ★★

몸을 주기적으로 흔들기, 발가락 끝으로 걷는 등 괴상한 행동 반복, 새로운 환경 수용 못하고 똑같은 것 고집, 비기능적, 비사회적 놀이 → 싫어하는 행동을 먼저 억지로 시키고 얼른 좋아하는 행동을 많이 유도함

(4) 지능장애

감각에 대한 과대/과소반응

3) 주의력결핍과잉행동장애(Attention deficit hyperactivity disorder, ADHD) ★★★★★★

→ 부주의, 산만성과 충동성, 과잉행동을 특징으로 보이는 장애

① 주의력 결핍 : 잦은 실수, 끝까지 완수하지 못함, 지속적인 정신력을 요하는 활동 피하거나 거부, 집중 곤란, 타인의 말을 집중해서 듣지 못함, 일을 순서대로 조직적으로 못해내고 완수하지 못함, 일상 활동을 잘 잊고 외부 자극에 민감
② 과다활동, 충동성 : 산만하고 가만히 못 있음, 순서를 기다리지 못하고 말이 지나치게 많음, 다른 사람 일을 방해하고 간섭
③ ADHD 간호중재 ★★★
  ㉠ 한계를 받아들이고 에너지 배출할 수 있도록 운동, 노래 같은 중재 제공
  ㉡ 사람이 많은 곳을 피하고 주의 산만을 줄이도록 함
  ㉢ 엄격하게 훈련시키고 가끔 소아로부터 떨어져 지냄
  ㉣ 가정에서 일상적 활동을 제공
  ㉤ 단순하고 구체적인 지시 ★

ⓗ 이웃사람들의 과장된 행동으로부터 소아보호

4) 특정학습장애(specific learning disorder)

정상 혹은 이상 지능지수를 가짐, 정서적, 사회 환경적 문제없이 학업성취도 떨어짐, 읽기장애, 쓰기장애, 산술장애의 특징적인 문제를 나타냄

5) 파괴적, 충동조절 및 품행장애 ★★★★

(1) 적대적 반항장애

① 권위에 불복종, 저항하나 타인의 권리 침해 없음, 부정적, 적대적, 비협조적. 논쟁적, 8세 이전에 시작
② 자주 분노 조절을 못함, 쉽게 짜증냄, 자주권위적 대상과 논쟁하고 다른 사람을 짜증나게 하는 일을 일부러 함, 자신의 실수나 나쁜 행실에 대해 다른 사람을 자주 비난, 권위적 대상의 요구에 응하거나 규칙을 따르는 것에 자주 적극적으로 반항하고 거절

(2) 품행장애(conduct disorder), 행실장애 ★★★

① 다른 사람의 권리를 지속적으로 침해, 규율 어김, 소아나 청소년에 흔함
② 최소한 6개월 이상 지속, 죄책감, 후회 없고 문제 발생 시 남의 탓
③ 약자 괴롭힘, 동물학대, 욕설, 반항적, 잔인한 행동, 신체 공격, 고의로 불을 지름, 거짓말, 가출, 절도, 타인을 해칠 수 있는 무기사용, 잦은 시비, 타인에게 성행위 강요, 13세 이전부터 시작된 무단결석 및 부모가 금지하는 외박 등

6) 틱장애 ★

목적이 없고 반복적이며 갑작스럽게 나타나는 불규칙적인 상동운동 혹은 음성이 발생

(1) 뚜렛장애

① 다양한 운동틱과 한 가지 혹은 그 이상의 음성틱이 나타남
② 운동 틱 증상 : 눈 깜박거림, 이마 찌푸림, 입술 빨기, 머리 끄덕이거나 흔들기, 코 주름살, 얼굴 근육 씰룩이기, 목 비틀기
③ 음성 틱 증상 : 킁킁거림, '악'하는 비명소리, 입술을 빠는 소리, 콧바람 불기, 욕설, 고함지르기, 개 짖는 소리 등

(2) 지속적 만성 운동 틱 또는 음성 틱 장애

① 운동 혹은 음성 틱의 어느 한 가지 장애가 존재하나 함께 나타나지 않음, 음성틱은 운동틱에 비해 드묾
② 틱의 강도가 뚜렛장애보다 양호

(3) 잠정적 틱 장애

한 가지 혹은 여러 가지 운동 틱, 음성 틱이 4주 동안 매일, 하루에 여러번 발생하나 연속적으로 12개월 이상 넘지 않음

7) 배설장애(elimination disorder)

(1) 유분증

대소변 가리기 후 최소한 3개월 동안 부적절한 장소에 불수의적으로 변을 보는 것, 4세 이상 진단, 강압적 혹은 자유방임적 배변훈련 시

(2) 유뇨증

대소변 가리기 후 최소한 3개월 동안 부적절한 장소에 불수의적으로 소변을 보는 것, 5세 이상 진단, 정서적 스트레스 받은 소아

UNIT 03 간호진단

불안, 방어적 대응, 비효율적 대응, 언어소통장애, 자존감 저하, 자해 위험성, 신체손상

UNIT 04 간호중재 ★★★★★★

1) 심리적 중재
① 자신의 불안, 충동, 감정을 언어로 표현하도록 격려
② 자기이해 증진을 위한 정신 역동적 접근

2) 환경중재
① 규칙적인 일과 유지 : 식사, 운동, 학습, 개인 및 집단 활동, 오락, 소풍, 수면시간 등
② 지속적인 행동관찰과 안전한 환경제공 : 긍정적 관계 유지로 자아기능 회복
③ 다양한 치료적 프로그램 제공 : 환아의 다양한 발달 욕구 충족
④ 치료적 환경관리의 연속성 유지 : 가정-학교-병원-지역사회

3) 행동수정요법 ★★★★★★
① 내적 억제력, 긍정적 자아상, 새로운 적응능력 회복
② 바람직한 행동 시 온정적으로 성취보상 ★, token economy
③ 공격적 행동, 과도한 떼쓰기 시 가벼운 벌, 무시, time out 등 ★

4) 집단상담
① 또래 집단구성, 강점은 길러주고 문제 행동은 적응 행동으로 수정하도록 함
② 적용 : 손상된 자아, 외상같은 특별한 문제를 가진 소아
③ 소아가 가진 문제의 원인 파악용이
④ 자신의 분노나 갈등, 상실감을 처리하는 것을 도움
⑤ 자기 관심이나 걱정을 표현하는데 효과적

5) 놀이요법

소아-간호사간의 신뢰형성, 치료적 관계에서 유용, 에너지 배출 촉진 효과

① 0~12세 미만 아동은 대화를 통한 치료 곤란 ∴ 놀이 치료적용
② 장난감, 놀이기구 활용, 문제 진단, 치료적 접근
③ 놀이를 통해 드러나는 환아의 갈등 사정
④ 놀이에서 불안이나 공포 해결, 감정의 정화, 의사소통과 관계 회복 및 사회성 도모
  새로운 행동과 역할을 해봄으로 소아가 자기 자신과 환경에 대해 배울 수 있음

6) 가족 교육 및 가족 치료

① 정상 발달의 이해를 위한 교육으로 아동을 바르게 이해
② 가족과 환아의 상호관계의 문제점 인식, 변화(가족 역동의 이해)
③ 부모가 행동하도록 교육 → 건강한 발달위한 건설적인 환경 제공하기 위함
④ 부모가 치료자의 충고를 이해, 수용, 진실한 마음으로 받아들여야 가능
⑤ 부모교육 시 아동에게 일관적인 태도를 유지하도록 교육

7) 약물치료

(1) 치료 지침

① 소아 : 약물에 대한 효과나 부작용 반응이 다름
② 서서히 시작, 신중한 관리, 저용량 사용
③ 소아기에 정신장애가 발생하는 것은 더 심각할 수 있으므로 치료반응도 다를 수 있음
④ 소아는 약물의 빠른 대사 작용으로 배설속도도 빠름
⑤ 소아의 약물 요법에 대한 연구가 부족하여 임상 관찰이 중요
⑥ 약물을 혼합하여 소아에게 안전하게 사용

(2) 약물요법

① 자폐증 : Risperidone(비정형 항정신병약물)
② 틱장애, 품행장애 : Haloperidol(정형 항정신병약물)
③ 전반적 발달장애, 주의력 결핍 과잉행동장애 : Ritalin
④ 우울장애, 불안장애, 주의력 결핍 과잉행동장애, 품행장애 : SSRIs
⑤ 품행장애 : Lithium, carbamazepine

단원별 문제

01 신경발달장애와 관련하여 아동발달에 바람직한 영향을 미치는 양육태도는?

① 한번 안 된다고 한 것은 일관되게 지킨다.
② 아동이 원한다면 어떤 것이라도 들어주고 수용한다.
③ 대가를 치루더라도 최고의 수준으로 한다.
④ 규칙대로 수행하고 어떤 경우라도 예외를 인정하지 않는다.
⑤ 자유롭게 방목하듯 양육한다.

> 해설 아동기에는 일관성 있고 예측 가능하고 신뢰성 있는 어머니의 태도가 가장 큰 영향을 미친다. 한번 안 된다고 한 부분에 대한 일관성이 없으면 혼란을 경험한다.

02 자폐스펙트럼장애를 가진 아동의 행동특성에 대해 잘못 이해하고 있는 것은?

① 대부분의 지능이 45정도이다.
② 기분변화가 갑작스럽다.
③ 충동적, 반복적인 행동 패턴을 가지고 있다.
④ 대인관계의 장애, 사회적 상호작용의 결핍에 있다.
⑤ 사람이 아닌 다른 대상 즉 장난감, 전화기, 세탁기 등에 관심이 많다.

> 해설 지능장애를 동반하는데 40% 정도는 IQ 50 이하, 30% 정도는 50~70 이상의 지능지수를 보인다.

03 자폐스펙트럼 장애에 해당하는 특징이 아닌 것은?

① 눈, 신체접촉을 피한다.
② 유아기 미소가 거의 없다.
③ 다른 사람의 권리를 침범하거나 규칙을 어긴다.
④ 옹알이를 하지 않고 언어발달이 지연된다.
⑤ 괴상한 행동을 반복적으로 되풀이 하는 상동증을 보인다.

> 해설 ③ 품행장애 설명

정답 01. ① 02. ① 03. ③

04 신경 발달장애 환자의 부적응 치료에 꼭 포함시켜야 되는 부분은?

① 환자 교육
② 부모 교육
③ 스트레스관리법
④ 가족의 기능향상
⑤ 언어치료

> **해설** 아동은 어리기 때문에 가족에 대한 특별지원, 가정서비스가 필요하다. 부모교육을 통해 환자의 부적응치료 및 가족치료도 받는 것이 중요하다.

05 자폐스펙트럼장애 아동의 가족은 아동의 연령이나 진행경과에 따라 적절한 지지를 해야 한다. 가족의 지지와 관련하여 담당간호사가 바르게 수정해야 되는 내용은?

① 가족과 의논을 통해 적절한 치료교육 프로그램을 찾는다.
② 대상자 칭찬 혹은 보상 시 대상자가 좋아하는 것으로 선정한다.
③ 자폐 청소년의 경우 직업훈련기관을 찾아본다.
④ 진단 초기 가족들은 아동에 대한 책임을 이해하고 수용한다.
⑤ 자폐아동은 변화를 싫어하므로 나이와 상관없이 일정한 방법으로 도와준다.

> **해설** 혼자보다는 타인과 관계를 강조하며 또래와 놀이를 통해 정상적인 발달로 이끌 수 있다.

06 주의력결핍장애를 진단받은 8세 남아의 행동특성은?

① 질문이 끝나기를 차분하게 기다려 대답을 한다.
② 사회적인 관계에 대해 관심이 있다.
③ 지나치게 조용하고 말을 조금만 한다.
④ 많은 일과 상황에 대해서 동시에 관심을 보인다.
⑤ 일이나 놀이에 집중을 잘한다.

> **해설** 많은 일과 상황에 대해 동시에 관심을 보이나 집중은 그렇지 못하다.

07 주의력결핍장애 환자의 주요한 행동 특성에 해당하지 않는 것은?

① 우울
② 충동성
③ 흥분성
④ 주의산만
⑤ 지나친 활동

> **해설** ① 낮은 집중력으로 충동성, 과잉 운동이 특징이다.

04. ② 05. ⑤ 06. ④ 07. ①

08 7살 민준이는 쉽게 산만해져서 단체 활동을 하지 못하고, 친구에게 떼를 쓰고 고집을 부려 친구도 없다. 이렇게 대인관계에 문제가 있으며, 친구에게 충동적이고 공격적인 행동을 할 때 내릴 수 있는 간호 진단은?

① 낮은 자존감
② 손상된 사회적 상호작용
③ 역할 수행의 장애
④ 외상성 사건과 관련된 무력감
⑤ 불안과 관련된 감각지각의 장애

해설 신경발달장애 중 주의력결핍과잉행동장애의 특징을 보이고 있으며 서로 간 상호작용이 잘 안 되고 있다.

09 담당간호사가 활동성이 높고 산만한 아동의 부모에게 교육해야 할 내용으로 옳은 것은?

① 항조증약물이 효과가 좋으니 처방받도록 격려한다.
② 방을 화려하게 꾸미도록 한다.
③ 사람이 많이 모이는 모임에 데리고 가도록 한다.
④ 에너지가 분출될 수 있는 장소를 마련하도록 한다.
⑤ 과도한 자극을 피하고 안정을 취하도록 하며 수용적인 태도를 취한다.

해설 규칙적인 생활, 환경의 규격화, 일관성 있는 태도를 취하도록 한다.

10 주의력결핍과잉행동장애 아동과 상호작용을 할 때의 지침이 아닌 것은?

① 어떤 지시를 하기 전에는 먼저 눈을 맞춘다.
② 최대한으로 자극을 줄이고 조용한 환경을 제공한다.
③ 한 번에 여러 가지 과제를 할 수 있게 도와준다.
④ 확실한 보상과 훈육으로 행동의 가능한 경계를 명확하게 한다.
⑤ 일정한 생활 패턴을 만들고 예측 가능한 환경을 만든다.

해설 산만하기 때문에 집중하지 못하므로 한 번에 한 가지씩 과제를 할 수 있도록 하고 과제가 끝날 때마다 짧은 휴식을 매번 갖도록 한다.

정답 08. ② 09. ⑤ 10. ③

11 18세 남학생이 반복적이고 지속적으로 다른 사람의 권리를 침해하거나 규율을 어기는 행동이 6개월 이상 반복될 때의 진단으로 옳은 것은?

① 틱장애
② 적응장애
③ 품행장애
④ 주의력결핍장애
⑤ 적대적 반항장애

> **해설** 품행장애 : 행동이 반복적, 지속적으로 다른 사람의 권리를 침범하거나 규칙을 어기는 상태로 죄책감도 없고 후회도 없고 문제발생은 늘 남의 탓으로 돌리는 경향이 있다.

12 품행장애 아동의 간호중재로 거리가 먼 것은?

① 아동의 행동에 대해서 무조건적이고 수용적인 태도를 취한다.
② 부모가 아이 문제를 대부분 자기 탓으로 돌림을 이해한다.
③ 에너지를 건설적인 곳으로 발산할 수 있는 기회를 제공한다.
④ 자해적, 폭력적 생각을 했는지 아동에게 물어본다.
⑤ 아동의 투사를 이용해 자신과 세상을 바라보는 견해를 끌어낸다.

> **해설** 일관성 있는 규칙을 적용하는 것이 중요하다.

13 품행장애 아동으로 자랄 수 있는 확률이 가장 높은 가족은?

① 따뜻한 환경에서 자란 아동
② 어머니가 직장에 출근해서 이모가 돌봐주는 아동
③ 뇌졸중 아버지의 재활을 지지하고 있는 가족의 아동
④ 가정의 불화가 잦고 서로 자기가 옳다고 주장하는 부부의 아동
⑤ 만성질병을 갖고 있는 가장을 대신하여 다른 가족이 대체역할을 하는 경우

> **해설** ④번과 같은 경우나 알코올 의존자 부모의 자녀에게 많다.

14 친구들을 괴롭히고 거짓말을 자주하며 남의 물건을 훔치는 행동을 하는 아동이 바른 행동을 할 경우, 원하는 장소에서 놀 수 있게 해주기로 하는 치료 요법은 무엇인가?

① 놀이요법
② 이완요법
③ 탈 감작요법
④ 행동수정요법
⑤ 홍수요법

> **해설** 내적 억제력과 긍정적 자아상을 회복하여 새로운 적응능력을 회복할 수 있는 방법으로 바람직한 행동에는 보상, 파괴적인 행동에는 벌을 부여한다.

15 다음 중 아동에게 발생할 수 있는 정신장애에 대한 설명으로 틀린 것은?

① 틱장애는 운동틱과 음성틱이 있으며, 남아에게 3배정도 많다.
② 이식증은 섭취된 음식을 역류시켜 되새김하는 아동에게 나타나는 식이장애이다.
③ 반응성 애착장애는 낯선 사람에게 지나친 관심을 요구하거나 애정표현이 지나치다.
④ 배설장애는 배설에 대한 욕구를 참지 못하고 그냥 배설하는 것으로 4~5세 이상일 때 진단한다.
⑤ 품행장애는 지속적이고 반복적인 거짓말과 도벽, 동물학대 등 다른 사람의 기본 권리를 침해할 때 진단한다.

> **해설** ② 이식증이 아니라 반추장애에 대한 내용이다.

16 놀이요법에 대한 설명으로 잘못된 것은?

① 0~12세 미만의 아동에게 주로 적용한다.
② 놀이를 통해 나타나는 환아의 갈등을 사정한다.
③ 또래집단을 구성하여 강점을 길러주고 문제행동은 적응행동으로 수정하도록 돕는다.
④ 장난감, 놀이기구를 활용하여 문제를 진단하거나 치료적 접근도 도모한다.
⑤ 놀이를 통해 공포나 불안이 해결되며 사회성도 증진되는 효과가 있다.

> **해설** ③은 놀이요법이 아닌 집단요법에 대한 설명이다.

17 지능지수가 65이고 인지기능 저하가 있는 철수를 간호할 때 간호사가 궁극적인 목표로 삼아야 되는 것은?

① 부모교육
② 대상자 교육
③ 창의성 증진
④ 독립적인 생활유지
⑤ 공격적 행위 조절

> **해설** 가족의 기능에 문제시 정상적으로 회복하도록 돕고 대상자(철수)의 독립적인 생활이 유지되도록 하는 것이 간호의 궁극적인 목표이다.

18 자신도 모르게 쉴 새 없이 눈을 깜빡이고 '큭큭'하며 안면근육을 씰룩씰룩 거리는 7세 딸로 인해 걱정하는 어머니에게 간호사가 해줄 수 있는 가장 적절한 중재는?

① 피곤하면 없어지므로 움직이도록 한다.
② 단순한 버릇이므로 모른 척하라고 한다.
③ 부적절한 어머니의 양육태도에 대해 지적한다.
④ 어머니와 함께 참는 연습을 한다.
⑤ 아이의 심리적 압박감 및 스트레스 정도를 파악한다.

> **해설** 스트레스, 만성긴장, 피로, 흥분, 불안 시 틱 장애는 더 심해질 수 있다.

19 파괴성 행동장애의 하나로 권위에 저항하거나 불복종 하는 양상을 보이나 타인의 권리 침해는 없는 경우 내려지는 진단은?

① 적대적 반항장애
② 품행장애
③ 지적장애
④ 틱장애
⑤ 충동조절장애

> **해설** 적대적 반항장애와 품행장애의 차이는 타인의 권리침해여부인데 적대적 반항장애 시 타인권리 침해는 없고 품행장애 시에는 다른 사람의 권리를 침해하거나 규율을 어기게 된다.

18. ⑤ 19. ①

정신간호학 간결

초판 1쇄 발행 2024년 3월 25일
초판 1쇄 인쇄 2024년 3월 25일
2판 1쇄 발행 2024년 4월 7일
2판 1쇄 인쇄 2024년 4월 7일

편저자 위아너스 편집위원회
발행처 (주)IMRN
주 소 경기도 파주시 금릉역로 84, 청원센트럴타워 606호 (금촌동)

ISBN 979-11-93259-10-8